肿瘤生物学研究实用方法与技术

Pratical Guides in Researching Tumor Biology

黄慧芳◎主编

海峡出版发行集团 | 福建科学技术出版社
THE STRAITS PUBLISHING & DISTRIBUTING GROUP | FUJIAN SCIENCE & TECHNOLOGY PUBLISHING HOUSE

图书在版编目（CIP）数据

肿瘤生物学研究实用方法与技术 / 黄慧芳主编. —福州：福建科学技术出版社，2023.1

ISBN 978-7-5335-6808-5

Ⅰ.①肿… Ⅱ.①黄… Ⅲ.①肿瘤学－生物学 Ⅳ.①R730.2

中国版本图书馆CIP数据核字（2022）第129651号

书　　名	肿瘤生物学研究实用方法与技术	
主　　编	黄慧芳	
出版发行	福建科学技术出版社	
社　　址	福州市东水路76号（邮编350001）	
网　　址	www.fjstp.com	
经　　销	福建新华发行（集团）有限责任公司	
印　　刷	福州凯达印务有限公司	
开　　本	700毫米×1000毫米　1/16	
印　　张	19	
字　　数	300千字	
版　　次	2023年1月第1版	
印　　次	2023年1月第1次印刷	
书　　号	ISBN 978-7-5335-6808-5	
定　　价	98.00元	

书中如有印装质量问题，可直接向本社调换

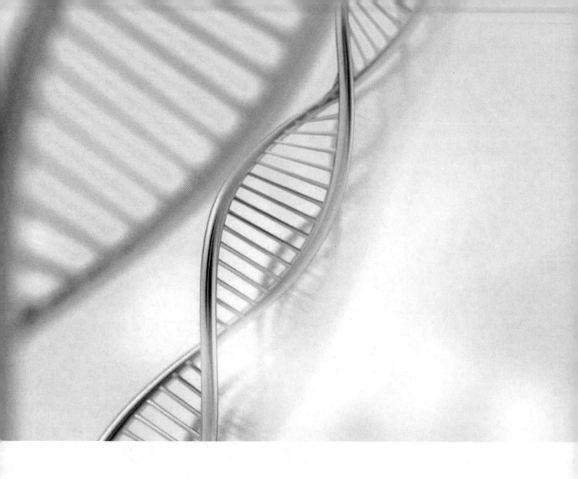

简介

本书系福建省三甲综合性医院从事临床血液学临床检验、教学与科研工作近30年的博士生导师及其团队集多年实践经验用心所著，详细阐释肿瘤生物学研究常用技术方法的原理、适用范围、简要操作步骤及结果分析，同时引入细胞能量代谢仪、质谱流式细胞仪、生物分子相互作用分析系统等高精尖仪器设备应用简介，旨在摒弃简单机械的实验操作，激发读者主动思维并融会贯通，实现"知其然，更知其所以然"。本书的最大亮点是对实验过程的质量控制与注意事项进行全面、深入和详尽地讲解。本书是肿瘤学及其相关领域学习者和研究者的一本理想工具书，对开放性公共实验平台的技术人员而言，亦不失为难得的借鉴良品。

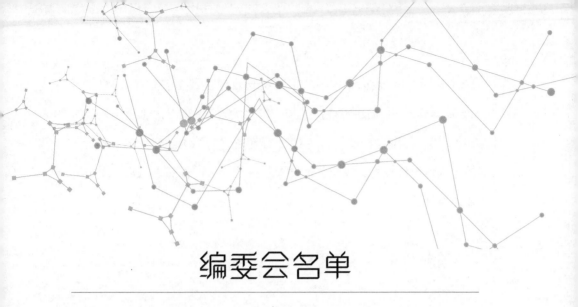

编委会名单

主　编：黄慧芳

编　委：王小婷　侯迪玉　刘静茹　洪晶晶　江　岑　胡浩然

编者简介

| 主编

黄慧芳

　　福建医科大学附属协和医院中心实验室主任，医学博士，现为教授、主任技师、博士生导师。从事血液学检验的临床、教学与科研工作29年。曾任第七届与第八届中华医学会实验诊断血液学组成员，现任中国医药生物技术协会转化医学分会常务委员、福建省细胞生物学与转化医学学会理事、福建省检验学会委员、福建省遗传学会理事、福建省实验动物学会理事与《中华细胞与干细胞杂志》编委等学术职务。主持国家自然科学基金3项，省厅级项目8项；以第一作者或通讯作者发表学术论著48篇，其中30篇为 *Cancer Letters*、

Molecular Carcinogenesis 等 SCI 源期刊收录。参编英文专著 *Cancer Cytogenetics*。获福建省科技进步一等奖（第二完成人）1 项、三等奖 2 项（第 3、第 4 完成人各 1 项）、福建省优秀博士学位论文一等奖、福建省青年科技奖、福建省运盛青年科技奖、"福建省三八红旗手"荣誉称号。

编者

王小婷

医学硕士，2014 年毕业于福建医科大学免疫学专业。现为福建医科大学附属协和医院中心实验室管理员，主管检验师。先后主持福建医科大学苗圃基金项目、省自然科学基金面上项目、省科技创新联合资金项目、国家自然科学基金青年项目等。以第一作者或并列第一作者发表 SCI 论文 9 篇。现任《福建医科大学学报》编辑委员会第一届青年委员。

侯迪玉

理学硕士，2015 年毕业于厦门大学生命科学学院生物化学与分子生物学专业。现为福建医科大学附属协和医院中心实验室研究实习员。主要负责中心实验室平台以及激光扫描共聚焦显微镜、生物分子相互作用仪、多功能酶标仪和化学发光成像仪等仪器管理相关事项。主持福建省自然科学基金面上项目、福建省科技创新联合资金项目和福建医科大学启航基金项目各 1 项，参与国家自然科学基金面上项目 3 项。以第一作者发表 SCI 源期刊学术论著 1 篇，参与发表论文 11 篇。

刘静茹

医学硕士，技师，2018 年毕业于福建医科大学临床检验诊断学专业（研究生期间于中国医学科学院血液学研究所联合培养，参与"973 计划""千人计划"等国家重大科研项目）。现为福建医科大学附属协和医院中心实验室管理员，擅长流式细胞仪多色分选、分析技术以及高阶数据分析，核酸技术，基因敲除鼠饲养、繁殖与鉴定等工作。研究方向为肿瘤微环境与免疫，主持 1 项校级项目，以第一作者发表 SCI 源期刊学术论著 1 篇。

洪晶晶

2020 年毕业于厦门大学生命科学学院，细胞生物学博士。现为福建医科大学附属协和医院实习研究员，主要从事乳腺癌转移的相关信号通路研究，主持福建省教育厅中青年教师教育科研项目 1 项。

江岑

2020 年毕业于上海交通大学基础医学院生物化学与分子细胞生物学系，博士。现任福建医科大学附属协和医院中心实验室研究实习员，主要从事肿瘤细胞命运与细胞信号传导研究，主持省厅级项目 1 项，曾参与国家自然科学基金重点项目。

胡浩然

医学硕士，2018 年毕业于福建医科大学病原生物学专业。熟练掌握分子克隆、蛋白纯化等科研基础技能，具备独立操作质谱流式仪、流式细胞仪及荧光显微镜等贵重设备能力，擅长数据统计分析。

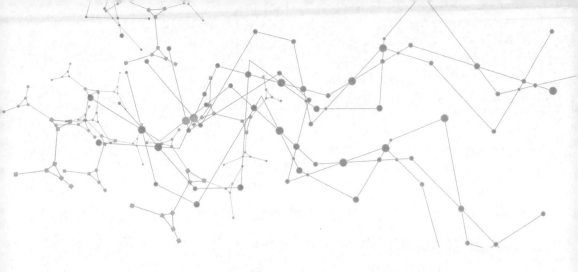

前言 PREFACE

科研之路，道阻且长。每个令人振奋的科研成果背后，都隐藏着鲜为人知的挫折与失败。作为长期从事科研，并为医学研究提供技术服务的福建医科大学附属协和医院中心实验室成员，我们亲身经历过科研新手的迷茫无措与实验受阻时的苦闷无助。因此，中心实验室团队萌生编撰一本科研实验入门手册的想法，分享些许经验教训，为同行规避陷阱，少走弯路，尽绵薄之力。

创新是科研的灵魂，实践是创新的根本。但实践不是对策略方法的跟风选择、对技术操作的机械模仿、对失败结果的盲目重复，而是"知其然，更知其所以然"的辩证思考与综合判断，是铭刻在脑海、融化在日常的安全意识与规范操作。为更好做到书以致用，本书从肿瘤生物学研究切入，以本实验室准入培训、开放使用的仪器设备与常规开展的技术方法为基础，涵盖5个方面内容：①实验室生物安全与仪器设备的工作原理、应用范围及注意事项。②常用细胞生物学实验操作技术（特别详述部分关键细节）。③从常规核酸提取到分子互作分析等分子生物学技术的原理、步骤及注意事项。④从实验鼠伦理、福利，到基因工程鼠与小鼠肿瘤移植模型构建等过程涉及的方法技术。⑤文献阅读和整理、实验设计和样本量计算、引物设计、常见实验结果分析和统计，以及最终示意图制作和排版等过程常用的软件工具。

从2016年初动念到付梓在即，历时近6年。字里行间都是团队成员多年科研实践的体会和感悟。研究生游若兰、郑小明、张蓓英、陈玲、黄琪琪、林丽燕、廖新爱等积极参与文字整理工作。在此，特别感谢每一位团队成员的倾心付出！本书出版获福建省高水平实验研究平台（项目号：闽[201704]）和提升管理创新能力建设工程项目（项目号：2020CZ004、2020CZ005及2020CZ014）联合资助。在此谨表诚挚谢意！

衷心希望读者能轻松领略本书精髓，从中受益，并将本书分享给更多人。由于首版编写缺乏经验，书中难免存在不足，敬请读者不吝赐教，以便再版时修正，不胜感激！

黄慧芳

2022年8月

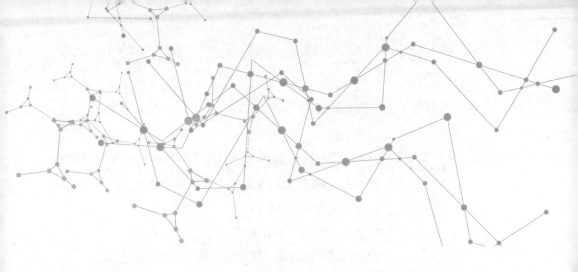

目录 CONTENTS

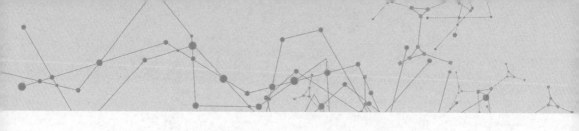

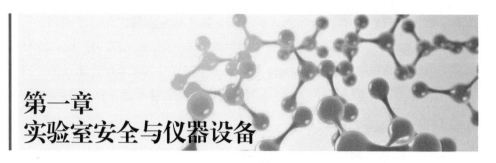

第一章
实验室安全与仪器设备

正确规范使用仪器设备，不仅可延长仪器设备的使用寿命，保证实验结果的准确性，还可有效减少因仪器设备故障引起的实验室安全事故。实验室安全与仪器设备的规范使用息息相关，熟练掌握仪器设备性能、操作步骤、使用范围等，是实验室安全不可缺失的一部分。

第一节　实验室安全与守则

实验室安全是保证科学研究和人才培养的先决条件，每个实验室都应该建立科学合理的安全管理制度；加强对人员安全培训并监督其掌握安全知识，树立安全意识；提高安全防范，保证实验室安全运行。

一、基础知识

（一）生物安全相关的法律法规

无规矩，不成方圆。在实验室生物安全方面亦是如此。国家相关部门在 1989 年至 2021 年期间，先后发布了《中华人民共和国传染病防治法》《医疗废物管理条例》《病原微生物实验室生物安全管理条例》《人间传染的病原微生物名录》《可感染人类的高致病性病原微生物菌（毒）种或样本运输管理规定》《人间传染的高致病性病原微生物实验室和实验活动生物安全审批管理办法》《实验室生物安全通用要求》《危险化学品安全管理条例》《病原微生物实验室生物安全通用准则》《中华人民共和国生物安全法》等法律法规。此外，还有世界卫生组织 2004 年发布的《实验室生物安全手册》（第三版）。

其中，2004 年 11 月 12 日公布的《病原微生物实验室生物安全管理条例》，是我国第一个具有法律效应的病原微生物生物安全的法规。2021 年 4 月 15 日实施的《中华人民共和国生物安全法》，填补了生物安全领域基础性法律的空白，有利于完善生物安全法律体系，标志着我国生物安全进入依法治理的新阶段。

（二）生物实验室的分级及活动范围

根据实验室生物安全国家标准的规定及实验室对病原微生物的生物安全防护水平，将微生物实验室分为 4 个生物安全防护等级（bio-safety level，BSL）。生物安全防护水平一级的实验室（BSL-1），适用于操作在通常情况下不会引起人类或者动物疾病的微生物，如用于教学的普通微生物实验。生物安全防护水平二级的实验室（BSL-2），适用于操作会引起人类或者动物疾病、但一般情况下对人或动物不构成严重危害、传播风险有限、实验室感染后很少引起严重疾病并且具备有效治疗和预防措施的微生物，比如未知病原的血液、体液和组织样本的处理。生物安全防护水平三级的实验室（BSL-3），适用于操作会引起人类或者动物严重疾病、比较容易直接或者间接在人与人或者动物与人或者动物与动物之间传播的微生物，比如我国第二类（个别第一类）病原微生物的操作。生物安全防护水平四级的实验室（BSL-4），适用于操作能够引起人类或者动物非常严重疾病的微生物，以及我国尚未发现或者已经灭绝的微生物，比如炭疽杆菌、霍乱弧菌、埃博拉病毒、天花病毒等。

（三）实验废弃物处理

实验废弃物主要参照《中华人民共和国传染病防治法》《中华人民共和国固体废物污染环境防治法》《医疗废物管理条例》《消毒技术规范》等相关规定进行处理。

1. 废弃物的分类 病原微生物实验室会涉及临床样本的操作，所以将产生的废弃物分为非医疗废弃物和医疗废弃物。非医疗废弃物又分为实验废弃物和非实验废弃物；医疗废弃物又分为一般废弃物、感染性废弃物和损伤性废弃物。

2. 废弃物的处理

（1）非医疗废弃物：①实验废弃物：如一般固体废弃物无回收利用价值且无毒无害（如过期的葡萄糖、NaCl 等）的，可直接丢弃在垃圾桶内。一般液体废弃物无回收利用价值并无可燃性挥发性且无毒无害的，可直接通过专用下水道排放。病毒液、细菌液等可在实验后按一定比例添加含有效氯2000~5000mg/L消毒液浸泡30min后，直接倒入专用下水道。实验室常用的二甲苯、甲醛、电泳液与电转液等有毒液体统一收集倒入专用废液桶，待装满2/3时，填写申请单通知保洁员运走，交给有资质的公司进行下一步处理。其他过期的生化试剂也采取统一收集，集中交给有资质的公司进行相应处理。此外，在实验过程中产生的其他有潜在生物危害的废弃物均应收集在有"生物危害"标志的容器或垃圾袋，在丢弃前均须消毒，首选高压蒸汽灭菌（0.1MPa，121℃，30min），其次为2000~5000mg/L有效氯消毒液浸泡消毒。②非实验废弃物：如生活垃圾、试剂的外包装盒等应装入黑色的非医疗垃圾袋中，垃圾桶上应有标明非医疗废弃物性质的标识。实验室保洁员收取后，送往指定垃圾站丢弃。

（2）医疗废弃物：①一般医疗废弃物，如使用过的尿杯、塑料吸管等应装入黄色医疗垃圾袋中，防止泄露，装满垃圾袋3/4时通知实验室保洁员收取，放置于指定位置。所有医疗废弃物需经高压蒸汽灭菌后由物业公司统一处理。②感染性医疗废弃物，如病原体的培养基、标本和菌种保存液等高危废弃物，首先在原地点进行高压蒸汽灭菌，然后倒入黄色医疗垃圾袋中，放置于指定位置，由物业公司统一处理。③损伤性废弃物，如实验过程中使用的一些尖锐器具（采血针、注射器针头及微量吸管等），用完后应放入能密闭的锐器盒内。锐器盒满2/3后，单独放入黄色医疗垃圾袋中，待实验室保洁员收取，放置指定位置，由物业公司统一处理。

（四）实验室水、电、火、气使用安全

为防止事故发生，保证实验室安全运行，每个实验人员都应自觉做好水、电、火、气的安全使用。

1. 安全用水　①要节约用水，按需取水；根据实验对水质量的要求，选择合适的水。比如洗涮玻璃器皿应先使用自来水，最后再用纯水冲洗；常规试剂制备、溶液稀释、细胞培养液及其他微生物研究可选用双蒸水（ddH_2O）；对于精密分析实验，如流式细胞术、质谱流式分析、高效液相色谱等需选用超纯水。②使用纯水仪时，应严格按照规范操作进行，取水时应注意及时关闭开关，防止溢流；使用自来水时，发现停水要随即关上开关，并检查所有水龙头是否都拧紧。③定期检查水管、接头，使用塑料水管或其他易老化水管的实验室要随时检查、定期更换水管；水龙头、阀门要做到不滴、不漏，下水道堵塞要及时

疏通。④请勿使用自来水代替循环水冷却设备，循环水进入设备前应有过滤设施；设备停止使用后，要关闭水阀。⑤下班或离开实验室前要检查水路是否正常。

2. 安全用电 ①实验室内电气设备及线路设施必须符合安全用电规程和设备的要求，不允许私自乱接、乱拉电线，擅自拆装、改造线路。②仪器设备连线必须选用带有接地的三根线的护套线，不可使用普通的塑料胶线；良好的接地，可提高仪器设备的稳定性及安全系数。③维修仪器设备时必须先切断电源，方可拆机修理；如遇线路老化或损坏，应及时更换。④使用高压电源应有专门的防护措施，如穿绝缘鞋和戴橡皮手套，并站在橡皮板上；如超过 1000V 的用电设备，必须严格遵守设备安全操作规程。⑤手上有水或潮湿时禁止接触电器设备，应保持电线的干燥度，以免漏电。⑥实验人员必须掌握仪器设备的性能和操作方法，严格按照规程操作，以防操作失误引发危险。⑦凡电器动力设备发生过热现象，应立即停止运转；用电时插头和插座必须接实，如果松动或有打火声响，必须更换插座；插电或打开设备时，出现跳闸，必须查明原因，才能再接电。⑧如遇电线起火，应立即切断电源，用沙或二氧化碳灭火器灭火，禁止用水或泡沫灭火器。

3. 安全用火 实验室引起火灾的主要原因有违反实验及仪器设备操作规程、明火加热设备、易燃易爆危险品、电气火花（短路、过载、接触不良等产生）等。

实验人员在进行实验操作前，必须做好实验前准备，清楚每个步骤潜在的危险性，尤其是涉及化学反应的实验，如蒸馏、回流、萃取、重结晶等。在使用仪器设备前，要熟悉仪器设备的性能、基本操作程序及注意事项；初次使用者必须经过专业培训，考核合格后方可使用。

要强调酒精灯、电烘箱、电炉等加热设备的安全使用：①使用酒精灯时，酒精不能超过酒精灯容器的 2/3；使用火柴或打火机点燃，禁止用酒精灯引燃另一只酒精灯；用完酒精灯后，盖上灯帽灭火，不能用嘴吹灭；酒精不慎洒出小面积燃烧，用湿布扑盖。②使用电烘箱烘干物料时，要考虑待烘物料的物理、化学性质，严格控制烘烤时间和温度；使用前应检查电烘箱温度控制系统是否正常，以免失灵发生危险；易燃易爆性质的物品，禁止放入烘烤；运行结束或停电时，应切断电源，防止长时间运行，温度升高引燃物料。③使用高温电炉时，应先检查温度控制器是否正常；周围不得放置可燃物、腐蚀物及其他危险化学品，以防引起火灾或腐蚀炉体发生危险；易燃易爆易熔、挥发、腐蚀物不得放入炉内加热；使用时不得超过安全温度，以免烧毁电热丝。

许多常见有机溶剂，如乙醇、丙酮、乙醚、苯等非常容易燃烧，实验室内不可大量存放这类溶剂，应按需领取，使用完毕及时回收处理，不可倒入下水道，以免聚集引起火灾。还有钠、钾、磷、电石及金属氢化物等，在空气中易氧化自燃，须隔绝空气保存。初次使用这些易燃试剂时，必须请有经验者进行指导。

此外，为了防止电气火花的产生，仪器设备线路必须保证绝缘良好，防止发生短路；合理配置负载，禁止乱接、乱拉电源线；经常检查电线连接、开关、触点，发现松动、发热应及时维修。

4. 安全用气 要做到以下几点：①气瓶搬运过程，要套上安全帽，使用专门的运输工具小心搬运，放置要牢固；如果要用手搬动时，最好卸下减压阀。②气瓶应专瓶专用，不能随意改装其他种类的气体；按气瓶的类别选用合适的减压阀，安装时螺扣应拧紧，并检漏。③使用 O_2 瓶时严禁沾染油污，也要注意检查手、扳手或衣服上的油污，以防操作不当 O_2 冲出造成燃烧和爆炸事故。④使用 H_2 时要控制好储存数量，不能超过 5 瓶；H_2 瓶与装有其他易燃易爆及可燃性质的容器或气瓶的距离应不小于 8m；与空调装置和通风设备等吸风口的距离应不小于 20m。⑤气瓶内的气体不可用尽，以防重新充气时发生危险，应按规定预留 0.05MPa 以上的残余压力；可燃性气体应剩余 0.2~0.3MPa，H_2 应保留 2MPa。⑥气体停止使用时，应先关闭总阀门，待余气耗尽后，再关闭减压阀；开启总阀门时，身体或头不要正对总阀门，防止阀门或压力表冲出伤人。⑦不同气瓶应分类分处保管，空瓶与满瓶要有明显的标识区别。⑧使用中的气瓶每3年检查一次，装腐蚀性气体的钢瓶每两年检查一次，不合格的气瓶应立即停止使用。

二、实验室常用危险化学品的使用管理

当购买一种新的化学品时，首先要认真阅读该化学品的安全技术说明书(material safety data sheet，MSDS)，它提供了化学品的理化参数、燃爆性能、对健康的危害、安全使用贮存、泄漏处置、急救措施以及有关的法律法规等 16 项内容，根据这些信息，确定如何使用和分类保管。

（一）化学品分类原则

化学品分类的原则是"择重归类"，即根据该化学品的主要危险性来进行分类。可分为 8 类：第 1 类，爆炸品；第 2 类，压缩气体和液化气体；第 3 类，

易燃液体；第4类，易燃固体、自燃物品和遇湿易燃物品；第5类，氧化剂和有机过氧化物；第6类，有毒品；第7类，放射性物品；第8类，腐蚀品。

按照上述的分类，必须要做到：固体、液体分开放置；可燃性化学品放在通风、耐火的试剂柜中；需要低温保存的可燃性化学品要放置在防火型冰箱或者冰柜中；酸、碱等腐蚀性化学品要分开保存在专用柜内；氧化剂要单独存放；有毒品应执行"五双管理制度"，即：双人验收、双人发货、双人保管、双把锁、双账本。

（二）危险化学品使用安全防护

使用危险化学品时，一定要做好安全防护措施。常见的个人防护用品有防护服、防护手套、防护鞋、面罩和护目镜、防毒面具、防酸碱用品等，在进行操作时应穿戴相应的防护用品。比如进行易燃液体操作时，要戴防毒面具；加热时要使用水浴，避免明火，并及时排风；严防易燃液体及其蒸汽溢散挥发于室内。进行易挥发和刺激性试剂如浓盐酸、浓硝酸等操作时，除了佩戴口罩、护目镜、耐酸手套外，操作全过程应在通风橱内进行。使用有毒害化学品时，必须严格遵守操作规程，防毒面具、乳胶手套、良好的通风设备以及解毒药品必须配备齐全，现场还要有专业技术人员进行指导和监督，确保安全。实验过程产生的危险化学品残渣、废液严禁直接倒入垃圾箱和下水道，严禁室外存放，必须由专人回收处理。

此外，应严格限制危险化学品的储备量，并与使用量和保存期限相对应，比如放置试剂柜外面的可燃性化学品不能超过一天的使用量。盛放危险化学品的容器应该密封，防止由于容器或者包装不完整致使化学品泄露，比如浓盐酸易挥发且具有强腐蚀性，应盛放在密闭玻璃瓶。所有存储的包装物/瓶应该贴上准确且易辨认的标签，应包含溶液成分、配制时间、危险性、配制者姓名等信息。打开包装，转移分配化学试剂或取样时，均不应在储存危险化学品的橱柜中或者橱柜周围操作，除非橱柜具有针对上述操作目的的特别设计，且启用了合适的安全程序和安全防护装备。独立分装危险化学品时，应该选择合适容器和大小，以减少个体数，降低处置风险。

（三）危险化学品安全管理制度

危险化学品安全管理应坚持"安全第一，预防为主"的方针，贯彻"谁主管、谁负责，谁使用、谁负责"的原则，实行"统一领导，归口管理，主管负责"为指导的医院、相关处室（总务处、保卫处、科教处等）、实验室组成的三级管理体制。相关处室在医院的指导下，负责本单位危险化学品管理工作，并设定专人负责日常管理工作；宣传、贯彻、执行国家和医院有关危险化学品安全管理的法规、制度，制订本单位事故应急预案，督促指导操作人员安全操作；全面了解掌握本单位危险化学品的详细台账，确保物品台账与使用登记账、库存物资之间账账相符、账实相符。实验室根据使用危险化学品的具体情况，做好危险品采购、领用、使用、回收和处置记录，制订相应的操作规程、安全管理制度、人员岗位职责、事故应急预案等。

三、实验室生物安全防护

不同等级生物实验室对于安全防护要求不同，我们主要从实验室设计特点、建筑构造、防护设备以及操作程序等方面进行阐述（详见表 1-1）。

表 1-1　不同等级生物实验室的安全防护要求

	生物安全水平			
	一级	二级	三级	四级
实验室类型	基础的教学、研究	初级卫生服务、诊断、研究	特殊的诊断、研究	危险病原体研究
实验室操作	GMT	GMT 加防护服、生物危害标志	在二级防护水平上增加特殊防护服、进入制度、定向气流	在三级防护水平上增加气ँ锁入口、出口淋浴、污染物品的特殊处理
实验室隔离 [a]	不需要	不需要	需要	需要
房间能够密闭消毒	不需要	不需要	需要	需要
通风　向内的气流	不需要	最好有	需要	需要
通过建筑系统的通风设备	不需要	最好有	需要	需要
HEPA 过滤排风	不需要	不需要	需要 / 不需要 [b]	需要
双门入口	不需要	不需要	需要	需要
气锁	不需要	不需要	不需要	需要

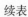
续表

生物安全水平				
	一级	二级	三级	四级
带淋浴设施的气锁	不需要	不需要	不需要	需要
通过间	不需要	不需要	需要	—
带淋浴设施的通过间	不需要	不需要	需要 / 不需要 [c]	不需要
污水处理	不需要	不需要	需要 / 不需要 [c]	需要
高压灭菌器 现场	不需要	最好有	需要	需要
高压灭菌器 实验室内	不需要	需要	需要	需要
高压灭菌器 双门	不需要	不需要	最好有	需要
生物安全柜	不需要	需要	需要	需要
人员安全监控条件 [d]	不需要	不需要	最好有	需要

[a] 在环境与功能上与普通流动环境隔离
[b] 取决于排风位置
[c] 取决于实验室中所使用的微生物因子
[d] 例如：观察窗、闭路电视、双向通讯设备
GMT：微生物学操作技术规范
气锁：具备机械排风系统、整体消毒灭菌条件、化学喷淋（适用时）和压力可监控的气密室，其门具有互锁功能，不能同时处于开启状态。

四、常见实验事故的应急处理

每一个实验室都应当根据所从事活动范围制定常见实验事故应急处理方案，确保实验室人员与公众安全。常见的实验室事故包括刺伤、切割伤或擦伤，烧烫灼伤，感染性物质溢出，大量危害性气溶胶释放，带感染性物质的离心管在离心过程中破裂，被实验动物咬伤、抓伤，火灾，触电，爆炸，中毒等。

（一）刺伤、切割伤或擦伤应急处理

当刺伤、切割伤或擦伤发生时，实验人员应当立即停止操作，脱掉手套；用清水和肥皂水清洗伤口至少 15min；尽量从近心端向远心端挤出伤口处的血

液，用合适的皮肤消毒剂（碘酊或 75% 乙醇）擦洗伤口，适当地包扎；及时就医，告知医生受伤原因及可能的微生物感染，必要时进行医学处理；向实验室安全员报告，记录事故。

（二）烧烫灼伤应急处理

1. 烧烫伤 以大量的流动水持续冲洗 15~30min 散热降温（应注意流动水冲洗的力度不宜过大，勿以药膏、牙膏、酱油涂抹或以纱布盖住，水疱不可自行刺破），如有衣物粘连，应予以剪除，然后使用冰水袋冷敷创面止痛，立刻送至专科医院或烧伤整形科就诊。

2. 化学品灼伤 立即将受伤人员移离现场，迅速脱去被化学物溅到的衣裤、鞋袜等。无论酸、碱或其他化学物灼伤，都应立即用大量流水冲洗创面不少于 30min。用消毒的多层湿纱布或湿布块覆盖创面，紧急送至医院处理。

（三）感染性物质溢出应急处理

首先要准备好清理工具和物品；穿着适当的个体防护装备(鞋、防护服、口罩、双层手套、护目镜等)后进入实验室，需要两人共同处理溢洒物；用纸巾等吸收材料覆盖溢洒物，从外围向中心倾倒适量的消毒剂，使消毒剂与溢洒物混合并作用 30~60min（根据感染物性质决定时间）；小心将吸收了溢洒物的吸收材料连同溢洒物收集到专用的收集袋或容器中，并反复用新的吸收材料将剩余物质吸干净；破碎的玻璃或其他锐器要用镊子或钳子处理，并将它们置于可防刺透的容器如锐器盒中；用清洁剂或消毒剂清洁擦拭被污染的表面；处理的溢洒物以及处理工具(包括收集锐器的镊子等)全部置于专用的收集袋或容器内封好；用消毒剂喷洒或擦拭可能被污染的区域，包括手套和防护服前部；脱去个体防护装备，将暴露部位向内折，置于专用的收集袋或容器中封好；进行个人消毒；所有处理用具及废弃物高压灭菌。

（四）大量危害性气溶胶释放应急处理

所有实验人员必须立即撤离相关区域并报告实验室负责人；在 1h 内任何人不得进入事发实验室，以使气溶胶排出和重粒子沉降；无通风系统则应推迟进入（如 24h）；贴出标识以示禁止入内；过后，由专业人员指导清除污染，如甲醛蒸汽熏蒸，操作时注意防护；暴露人员应进行医学观察，必要时应及时就医。

（五）带具有潜在感染性物质的离心管在离心过程中破裂应急处理

1. 非封闭离心桶的离心机内离心管发生破裂　如在离心过程，离心管发生破裂或怀疑发生破裂，应立即按"Stop"键。确有破裂，应立即盖上盖子密闭 30min 使气溶胶沉降。戴结实的手套（如厚橡胶手套）及口罩（避免吸入气溶胶）。使用镊子清理离心管碎片，或用镊子夹着的棉花清理。破碎的离心管及离心桶、转轴和转子都应放在无腐蚀性的、对相关微生物具有杀灭作用的消毒剂内浸泡 60min 以上。未破损的带盖离心管应放在另一个有消毒剂的容器中适当浸泡，或用消毒剂彻底擦拭后回收。离心机内腔应用适当浓度的同种消毒剂擦拭。使用含氯消毒剂后，应再用清水擦拭，并干燥。清理时所使用的全部材料都应按感染性废弃物处理。向实验室安全员报告，记录事故。

2. 可封闭的离心桶内离心管发生破裂　如果怀疑封闭的离心桶内有离心管破裂，应在生物安全柜内打开离心桶盖子察看。确有破裂时，松开离心桶（安全杯）盖子，但不要打开，放入黄色垃圾袋，直接高压灭菌。或者采用化学消毒法：将离心桶及内容物放到对该种微生物有效的无腐蚀性消毒剂里浸泡 60min 以上。离心杯在使用消毒剂浸泡后，应再用清水洗净后干燥。向实验室安全员报告，记录事故。

（六）被实验动物咬伤、抓伤应急处理

1. 轻微咬伤或抓伤　被实验动物咬伤或抓伤后，应立即停止实验，对伤口进行消毒处理。首先应用清水或者肥皂水冲洗伤口 15min，尽量挤出伤口的血液，然后用 75% 乙醇或碘伏擦拭伤口，伤口不宜包扎。

2. 深度或大面积咬伤　如果是大面积咬伤或出血量较多的贯穿伤等较为严重的伤口，在常规伤口处理后，应继续用 75% 乙醇冲洗消毒，然后视情况而定是否需要进行伤口缝合和注射破伤风抗毒素，并在一周内观察是否出现发热等症状，如有，则需前往医院就诊。

3. 特殊实验的小鼠咬伤　如果小鼠本身是作为病毒感染实验对象，那么除了按以上措施清洁消毒伤口以外，还需要进行相应医疗处理，并持续观察身体有无异常状况。

（七）火灾应急处理

实验室一旦发生火灾切不可惊慌失措，要保持镇静，立刻上报相关部门。

实验室负责人和在岗人员应判断和识别火险，火情较大的应即刻拨打 119 电话报火警。对于初起火灾，根据具体情况正确进行灭火：①容器中的易燃物着火时，用玻璃纤维布灭火毯覆盖隔离空气灭火。②乙醇、丙酮等可溶于水的有机溶剂着火时，可用水灭火；汽油、乙醚、甲苯等不溶于水的有机溶剂着火时，不能用水，只能用灭火毯和沙土盖灭。③电器和精密仪器着火时，应先切断电源，然后用 1211（二氟一氯一溴甲烷，CF_2ClBr）灭火器灭火；不能用水和二氧化碳灭火器灭火。④个人衣服着火时，切勿慌张奔跑，以免风助火势；应迅速脱衣，用冲淋设备浇水灭火，火势过大时可就地卧倒打滚压灭火焰。

（八）触电应急处理

若在实验室出现触电事故，应先切断电源或拔下电源插头；若来不及切断电源，可用绝缘物挑开电线，不可用金属或潮湿的物品挑电线。在切断电源后，马上通知相关部门，并指挥人员离开现场。若遇到人员触电，首先要使触电者迅速脱离电源，越快越好，触电者未脱离电源前，救护人员不准用手直接触及伤员；触电者脱离电源后，应观察神志是否清醒，神志清醒者，应使其就地躺平，严密观察，暂时不要站立或走动；如神志不清，应就地仰面躺平，且确保气道通畅，并以 5s 间隔呼叫伤员或轻拍其肩膀，以判定伤员是否意识丧失，禁止摇动伤员头部呼叫；若出现休克现象，要立即进行人工呼吸；同时拨打 120，报告实验室负责人和相关部门。

（九）爆炸应急处理

若实验室发生爆炸，实验室安全员和负责人应在判断安全的情况下，必须及时切断电源和关闭各种气体管道阀门；所有人员应听从临时召集人的安排，有组织地通过安全出口或用其他方法迅速撤离爆炸现场，同时对事故现场进行警戒；若情况严重，应急预案领导小组负责安排抢救工作和人员安置工作，第一时间拨打 110 或 119 报警求救。

（十）中毒应急处理

在实验过程中若出现咽喉灼痛、嘴唇发绀、呼吸困难、胃部痉挛或恶心呕吐等症状时，则可能是中毒所致。视中毒原因先进行急救后，立即送医院治疗，不得延误。首先将中毒人员转移到安全地方，解开衣服，使其呼吸通畅，能呼吸到新鲜空气；误服各种毒物后，最常用的解毒方法是让中毒者先服用牛奶、蛋清、面粉水、肥皂水等，将毒物冲淡，随后用手刺激喉部引起呕吐，洗胃及导泻；患者清醒而又能合作，宜饮大量清水引吐，亦可用药物引吐，对引吐效果不好或昏迷者，应立即送医院用胃管洗胃；若不慎将有毒物质撒落到皮肤上，应立即用棉签或纱布擦掉，并用自来水冲洗或用相应的解毒剂冲洗；若将毒物溅入眼睛，应立即用洗眼器冲洗，然后到医院治疗；吸入刺激性气体中毒者，应立即将患者转移中毒现场，移至空气新鲜的地方，给予 2%~5% 碳酸氢钠溶液雾化吸入、吸氧，气管痉挛者应酌情给解痉挛药物雾化吸入；应急人员应配置过滤式防毒面罩、防毒服装、防毒手套、防毒靴等。

（王小婷）

第二节　实验室常用仪器设备

"工欲善其事，必先利其器"，每个科研人员包括研究生都应熟练掌握实验室常用仪器设备的工作原理、使用范围、注意事项等，保证不因错误操作导致实验失败和事故发生。

一、通风橱、超净工作台和生物安全柜

（一）通风橱

1. **工作原理**　通风橱是一种集水、电、气和通风一体化的安全设备，空气由通风橱内的负压经前方吸入，只能保护操作者，不保护操作样品。内设有多功能电源插座，便于在实验过程中使用其他电气设备。采用快开阀技术，在使用过程中能高效通风。通风橱的前挡板为可以上下移动的防爆玻璃，可以有效观察实验过程；通风橱的顶部装有风机，可将实验过程中产生的刺激性、有毒、有害气体及时排出；通风橱底部装有水槽，一方面可以把有毒物质过滤后经排水槽排出，另一方面方便清洗实验后的实验器皿以及实验台。当操作窗全闭合时，上部与下部同时补风，不会因负压引起噪声及玻璃窗震动的现象。

2. 应用范围　使用挥发性有机溶剂、强酸强碱、腐蚀性试剂、有毒试剂或有危害性气体时，必须在通风橱内进行操作。禁止在通风橱内进行爆炸性实验或者摆放易燃易爆物品。

3. 注意事项　①要先开启排风后，才能开始操作。②操作时，应将前挡板尽量放低（离台面100~150mm为宜），手通过挡板下伸进通风橱内操作。移动前挡板时，动作要缓慢、轻柔，严禁将头伸进通风橱内操作或查看。在通风橱内使用加热设备时，建议在设备下方垫上隔热垫；通风橱的操作区域要保持畅通，周围避免堆放物品。③实验完毕，不要立即关闭排风扇，应继续排风1~2min，确保通风橱内有害气体和残留废气全部排出。最后，整理清洁台面，关闭所有电源。

（二）超净工作台

1. 工作原理　超净工作台是在特定的空间内正压送风，工作台内的空气经预过滤器初滤，由风机压入静压箱，再经空气高效过滤器二级过滤，从空气高效过滤器送出的洁净气流，以一定的均匀断面风速将工作区域的尘埃颗粒和生物颗粒带走，从而形成无菌的高洁净的工作环境，为操作样品提供保护。超净空气的流速为24~30m/min，这样的流速可防止附近空气干扰而引起的污染，也不会妨碍采用酒精灯对操作物品的灼烧消毒。

2. 运用范围　配制培养基、细胞培养、一般工程菌等无菌操作可在超净工作台内进行，不得用于操作具有潜在传染性的样品。

3. 注意事项　①超净工作台使用寿命与空气洁净度有关，因此放置的位置不能对着开敞的门或窗，最好放在有双道门的室内，延长过滤器的使用年限。②使用工作台前，应先用75%乙醇擦拭台面；然后接通电源，打开紫外灯照射消毒30min。③关闭紫外灯后，必须开启风机，风机在正常运转情况下才能进行操作。④工作台面内不要存放过多的物品，以保持工作区内的洁净气流不受干扰；严禁在预过滤器进风口部位放置物品，以免挡住进风口造成进风量减少，减弱净化能力。⑤操作结束后，风机继续运行10min后再停止。最后，取走实验物品，用75%乙醇擦拭台面，紫外灯照射30min，切断电源。

（三）生物安全柜

1. 工作原理　生物安全柜是一种负压过滤排风柜，主要是将柜内空气向外抽吸，使柜内保持负压状态，通过垂直气流来保护操作者；外界空气经高效空气过滤器（high-efficiency particulate air filter，HEPA）过滤后再进入安全柜内，以避免操作样品被污染；柜内的空气也需经过 HEPA 过滤器过滤后再排放到大气中，以保护环境。目前生物安全柜分为 I 级生物安全柜、II 级生物安全柜（又分为 A1、A2、B1 和 B2 型）与 III 级生物安全柜，可适用于不同生物安全等级媒质的操作。

2. 运用范围 操作原代培养物、菌毒株以及诊断性标本等具有潜在感染性的实验材料时应在生物安全柜内进行。

3. 注意事项

（1）操作之前，先用 75% 乙醇进行工作台表面擦拭；针对本次操作所需的全部物品一次性移入安全柜中，打开紫外灯照射消毒 30min 后才能进行后续操作。

（2）打开风机 5~10min，等到生物安全柜气流稳定之后，将双臂缓缓伸入安全柜中，尽量减少双臂进出次数，避免影响正常的气流平衡。至少要静止 1min，待生物安全柜稳定之后再进行操作。

（3）生物安全柜内不放置与实验无关的物品，柜内物品移动应按低污染向高污染移动原则，柜内实验操作应按从清洁区到污染区的方向进行。操作过程中，物品应该尽量前后放置，避免挡住气流口，以免干扰到正常的气流。

（4）尽量避免将离心机、振荡器等仪器放置在安全柜内使用，以免仪器震动时滤膜上的颗粒物质抖落，导致柜内洁净度下降；同时这些仪器散热气流可能影响柜内的气流平衡。

（5）严禁使用乙醇等明火设备，避免热量产生气流，干扰柜体内部的稳定性，明火可能会损害到空气过滤器。

（6）操作结束后，整理清洁台面，打开风机继续工作 15min，使生物安全柜充分自净后再关闭风机，紫外灯照射 30min，切断电源。

二、计量器具

（一）体积称量

1. 量杯 量杯适用于粗略测量液体的体积。量杯的刻度是不均匀分布，刻度间距越向上越小。读取刻度值时，要使视线与量杯内液体凹液面的最低处保持水平，视线偏高或偏低都会影响数值的准确性。使用量杯时要注意：量杯不能加热，不能盛装热溶液，也不能在烘箱中烘烤；量取液体时，要选用合适量程的量杯，在室温下操作；量杯不能作为反应容器，不能用来配制溶液。

烧杯是最容易与量杯误用的器具。烧杯是一种耐热的玻璃器皿，可用于试剂的加热、溶解、混合、煮沸、熔融、蒸发浓缩、稀释及沉淀澄清等。所以，配制试剂可用烧杯，但不可以用量杯。大部分烧杯外壁标有刻度，但只能粗略估计烧杯中液体的体积，不能替代量杯量取液体。使用烧杯时，要注意：①加热时，烧杯要垫上石棉网，以保证均匀供热。不能用火焰直接加热烧杯，因为烧杯底面积大，会导致受热不均匀引起炸裂。加热时，烧杯外壁不能有水渍，必须擦干。②进行溶解操作时，烧杯中液体的量以杯子容积的1/3为宜；加热时，不能超过容积的2/3；用玻璃棒搅拌时，不能触及杯底或杯壁。③加热腐蚀性试剂时，应先将表面皿盖在杯口，以免液体溅出。④不可用烧杯长期盛放化学药品，以免溶液中的水分蒸发和灰尘落入受污染。

2. 量筒　量筒可按体积较准确定量量取液体，量筒的刻度是均匀一致的。使用的注意事项同量杯。

3. 移液器　移液器的活塞通过弹簧的伸缩运动来实现吸液和放液。在活塞的推动下，排出部分空气，利用大气压吸入液体，再由活塞推动空气排出液体。移液器适用于精准移取少量或微量的液体。使用移液器时应注意以下几点：①应根据吸取的液体量，挑选合适的吸头。②在装配吸头的过程中，将移液器吸嘴垂直插入吸头，轻压上紧，切勿上下敲击或左右摇晃，否则有可能损坏移液器内部零件。③调节移液器时，转动旋钮不可太快，也不能超出其最大或最小量程，否则容易导致量程不准确，并且易卡住内部机械装置而损坏移液器。④要垂直吸液，斜着吸液将使体积偏大；吸液和放液要缓慢、均匀，提高准确度和防止倒吸。⑤放液时，吸头尖端要靠在容器内壁，甚至直接放液到容器底部（特别是体积在 $20\,\mu L$ 以下时），移液器角度20°~45°。⑥移液器吸、放液可分为两档，根据不同操作方式可分为正向吸液和反向吸液。正向吸液，操作时吸液可将按钮按到第一档吸液，释放按钮；放液时先按下第一档，打出大部分液体，再按下第二档，将余液排出。反向吸液，吸液时将按钮直接按到第二档再释放，这样可以多吸入一些液体，打出液体时只要按到第一档即可；多吸入的液体可以补偿枪头内部的表面吸附，反向吸液一般与预润湿吸液方式结合使用，适用于黏稠液体和易挥发液体。⑦吸取高黏度、易挥发、易起泡等属性的液体时，应该选择外置活塞式移液器。⑧当移液器吸头里有液体时，切勿将移液器水平放置或倒置，以免液体倒流而腐蚀活塞弹簧。⑨对移液器进行高温消毒时，应首先查阅所使用的移液器是否适合高温消毒后再进行处理。

（二）质量称量

1. 托盘天平 托盘天平是一种依据杠杆原理制成的常用衡器，在杠杆的两端各有一个小盘，左端放待称量的物体，右端放置已知重量的砝码，杠杆中央装有指针，两端平衡时，两端的质量相等。托盘天平测量精准度是0.1g。使用时要注意以下几点：①天平要保持干燥、清洁。在使用前，应放置在水平的地方，游码要指向红色0刻度线。②被测物体的质量不能超过天平的最大测量值（量程）。③称量前要先调节天平的平衡螺母使横梁平衡。④称量时待测物体放在左盘，砝码放右盘，在估计待测物体的质量后，按"先大后小"的原则加减砝码。根据称量物的性状应放在玻璃器皿或洁净的纸上，事先应在同一天平上称得玻璃器皿或纸片的质量，然后称量待称物质。⑤试剂称取时应遵守"只出不进，量用为出"的原则，取出多余的试剂不得倒回原瓶。⑥取用砝码不能用手直接拿，必须要用镊子夹取。千万不能把砝码弄湿、弄脏，这样会让砝码生锈，砝码质量变大，测量结果不准确；游码也要用镊子拨动，称量完毕，应把游码移回零点。⑦读数时，左盘物体的质量等于右盘砝码的质量加上游码所对应的刻度值。

2. 电子天平 电子天平的称量依据是电磁力平衡原理，就是把待测物的质量通过电磁力平衡原理变换为电流检测，再经电流/电压变换、模/数转换和数字化运算处理，用数字显示待测物的质量值，测量精准度达到0.1mg。使用电子天平时要注意以下几点：①电子天平应放在平衡、无震动、无空气对流、无灰尘、避免阳光照射的环境中，温度保持在20℃左右，湿度55%~85%。②称量时动作要轻，所称试剂不能超过天平的最大量程。③被称物品应放在干燥清洁的器皿或称量纸中，然后放置在秤盘中央，称量过程中天平门应保持在关闭状态。倒出的物品不可以再放回包装瓶中。④不能把过热或者过冷的物品放在天平上，应在物品恢复室温后再称量，且不能直接称量含有挥发性及腐蚀性的物品，应放在密闭容器中进行称量。⑤在称量器皿放入托盘前应擦拭干净，防止将药品沾在天平托盘上腐蚀天平。如药品洒落在天平内，应立即清理干净。⑥天平称量时出现数字漂移时应注意是否由于水平变化或者空气对流产生，应避免局部对天平台面用力和门窗大开。⑦短期不用或过夜应关机（按住"On/

Off"键直到显示屏出现"Off"），但不需要拔下电源。⑧若电子天平放置位置有移动,必须重新校正好水平,并对天平的计量性能作全面检查无误后才可使用。

（三）pH 计

pH 计即酸度计，利用电位分析法建立离子活度与电动势之间的关系，通过测量原电池的电流来测量溶液中氢离子浓度，以确定液体介质的酸碱度值。使用 pH 计的注意事项如下：①使用 pH 计之前先用 ddH_2O 清洗电极，注意玻璃电极不要碰碎。②新电极须经过标准缓冲液校正后方可使用。③ pH 标准缓冲液应密封保存在干燥的地方。④测量浓度较大的液体时，尽量缩短测量时间，用后仔细清洗，防止被测液黏附在电极上而污染电极。⑤在测量小体积样品时，请确保电极头部能浸没，保证测量结果的准确性。⑥小心使用电极，请勿将之用作搅拌器；在拿放电极时请勿接触电极膜，电极膜的损伤会导致精度降低和反应迟缓现象。⑦清洗电极后，不能用无尘纸擦拭电极膜，而应用无尘纸吸干，避免损坏电极膜、防止交叉污染，影响测量精度。⑧电极不用时，应充分浸泡在电极保护液中。电极保护液要及时更换，一星期更换一次。切忌用洗涤液或其他吸水性试剂浸洗或浸泡在纯水中。

三、液体振荡混匀设备

（一）涡旋振荡器

涡旋振荡器是利用偏心旋转使试管等容器中的液体产生漩涡，从而使溶液充分混合；适用于一般试管、烧杯、烧瓶、漏斗内液体的混合均匀，对于一些难溶解的药物、染色液等也容易混匀，效果显著。混合液体无需电动搅拌和磁力搅拌，所以混合液体不受外界污染。使用涡旋振荡器的注意事项如下：①振荡器放置的工作台面要牢固平整洁净，使用过程要保持室内环境通风良好。②使用振荡器之前，一定要先检查好各连接处是否连接妥当，然后将调速旋钮调至最小值，最后才能打开电源开关。③在使用多管涡旋振荡器时，为了使仪器工作时平衡性能好，避免产生较大震动，应将所有试管分布均匀，各管的溶液质量应大致相等。若容器管数不足，可将试管对称放置或装入其他等量溶液的试管布满空位。④振荡器应保持清洁干燥，严禁溶液流入机芯，以免损坏器件。⑤使用结束，应及时关闭电源；严禁在正常工作的时候移动仪器。

（二）磁力搅拌器

磁力搅拌器是利用磁场的同性相斥、异性相吸的原理，使用磁场推动放置在容器中带磁性的搅拌子进行圆周运转，从而达到搅拌液体的目的；可用于搅拌或加热搅拌低黏稠度的液体或固液混合物。使用磁力搅拌器的注意事项如下：①如发现搅拌子跳动或不搅拌，要切断电源，检查烧杯底是否平整、位置是否端正，电压是否在 220±10V 之间。②使用加热功能时间一般不宜过长，间歇使用可延长寿命。③中速运转可连续工作 8h，高速运转可连续工作 4h，工作时防止剧烈震动。④调速时应由低速逐步调至高速，防止直接调至高速引起搅拌子跳动，影响正常启动，降低搅拌器使用寿命。⑤清洗搅拌子时，应先用中和液清洗，再用清水冲洗。如果清洗不干净，检查搅拌子外白塑料包膜是否损坏，如有损坏，建议更换。⑥搅拌子大小会影响搅拌效果，应根据烧杯的大小及溶液的体积选择合适型号的搅拌子。⑦仪器应保持清洁干燥，严禁溶液流入机内，以免损坏机件，不工作时应切断电源。

（三）摇床

1. 脱色摇床　脱色摇床采用永磁直流电机作为动力，通过先进的电子调速电路，能够保持较为平稳的运动速度进行振荡晃动。凡样品需要在溶液中晃动的实验均可选用脱色摇床，如考马斯亮蓝染色和脱色时的振荡晃动、硝酸银染色的固定、染色等。使用脱色摇床的注意事项如下：①摇床应放置在平稳的工作台面上，保证环境干燥、通风。②使用前，先将调速旋钮置于最小位置，然后将实验皿、试管或其他物品放在托盘上。③根据实验需要调节定时旋钮，顺时针缓慢调节速度旋钮，选择需要的振荡速度，使实验物品保持平稳，不会移动或外流液体。④摇晃过程中，若实验溶液溢出应该立即清洗和擦干。⑤停机前，必须将调速旋钮置于最小位置，再关电源。

2. 恒温摇床　恒温摇床是由电感器和电容器组成的 LC 回路所形成的电场能和磁场能相互转换产生自由振荡；适用于对振荡频率、温度有着较高要求的发酵、细菌培养、杂交和生物化学反应等。使用恒温摇床的注意事项如下：①摇床应放在坚硬牢固的平面上，并确保其水平状态；同时，离墙离物必须保持约 10cm 的距离。②在使用过程中若出现异常声音时，应停止运转，检查仪器是否水平或有无转轴故障。③当仪器实测温度与设定温度偏差大于±3℃时，仪器会自动报警，按温度功能键消除报警，30min 后检查原因。④摇瓶等容器应以摇床中心对称放置，勿随意放置；实验过程中若出现摇瓶破损时，应及时进行清理，避免发酵液体腐蚀摇床。⑤开启仪器门前应确认摇床已处于静止状态；工作状态时，严禁把手或物体伸入容器内，以免引起仪器损坏和人身安全问题。

（四）玻璃棒

玻璃棒利用分子运动速度加快可促进液体溶解的原理用于搅拌操作；并利用水的表面张力作用，可用于引流操作。搅拌时，要按照顺时针或逆时针以一个方向进行，不要太用力，不要碰撞容器壁、容器底，以免玻璃棒或容器（如烧杯等）破裂。

四、培养箱

（一）电热恒温培养箱（无 CO_2）

恒温培养箱通过控制电加热管的通电时长，让温度恒定在某一个数值，当温度低于这个设定温度值时，电热管开始加热；当温度高于这个设定温度值，电加热管停止加热。为确保恒温培养箱内部温度均匀，根据箱体大小不同，会在电加热管附近安装功率不等的离芯风机，使电加热管温度均匀快速分布到箱体内部。通过箱体内部气流循环，达到温度恒定。恒温培养箱适用于进行细菌培养、发酵以及恒温试验等无需 CO_2 的实验研究。

使用恒温培养箱的注意事项如下：①搬运培养箱时，要平行移动，禁止倒置。②应放置在通风条件良好的室内，周围不可放置易燃易爆物品。③使用中切勿频繁改变设定值，以免影响控制精度，减少仪器使用寿命。④为确保箱内温度均匀，应经常检查箱内风机是否正常运行。使用时，箱内物品不宜摆放太密，且切勿阻挡风机出风口，以利于箱内气流循环。⑤切勿放置易挥发性物品、易燃易爆物品、强酸强碱物品，以防发生危险。⑥箱壁内胆和设备表面要经常擦拭，以保持清洁。长期不用时，应切断电源。

（二）CO_2 培养箱

CO_2 培养箱是通过温度、湿度、气路控制培养箱箱体内模拟形成一个类似细胞 / 组织在生物体内的生长环境，适用于细胞、组织、细菌等常规培养。CO_2

培养箱的使用注意事项如下：①培养箱应放置在平整的地面或者台面上，环境应清洁整齐，干燥通风。②水套式 CO_2 培养箱未注水前不能打开电源开关，否则会损坏加热元件，所加入的水必须是蒸馏水或去离子水，防止矿物质储积在水箱内产生腐蚀作用，每年必须换一次水，经常检查箱内水是否充足；搬运水套式培养箱前必须排除箱体内的水。③培养箱应由专人负责管理，显示屏上的任何开关和设置数据一旦固定后，不要随意改动，以免影响箱内温度、CO_2、湿度的波动，同时降低仪器的灵敏度。④从培养箱取放物品前，使用 75% 乙醇清洁双手（或手套）；尽量缩短开门时间和减少开门次数，避免空气污染。⑤不可将流入气体压力调至过大，减压阀出气压力不能超过 0.15MPa，以免冲破管道；钢瓶压力低于 2MPa 且出现气压明显波动时，应考虑及时更换气瓶。⑥应定期（至少每两周一次）更换水盘内的无菌蒸馏水或无菌去离子水，以保持箱内相对湿度，避免培养液蒸发，应每天检查水盘中水量。⑦箱内应定期用消毒液擦洗消毒，搁板可取出清洗消毒，防止其他微生物感染。⑧长时间不用，应将 CO_2 开关关闭，防止 CO_2 调节器失灵；同时要关闭电源，关闭前必须清除工作室内水分，并打开玻璃门通风 24h 后再关。

（三）低氧工作站

低氧工作站依据气体交换原理，精确控制 O_2、CO_2、温度和湿度，提供稳定低氧环境；可模拟体内低氧环境，进行一系列细胞培养及研究，避免因操作或观察导致培养条件波动。使用低氧工作站的注意事项如下：①应遵循细胞培养的操作要求。②实验前应事先检查各气体（N_2、CO_2、压缩空气）的含量，保证有足够的气体满足实验时长。③转移闸内门是隔离工作站内部环境与外部环境的主要密封部件，应一直保持关闭和密封。当实验用品转移完毕，关闭内门时，用手轻轻推门至关闭位置并停留 10s，使感应器有足够的时间感应到门在关闭位置。④转移闸外门应逆时针转开旋钮，轻轻将门放到水平位置。若外门不能被轻易打开，应先排除下内门是否密闭。⑤实验人员双手进入工作站内操作时，应先进行抽气和充气程序重复至少 2 次，以保证室内气体条件的稳定性。⑥实验过程应尽量避免液体溅出，如不小心溅出，应用水基的消毒剂如次氯酸钠，或其他氯基的产品处理，30min 后用纸巾擦去液体。⑦实验结束时，双手退出工作室时，请勿用力拉扯袖套以免损坏。⑧仪器使用完毕时，应将所有物品清出工作站，保持工作站台面的整洁干净，用软布轻轻擦拭工作站内壁表面的水蒸气，关闭电源。最后，检查各气体阀门是否关闭。

五、离心机

离心机是利用离心力，分离液体与固体颗粒或液体与液体混合物各组分的设备。离心操作时，依靠电动机带动转子高速旋转所产生的离心力，加快液体中颗粒的沉降速度，把样品中不同沉降系数和浮力密度的物质分离开。收集细胞或分离血浆、血清时，可选择低速离心机（转速小于10000rcf）；分离DNA、RNA，可选择高速离心机（转速在10000~30000rcf）；浓缩病毒、提取外泌体、分离亚细胞器时，可选择超速离心机（转速大于30000rcf）。

使用离心机时要注意以下几点：①离心机应放置在水平坚固的地板或工作台上，务必使仪器处于水平位置，以免离心时造成震动，损坏仪器。②开机前应检查转头安装是否牢固，离心机腔内有无异物。③离心前，必须预先配平离心管及其内容物，平衡时重量差不得超过转头的允许差值。④装载样品时，根据样品的性质及体积选用适合的离心管，使用时应再次检查离心管是否老化、裂痕或存在其他质量问题。⑤在预冷状态时，离心机盖必须关闭，离心结束后应擦干腔内冷凝水，机盖处于打开状态。⑥转头盖在拧紧后一定要用手指触摸转头与转盖之间有无缝隙，如有缝隙要拧开重新拧紧，直至确认无缝隙方可启动离心机。⑦离心过程，人员不得随意离开，应随时观察离心机显示器上的数值是否正常，如有异常的声音应立即停机检查（不能关电源"Power"键，要按"Stop"键），及时排除故障。⑧每次使用后，必须仔细检查转头和吊桶，并及时清洗、擦干；转头是离心机的重要部件，搬动时要小心，不能碰撞，避免造成伤痕。

六、低温储存设备

（一）冰箱

实验室常用冰箱有超低温冰箱（-80℃）、低温冰箱（-40℃）、医用冷藏箱（4℃），常规是通过压缩机对制冷系统做功，制冷系统利用低沸点的制冷剂蒸发汽化时吸收热量，达到设定的温度。但是超低温和低温冰箱的工作原理有别于常规冰箱，它们采用复叠式制冷方式，一般有2个全封闭式的压缩机作为高、低温级压缩机使用。可以根据实验样本和试剂的储存方式要求，选择合适温度的冰箱，要把握好储存时长，以免对样本和试剂产生不良影响。比如，冻存细胞一般只能短暂存放在 -80℃冰箱，超过 6 个月可能会导致细胞质量不佳。

使用冰箱时要注意以下几点：①冰箱应放置在通风良好处，周围不得有热源、易燃易爆品、气瓶等，且保证一定的散热空间。②供电电压 220V（AC）要稳定，供电电流要保证至少在 16A（AC）以上，电源最好直接插在插座上，不要随意牵拉使用排插。③冰箱内禁止存放与实验无关的物品，尤其是食品、饮料；放入冰箱内的所有试剂、样品等必须密封保存。④存放危险化学药品的冰箱应粘贴警示标识；存放易挥发有机试剂的容器必须加盖密封，避免试剂挥发至箱体内积聚；冰箱内各药品须粘贴标签，并定期清理；存放在冰箱内的试剂瓶、烧瓶等重心较高的容器应加以固定，防止因开关冰箱门时造成倾倒或破裂。⑤打开超低温和低温冰箱时动作要迅速，切勿长时间将门打开以防温度上升过快；取物品时，要戴上防护手套，以防冻伤。⑥超低温冰箱的过滤网每个月应清洗一次（先用吸尘器吸灰尘，再用清水冲洗，最后晾干复位）；所有冰箱应定期除霜、清洁；清洁时切断电源，用软布蘸水擦拭冰箱内外，必要时可用中性洗涤剂。⑦每日由专人负责观察冰箱内温度并记录于表中，记录表挂于门上，每月一张，一年装订成册存档。

（二）液氮罐

液氮是一种无色无味、温度极低的物质，常压下，其温度为 -196℃，液氮罐的制作就是利用液氮的这种物理特性。在生物医学领域内的疫苗、菌毒种、细胞以及人、动物的器官，都可以长期保存于液氮中维持活性。需要使用时，取出解冻复温即可。使用液氮罐时要注意以下几点：①液氮罐应当存放在通风良好的阴凉处，不要在阳光下直晒，防止倾倒。②首次充装液氮及长期停用后重新充装液氮时，因内胆是常温，充装切勿过快，应先少量充入，使内胆逐渐冷却，液氮沸腾现象减弱后再加快充注速度，否则液氮会沸腾向外飞溅，引起冻伤。③取放冷藏物品时，均应细心谨慎操作。应有防护措施，如戴防冻手套，双手勿裸露；佩戴简易面罩，严防液氮飞溅，碰到皮肤或眼睛引起冻伤。④取放完毕后，应立即将提筒与盖塞轻轻复位。要注意尽量缩短瓶口开放时间，更不可把提筒同时全部取出，以免容器吸入空气中的水分，增大液氮的蒸损和影响冷冻物品的储存效果。⑤如果长时间不使用液氮罐时，要用清水将其冲洗干净，然后用鼓风机吹干，放在常温下待用。

七、光学显微镜

科技的进步和发展离不开人们对微观形态的研究和认识。显微镜是利用凸透镜的放大成像原理，将人眼不能分辨的微小物体放大到人眼能分辨的尺寸以便观察的仪器。按成像原理，显微镜主要分为光学显微镜和电子显微镜两大类，其中光学显微镜是医学或生命科学实验室最为常见的显微镜。

光学显微镜结构通常由光学系统和机械装置两部分所组成，光学系统主要包括目镜、物镜、聚光镜、孔径光阑及光源等；机械装置主要包括粗微调焦螺旋、转换器、载物台、镜臂、镜筒和镜座等（图1-1）。

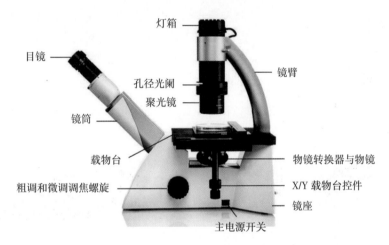

图 1-1 光学显微镜结构图

光学显微镜成像的原理如图1-2所示，目镜和物镜都是凸透镜，但二者焦距不同，物镜的凸透镜焦距小于目镜的凸透镜的焦距。图中物体 AB 位于物镜前方，物镜相当于投影仪的镜头，物体通过物镜成倒立、放大的实像 A1B1。目镜相当于普通的放大镜，该实像又通过目镜成正立、放大的虚像 A2B2 被眼睛所观察到。因此，眼睛通过显微镜所看到的不是物体本身，而是物体被物镜和目镜各放大一次后的倒立虚像。

显微镜基本操作如图1-3所示：先开启电源，调节照明强度至合适亮度；将所要观察的样本放在载物台上，用标本夹夹好样本，使样本目标区域位于通光孔的正中央；旋转物镜转换器切换至低倍镜，使低倍镜头正对载物台的通光

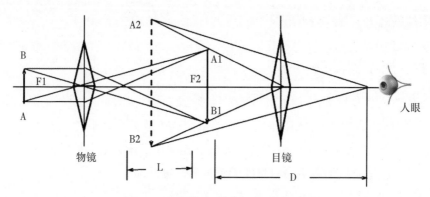

图 1-2　光学显微镜的成像原理图

AB：物体；A1B1：物镜放大图像；A2B2：目镜放大图像；F1：物镜的焦距；F2：目镜的焦距；L：光学镜筒长度；D：明视距离。

孔，调节镜筒以适合瞳距，使用 X/Y 载物台控件定位样本；先调整粗准焦螺旋迅速找到物象，再调整细准焦螺旋得到更清晰的物象。粗准焦螺旋移动时可使载物台大幅度升降，所以能迅速调节物镜和标本之间的距离使物象呈现于视野中。细准焦螺旋移动时，镜台缓慢升降，得到更清晰的物象，并借以观察标本不同层次和不同深度的结构。

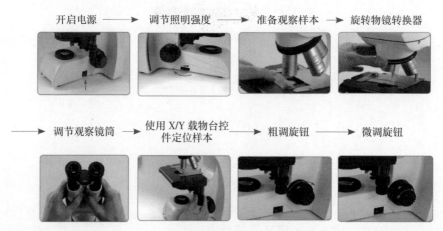

图 1-3　显微镜基本操作

光学显微镜的种类很多，肿瘤生物学研究常用的有普通光学显微镜、荧光显微镜和激光扫描共聚焦显微镜。

（一）普通光学显微镜

普通光学显微镜以白炽钨卤素灯泡或 LED 灯为光源，根据物镜镜头的方向分为正置和倒置显微镜（如图1-4所示）。正置和倒置显微镜的主要区别为：
①物镜与载物台的相对位置不同：正置显微镜物镜朝向是向下的，载物台在物镜的下方；倒置显微镜的物镜是向上的，载物台在物镜的上方。②适用条件不同：正置显微镜物镜适合观察切片等，倒置显微镜适合观察培养皿里的活细胞。③工作距离不同：正置显微镜物镜工作距离较短，倒置显微镜工作距离较长。

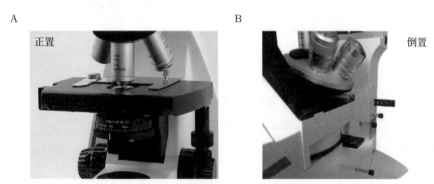

图1-4　正置、倒置显微镜物镜图

1. 正置生物显微镜　正置生物显微镜是指物镜在上，样品在下，光源在下的常规光学显微镜。正置生物显微镜结构简单，操作方便，容易找到目标区域，而且光路较短，成像更好，但样品观察面要尽量平行于台面，样品通常要两面磨平行。主要用于细胞涂片与组织切片的明场观察。

2. 倒置相差显微镜　倒置显微镜是指物镜与照明系统颠倒，物镜在下，样品在上，光源在上进行观察的光学显微镜。倒置相差显微镜，是相差显微镜和倒置显微镜的结合。透明活细胞因细胞内部细微结构的折射率和厚度不同，当光波通过时，波长和振幅并不发生变化，仅相位发生变化，这种相位差人眼很难观察到，普通光学显微镜也无法检测到相位的改变。相差显微镜可利用光的衍射和干涉现象，把相差转换为图像中的幅度或对比度的变化，不需要进行染色就能观察活细胞。相差显微镜和普通显微镜在结构上的区别为：用环状光阑转盘聚光器代替可变光阑，用带相位板的相差物镜代替普通物镜，并带有一个合轴调中望远镜。相差光阑和相差物镜用 Phx（x 为阿拉伯数字 1~3）分别都标明了相应的序号，启用相差成像时，需要通过转动环状光阑转盘的方式把正确尺寸的相差光阑和相差物镜切换对应起来。倒置相差显微镜被广泛应用于透明标本，如活体细胞和小的器官组织等的观察。如图 1-5 所示，与普通明场显微镜拍摄的图片相比，相差显微镜拍摄的物体周围会有明亮的光晕，立体结构明显。

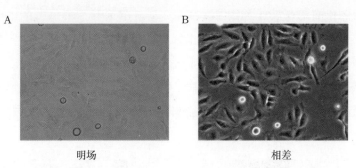

图 1-5 普通明场显微镜和相差显微镜拍摄效果对比图

图 A，B：在普通明场显微镜（A）和相差显微镜（B）20× 物镜下拍摄的 Hela 细胞。

3. 普通光学显微镜使用注意事项

（1）切换不同倍数的物镜需要通过转动物镜转换器，听到咔哒声时，方可进行观察，此时物镜光轴恰好对准通光孔中心，光路接通。切忌直接转动物镜进行切换，容易导致镜头松动。

（2）转动粗准焦螺旋使载物台上升，物镜逐渐接近样本时，再调节细准焦螺旋，直至物像清晰为止。不能使物镜触及样本，以防镜头受损。

（3）所有镜头表面必须保持清洁。落在镜头表面的灰尘，可用吸耳球吹去，也可用软毛刷轻轻掸去。当镜头表面沾有油污或指纹时，可用擦镜纸或棉签蘸少许无水乙醇轻轻擦拭。不能用棉团、干布块或干纸擦拭镜头表面，否则会刮伤镜头表面，严重损坏镜头。不要用水擦拭镜头，易在镜头表面残留一些水迹，滋生真菌。

（4）40× 和 100× 的物镜在清洁时需要更加小心，物镜镜头正面有一个半径或弯曲度相当小的凹面，可用小棉签轻轻擦拭镜头正面，确保棉签头接触到凹面镜头表面，但不要用力过度，清洁后用放大镜检查物镜。

（5）清洁有涂层的部件时，灰尘和颗粒状污渍应使用软毛刷或柔软的无绒棉布清洁，黏附性强的污渍可以根据需要，用低浓度肥皂水溶液、汽油或乙醇去除。载物台上的浅色斑点可用石蜡油或无酸凡士林擦去。

（6）标有"oil"字样的物镜才是油浸物镜。使用油镜观察时，应先转动物镜转换器切换至油镜，滴一小滴香柏油（不要过多，不要涂开）在正置生物显微镜所观察的样本区域，倒置生物显微镜香柏油直接滴在油镜镜头上。俯身镜旁侧面在肉眼的观察下，使用粗准焦螺旋缓慢提升载物台，直到油滴恰好与油浸物镜或样本的正面接触为止，再通过显微镜观察，缓慢旋转微调旋钮以提升载物台，直到样本在焦点区域内。使用完毕，务必清洁物镜正面、样本载玻片以及其他与油接触过的表面。

（7）每次使用后，取下标本，转动旋转器使镜头离开通光孔，下降镜台，接着调节亮度旋钮将光亮度调至最暗，再关闭电源按钮，以防下次开机时瞬间过强电流烧坏光源灯。再用防尘罩罩住显微镜及其配件，以防止沾上灰尘。防尘罩不能防热，且可能会出现结露现象，因此在盖上防尘罩之前，应先让显微镜和灯具冷却。

（8）显微镜尽可能不移动，如需移动应轻拿轻放，避免碰撞。取放显微镜时务必双手握住，一只手握镜臂部位，一只手托住镜座，不可单手提取，以免零件脱落或碰撞到其他地方。

（9）不得随意拆卸仪器，特别是中间光学系统或重要的机械部件，以免降低仪器的使用性能。

（二）荧光显微镜

1. 荧光的原理 荧光物质经一定波长的光照射后，光的能量使原子核周围的一些电子由原来的轨道跃迁到了能量更高的轨道，即从基态跃迁到第一电子激发态或第二电子激发态等。激发态是不稳定的，当激发态回到基态时，能量小部分以热量的形式丢失，其余较大部分则以光能形式释放出来。由于能量没有全部以光的形式释放出来，所以释放出的光的波长比激发光的要长，能量比激发光的低，这种波长长于激发光的光就是荧光。

2. 荧光显微镜原理及应用 荧光显微镜是在普通光学显微镜的基础上，采用高发光效率的光源（汞灯或金属卤素灯），经滤色系统发出一定波长的光作为激发光，激发标本内的荧光物质发射出各种不同颜色的荧光后，再通过物镜和目镜放大观察（图1-6）。荧光显微镜主要用于组织或细胞结构和功能的研究，常用的有正置、倒置荧光显微镜及荧光细胞监测仪。

3. 正置、倒置荧光显微镜 与普通光学显微镜类似，正置荧光显微镜更适用于观察玻片类荧光样本，倒置荧光显微镜更适用于活细胞荧光观察。如图1-7所示，正置和倒置荧光显微镜在使用时，要先开启荧光光源（图1-7A和图1-7B），根据样品标记的荧光选择相应的滤光片，其中正置荧光显微镜的荧光滤块转轮在物镜上方，倒置荧光显微镜的荧光滤块转轮在物镜下方（图1-7C）。荧光显微镜搭配显微镜摄像头和显微成像软件可组成显微成像系统（图1-7D），

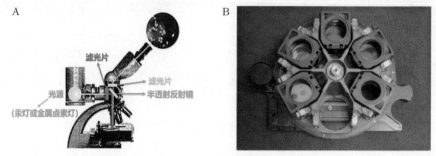

图 1-6 荧光显微镜光路图和荧光滤块转轮

图 A：荧光显微镜光路图；图 B：荧光滤块转轮。

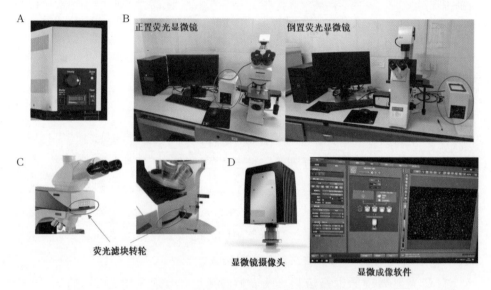

图 1-7 正置、倒置荧光显微镜

图 A：光源；图 B：正置和倒置荧光显微镜实物图，红色圆圈部分为光源；图 C：荧光滤块转轮的具体位置；图 D：显微镜摄像头和显微成像软件。

能获得具有逼真的色彩和高分辨率的清晰荧光图像。高灵敏度的摄像头能实现高信噪比和大动态范围，有助于获取更清晰的荧光信号。

4. 正置、倒置荧光显微镜的使用注意事项

（1）标本制作要求：①载玻片和盖玻片都必须光洁，厚度均匀，无明显自发荧光，载玻片厚度应在 0.8~1.2mm，盖玻片厚度应在 0.17mm 左右，玻片太厚会吸收过多的光，且阻碍激发光在标本上聚集。②组织切片或标本不能太厚，标本太厚会导致标本底部消耗大部分激发光，上部得不到充分的激发，影响观察效果。③固定剂、封片剂、镜油等标本制作过程中使用的非荧光标记试剂必须无色透明，且无自发荧光。④标本染色后应立即观察，否则荧光会逐渐减弱，可将标本存放在4℃或 –20℃，防止封片剂蒸发，延缓荧光淬灭时间。

（2）操作注意事项：①荧光显微镜光源寿命有限，应集中使用时段，保护光源，避免同一天内数次开关光源。如果光源为高压汞灯，开启后预热15min才能达到最亮点，且高压汞灯关闭后不能立即打开，需待汞灯完全冷却后才能再次启动，否则会不稳定，影响汞灯寿命。点燃灯泡后不可立即关闭，以免水银蒸发不完全而损坏电极，一般需要打开15~20min后才能关闭。②电源应安装稳压器，电压不稳会降低光源的寿命。③不要用肉眼直视激发光，防止紫外线对眼睛的损害。④激发光长时间照射标本，会致荧光减弱或者淬灭，应尽可能缩短照射时间，暂时不观察时可用挡光板遮盖激发光。

5. 荧光细胞监测仪　荧光细胞监测仪是专为实时监控细胞培养状态或其他细胞活动规律而设计的荧光显微镜。具备明场、荧光(绿色)、叠加三种观察模式，其主要优势在于可置培养箱或生物安全柜中使用，可长时间连续实时拍摄培养中的活细胞，记录细胞运动过程（如迁移过程、形态变化等），特别适用于在生物安全柜中实时镜下挑选细胞单克隆。

（三）激光扫描共聚焦显微镜

激光扫描共聚焦显微镜（confocal laser scanning microscope，CLSM）是汇聚激光、电子摄像和计算机图像处理等现代高科技手段，并与传统光学显微镜结合产生的高分辨率三维光学成像的分析细胞分子生物学的先进仪器。

1. CLSM 工作原理与应用范围　如图1-8A所示，利用放置在激光光源后的照明针孔和检测器前的探测针孔实现点照明和点探测，来自光源的光通过照明针孔发射出的光聚焦在样品焦平面的某个点上，该点所发射的荧光在探测针孔上成像，该点以外的其他发射光均被探测针孔所阻挡。照明针孔与探测针孔是共轭的，因此被探测点即共焦点，被探测点所在的平面即共焦平面。计算机以像点的方式将被探测点显示在计算机屏幕上，为了产生一幅完整的图像，由光路中的扫描系统在样品焦平面上扫描，从而产生一幅完整的共焦图像。只要载物台沿着Z轴上下移动，将样品新的一个层面移动到共焦平面上，样品的新层面又成像在显示器上，随着Z轴的不断移动，就可得到样品不同层面连续的光切图像。目前在肿瘤研究领域，CLSM主要应用于荧光信号的定性与定量分析、多色成像、细胞内离子分析、三维结构观察、活细胞动态监测等。

2. CLSM 基本构造　如图 1-8B 所示，在普通荧光显微镜的基础上，采用激光作为光源、增加了扫描装置和共聚焦系统，搭配光电倍增管 PMT 和高灵敏度 HyD 检测器及专业的图像处理分析软件，并可配备用于长时间连续实时观察活细胞的小型恒温 CO_2 孵育箱（图 1-8C）。CLSM 主要用于获得组织或细胞内多荧光图像、分析比较荧光强度和记录细胞内动态生理变化等，具有高分辨率、高灵敏度、"光学切片"、三维重建、动态分析等优点。

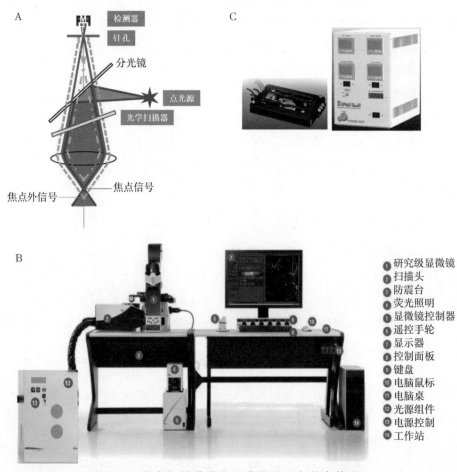

图 1-8　激光扫描共聚焦显微镜原理和基本构造

图 A：原理图；图 B：基本构造；图 C：显微镜搭配使用的小型恒温孵育箱。

3. CLSM 标本制备的注意事项

（1）合理使用资源是充分发挥高新仪器效能的关键：普通荧光显微镜可以满足一般的荧光信号观察需求。CLSM 中的激光器易损，使用寿命有限，且价格昂贵，每根激光器更换一次需花费数万元至数十万元，因此，要充分了解 CLSM 使用优势，在普通荧光显微镜就可以满足研究要求的情况下，不要盲目使用 CLSM，造成资源浪费。

（2）样本制备质量是保证拍摄效果的关键：CLSM 上机前需先在普通荧光显微镜下检查样品质量是否合格，具体要求如下：①样品荧光信号较好，且通过反射光或其他方式可分辨出细胞结构。要根据已有激光器（405nm、488nm、552nm 或 638nm）选择稳定、抗淬灭性强、对细胞影响小的染料。常用染料 DAPI、Hoechst 33342 和 Alexa Fluor–405 等用 405nm 激光器观察；GFP、EGFP、YFP、Alexa Fluor–488 等用 488nm 激光器观察；RFP、Alexa Fluor–555 和 Cy3 等用 552nm 激光器观察；Alexa Fluor–647 和 Cy5 等用 647nm 激光器观察。多色成像时，要避免染料串色。实验前应充分了解荧光染料或载体信息，尽量避免使用发射波长接近的染料或载体。如果两种荧光染料激发光谱没有重叠，但发射光谱有重叠，可采用序列扫描（分通道）模式，以避免两种荧光发射波长过于接近发生的串色。②载玻片和盖玻片均应平整、光洁，盖玻片厚度为 0.17mm。使用前，盖玻片先用洗液、无水乙醇、蒸馏水清洗，再过火灭菌。组织样品的切片厚度应根据材料特性决定，贴片时须平整。③观察活细胞时，细胞状态必须良好，并使用底部厚度为 0.17mm 玻璃底的共聚焦专用培养皿进行观察。④观察死细胞，应保证固定效果。细胞固定液有 4% 多聚甲醛磷酸缓冲液、丙酮、甲醇和 95% 乙醇等，应根据实验需要选择不同的固定液，以保证比较完好保持原有细胞或组织的形态结构或特性。⑤应保证样品封闭效果，避免污染干扰荧光或淬灭荧光的物质，有效降低背景荧光。⑥选择无毒、对光和热稳定、抗荧光淬灭的封片剂，以防样品干燥或荧光淬灭。盖玻片四周涂上无色透明指甲油可防盖玻片脱落。

4. CLSM 拍摄过程注意事项

（1）激光器不能一开始就调到很高，应先将 PMT 检测器增益值调至 800，HyD 检测器增益值调至 100%，再将激光能量从 0.5% 开始调节，滚动鼠标滑轮，以 0.1% 为一个调节单位慢慢调高能量，再适当降低增益值，获得信噪比最高，效果最佳的图像。

（2）必须在"Stop"状态下，即激光器和检测器关闭的情况下，更改光路、图像采集参数和检测器的设置，以免烧坏激光器。

（3）可通过调节 ZOOM 值放大图像，但 ZOOM 增大属于电子放大，放大倍数越高，清晰度越差，且不同物镜 ZOOM 增大的限定是不一样的。如采用 10× 物镜，ZOOM 值超过 10，图像的清晰度会大打折扣。观察的样本形态结构较小时，建议采用高倍镜（63× 油镜）观察，再适当调整 ZOOM 值，ZOOM 值不超过 2 为宜。图像扫描结束后要将各种参数复位，特别是 ZOOM 值未复位易造成扫描时在显示屏上无法找到目标样本。

（4）Z-Position 旋钮功能和显微镜焦距微调旋钮功能不等同，应先用焦距微调旋钮准确调焦，再调节 Z-Position 旋钮观察目标样本 Z 轴层面，直接使用 Z-Position 旋钮调整图像清晰度易导致成像模糊。

5. CLSM 日常维护 ① CLSM 极为精细，为保持良好工作状态，延长使用寿命，应设立独立房间，安装防震台，保持房间清洁、干燥，进入房间时应更换清洁的工作服、鞋套或拖鞋。每次使用完毕，应及时清理目镜、物镜等易污染的光学部件。②仪器工作环境温度维持在 22℃ 左右，实验期间温度变化不能超过 0.5℃ /h。湿度控制在 40%~60%，南方地区天气潮湿，为避免光学镜头霉变，建议配置除湿机。③注意保护仪器光纤，防止挤压弯折，仪器常用零配件及专用工具由仪器管理员保管。④通过刻录光盘拷贝数据，避免感染病毒导致仪器系统崩溃。⑤上机操作人员必须经过规范培训和考核，严格遵照操作规程。

八、多功能酶标仪

1. 功能简介 除了全波长光吸收检测功能，多功能酶标仪还具备全波长荧光和全波长化学发光检测功能，可选择终点法、动态学法、孔域扫描和光谱扫描 4 种检测模式，并配置有温度控制和摇动混匀功能，可用于核酸及蛋白浓度和纯度检测、酶动力学检测、细胞活力检测、荧光蛋白定量分析和荧光素酶报告基因检测等。

2. 仪器使用注意事项 ①配置优质电源，独立 UPS，保持仪器工作环境洁净、干燥，湿度维持在 30%~80%，温度维持在 20~22℃，使用完毕应盖上防尘罩。②微孔板内溶液不得太满，以防溢洒：96 孔微孔板每孔可检测 100~300 μL 溶液，最佳检测体积为 200 μL；384 孔微孔板每孔可检测 50~100 μL 溶液，最佳检测体积为 80 μL。③检测结束，微孔板应立即从仪器中取出，不要长期置于仪器托盘中，避免溶液蒸发腐蚀或损坏仪器内部光路系统。如果有腐蚀性或挥发性溶液，请带盖检测。④应根据不同检测功能选择对应的微孔板：对于可见光吸

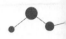

收检测，使用全透明微孔板；荧光检测，使用黑色不透明微孔板，黑色的板壁可以吸收折射和反射的杂光，降低背景，需要从孔板底部检测读数的用黑色底透微孔板；化学发光检测，使用白色不透明微孔板，可阻挡光纤在孔间干扰传递，并加强信号反射。

九、超微量核酸测定仪

1. 功能简介 利用分光光度法对物质进行定性、定量分析，常用于检测溶于缓冲液的寡核苷酸、单链或双链 DNA、RNA 及蛋白质。

2. 仪器使用注意事项 ①检测前，低速离心使样品混合均匀，否则会影响测量准确性。②检测时，样品加样量为 2 μL，但当样品较黏稠时，2 μL 比较难定量，可适当增加加样量，但不可过多，需保证样品不向加样表面流下。③如需重复测量，不要重复点"Measure"，应先擦去样品，重新加样即可。④基座的清洁：测量前、测量结束或连续使用仪器 30min 后，加 3~5 μL 蒸馏水，放下上基座，浸泡 30s，然后用擦镜纸清洁上下基座，重复 3 次。⑤注意仪器放置环境，防潮、防霉、避免强光直射，不能靠近出风口。

十、PCR 仪

根据 DNA 扩增的目的和检测的标准，可以将 PCR 仪分为普通 PCR 仪、梯度 PCR 仪、实时荧光定量 PCR 仪和数字 PCR 仪 4 类。

（一）普通 PCR 仪

1. 功能简介 一次 PCR 扩增只能运行一个特定退火温度的 PCR 仪，叫传统的 PCR 仪，也叫普通 PCR 仪。

2. 仪器使用注意事项 PCR 反应结束后应及时收取 PCR 产物，若后续反应不能及时跟上，要及时关机，不能开机运行过夜，因为开机状态下，热盖将持续工作，容易损坏。

（二）梯度 PCR 仪

一次性扩增可以设置一系列不同的退火温度条件（通常 12 种温度梯度）的 PCR 仪称之为梯度 PCR 仪。因为被扩增的不同的 DNA 片段其最适的退火温度不同，通过设置一系列梯度退火温度进行扩增，从而一次扩增就可以筛选出表达量高的最适退火温度进行有效的扩增。梯度 PCR 仪主要用于研究未知 DNA 退火温度的扩增，这样可节省试验时间、提高实验效率，又节约实验成本。在不设置梯度的情况下亦可当作普通 PCR 仪使用。

（三）实时荧光定量 PCR 仪

1. 功能简介 实时荧光定量 PCR 仪是在普通 PCR 仪的基础上增加一个荧光信号采集系统和计算机分析处理系统，实时采集扩增过程产生的荧光信号。

2. 仪器使用注意事项 PCR 反应所用的 96 孔板、8 联管或单管必须与仪器配套，否则容易损坏仪器；使用 8 联管两侧需用空管支撑，使用单管四角需用空管支撑，以防止板槽受力不均；实验数据用光盘刻录，以防电脑中毒致软件不能使用。

（四）数字 PCR 仪

数字 PCR 即 digital PCR（dPCR），是一种核酸分子绝对定量技术。与传统 PCR 不同，dPCR 在进行扩增反应前，将含有 DNA 模板的 PCR 溶液稀释，通过稀释分离成单分子，分布到大量的独立反应室，并且各自进行 PCR 扩增。在扩增结束后对每个反应单元的荧光信号进行采集，最后通过直接计数或泊松分布公式计算得到样品的原始浓度或含量。因此，数字 PCR 能够直接数出 DNA 分子的个数，是对起始样品的绝对定量。目前数字 PCR 系统主要有微反应室/孔板、大规模集成微流控芯片和微液滴等三类。

十一、凝胶成像仪

（一）功能简介

凝胶成像仪主要用于蛋白质、核酸凝胶成像及分析，系统提供白光和紫外光以及蓝光光源进行拍摄凝胶，由系统自带的图像捕捉软件捕捉拍摄图像，然后由系统自带的图像分析软件对拍摄的图像进行分析。定性分析的原理是，样品在电泳凝胶或者其他载体上的迁移率不一样，以标准品为对照，就可以根据未知样品在图谱中的位置对其作定性分析。定量分析的原理是，样品对透射或者反射光有部分的吸收，因此照相所得图像上面样品条带的光密度就会有差异，光密度与样品含量呈线性关系，可根据未知样品的光密度与已知含量的样品条带的光密度值相比较就可以得到未知样品的含量。

（二）仪器使用注意事项

①注意开机顺序，先开凝胶成像系统，再打开电脑进入软件。②紫外凝胶照相时，要防止核酸染料污染仪器，凝胶成像系统的门不能用污染的手套接触，进行软件操作时同样不能被污染的手套接触；照相过程，不可以打开凝胶成像系统前面板，以免灼伤眼睛；照相后将废胶取出，并用较软的纸擦拭干净。③调焦时要轻，动作不要剧烈。④环境电压不稳定时，请使用稳压电源。使用过程中如遇断电，请及时将仪器电源关闭，直至重新来电。⑤保持观测室内环境干燥，及时擦干观测板上的液体。⑥尽可能不要将电脑连接到因特网或局域网上，同时在电脑上安装杀毒软件。⑦观测好凝胶后应及时关闭光源。⑧较长时间不用仪器时，请将仪器用防尘罩盖上。

十二、化学发光成像仪

化学发光成像仪采用冷 CCD 技术，是超高灵敏度的化学发光成像系统。与传统 X 胶片相比，冷 CCD 技术具有瞬时影像处理、高灵敏度、高分辨率、动力范围广等优点，因此能对条带进行精确定量。可用于采集化学发光、比色、荧光及免染成像等核酸凝胶、蛋白凝胶、印迹膜等的数字图像，并对获得的图像进行数据分析。操作时必须戴干净的一次性乳胶手套；请勿将潮湿样品长期放在暗箱内，以防腐蚀滤光片，更不要将液体溅到暗箱底板上，以免烧坏主板。

（王小婷，侯迪玉）

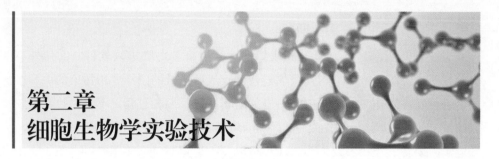

第二章
细胞生物学实验技术

细胞培养技术是细胞生物学研究中最重要、最常规的技术，在体外建立培养体系，简化细胞生长环境，便于探讨不同干预因素对细胞的影响。本章主要概述细胞水平相关实验技术，主要包括细胞实验过程无菌操作基本技术，细胞培养常见污染的判断、处理和预防，细胞培养体系，原代细胞的分离与培养，细胞系培养与鉴定，细胞生存、增殖、侵袭与转移能力检测。

第一节 细胞实验过程无菌操作基本技术

细胞状态良好是保证实验结果可靠性与稳定性的一个关键因素。污染是影响细胞状态、干扰实验结果的最常见、最重要因素之一。若实验者无菌意识欠缺，即便实验室硬件设施完善，细胞培养过程也容易发生污染。因此，强化无菌意识与规范无菌操作至关重要。细胞培养无菌操作基本技术，主要包括培养环境的无菌处理、实验耗材与培养试剂的无菌处理和操作过程的注意事项。

一、培养环境的处理

（一）培养操作前准备

应充分做好实验计划，如写明详细的实验操作步骤，准备所需的各种试剂耗材，弄清试剂配制方法和用量，清点无误后放至培养室或生物安全柜，避免操作时因物品准备不全而往返拿取、增加污染概率。

（二）培养室和净化台面消毒

1. 无菌培养室的消毒 ①人员进入无菌培养室前清洗双手，更换干净的工作服、帽子、口罩、手套和拖鞋，因整个前臂要伸入净化台内，应穿着长袖的清洁工作服。②物品通过带有风淋和紫外线灯的传递窗传递入培养室。③培养室内温度维持在 20℃~25℃，湿度小于 60%，保持清洁，地面每天用专用拖把200~500mg/L 有效氯消毒液拖洗 1 次。④参照国家标准 GB282385-2020《紫外线消毒器卫生要求》，培养室应每天用 220V/30W 的紫外线灯照射 30~50min，紫外线灯数量要确保平均每立方米不少于 1.5W，紫外线辐射强度不小于 70μW/cm² 。紫外照射结束后至少 30min，人员方可进入。

2. 净化台面的消毒 ①实验前净化工作台面用干净纱布或棉球蘸 75% 乙醇擦洗后，紫外线消毒 30min。②常用的固体、液体垃圾桶及试管架、移液器等用 75% 乙醇擦洗后置于净化台内紫外线消毒。③工作台内物品有序放置，不要叠放或放置与本次实验无关的物品，否则会遮挡紫外线，影响表面消毒效果。④紫外消毒结束后，将净化台玻璃门上移至安全线内，在开始实验操作前，应打开净化台风机运转 10min 以上，待气流平稳并完成安全柜内的自净过程后，再正式开始实验操作。⑤每次实验结束应维持风机运转 10min 以上后，再将净化台内物品取出，纱布或棉球蘸 75% 乙醇清洁工作台面，紫外线消毒 30min 后关闭。

二、实验耗材与培养试剂的无菌处理

细胞培养所用到的全部耗材与试剂都要无菌。常用的灭菌方法有干热灭菌法、湿热灭菌法、紫外线照射灭菌法、过滤除菌法等。应根据不同的实验物品选择适宜的灭菌方法。

（一）干热灭菌法

主要包括火焰灭菌法（如酒精灯火焰烧灼）和干热空气灭菌法（如利用恒温干燥箱160℃~170℃灭菌2~4h），适用于耐高温高热的玻璃和金属制品的灭菌，不适用于橡胶和塑料等制品，后者过火时间过长容易烧焦产生有毒气体危害培养细胞，且易引发安全事故。

（二）湿热灭菌法

高温高压湿热灭菌法是生物医学实验室最常用、最可靠的灭菌方法，利用全自动高压灭菌设备进行 0.1MPa、121℃、30min 的灭菌程序，可杀死包括芽孢、孢子在内的微生物。湿热灭菌法应用广泛，液体物品如水、培养基、试剂、液体药品等，固体物品如金属器械、玻璃器皿、橡胶制品等均可采用此法灭菌。该灭菌法使用过程需注意：①高压灭菌设备应由专人负责，每次灭菌前应检查灭菌器安全性能，保证安全使用，以防压力过高发生爆炸。②灭菌时应根据物品特性选择相应的固体灭菌或液体灭菌程序，特别是进行液体灭菌时，一定要确认灭菌程序是否正确，以防液体物品溢洒。③液体灭菌时应注意，液体不得超过所装容器容积的2/3，瓶盖拧紧后再松动一圈，或用铝箔纸包紧，以防爆裂。④液体冷却需要一定时间，从灭菌腔中取出液体时，请确认温度已降至足够低，才可打开设备盖子。⑤从灭菌腔中取物品时，必须戴隔热手套，蒸汽未排尽前不可将手伸入腔体内，以防蒸汽灼伤。⑥灭菌物品应注明灭菌日期，贴上3M压力灭菌指示胶条，灭菌保存时限为1~2周，灭菌物品应尽快使用以防失效。

（三）紫外线照射杀菌法

广泛应用于实验室空气、地面、操作台面及不耐热物品的灭菌。用紫外线杀菌时应注意，紫外线不仅对人体皮肤有损伤，而且对培养基及一些试剂也会产生不良影响，最终导致细胞状态不佳，因此，不能边照射紫外线边进行实验操作。

（四）过滤除菌法

指将液体或气体通过孔径为0.22 μm的滤膜，细菌和孢子等因大于滤膜孔径而被滤除的机械除菌法。适用于遇热易发生分解变性而失效的试剂，如酶、血清、培养基等。

三、细胞处理有关操作注意事项

（一）工作台面要合理布局

右手使用的物品在右侧，左手使用的物品在左侧，有序放置，摆放应按照清洁区、半污染区与污染区分隔开来（图2-1），操作过程中三区之间尽量不要穿插，以免交叉污染。物品应尽量靠安全柜里面放置，但不能覆盖住安全柜格栅，否则不仅搅扰气流的正常活动，细小的物品还有可能被卷到风机的叶轮里，造成安全柜出现故障。禁止在安全柜内使用酒精灯等明火，因为安全柜内使用酒精灯产生的热气流会扰乱柜内的气流，且明火会损坏安全柜的HEPA高效过

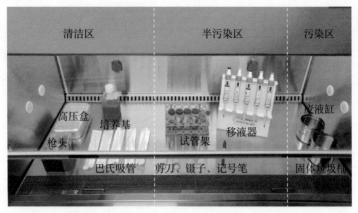

图 2-1　生物安全柜内物品摆放示范图

滤器，缩短仪器使用寿命。

（二）避免细胞长时间暴露在培养箱外

实验时不要过早把细胞从培养箱中取出，以免长时间暴露于空气中，温度、湿度和 CO_2 浓度达不到最适培养条件，会导致细胞皱缩或脱落，影响细胞状态。操作动作要规范熟练，避免过于剧烈。

（三）操作中的细节问题

①注意手消毒：操作过程中，不要用手直接触及已消毒的器皿，用已消毒的镊子夹取物品可减少污染，如果实验过程中手触及可能污染的物品和出入培养室都要重新用 75％乙醇消毒手。②不要混用吸管：应使用不同的吸管吸取培养液、细胞悬液、PBS 等溶液，不能混用。③避免使吸管尖端触碰到任何非灭菌物品以及瓶口。④避免容器开口垂直放置：培养瓶、培养基瓶、试剂瓶等瓶口随用随开，不要过早打开，应尽量倾斜瓶口，避免开口垂直放置以防止细菌掉落污染。⑤避免口水飞沫：不要大声讲话或咳嗽，戴好口罩，以免喷出的唾沫将细菌等微生物带入安全柜内发生污染。⑥预防细胞交叉污染：细胞培养不仅要避免微生物污染，还应预防其他的污染。每种细胞均应清晰做好标记，处理完一种细胞后，安全柜风机运行 10min 以上保证安全柜内达到自净后再处理另一种细胞，以免同时操作多种细胞，这样容易混淆，导致细胞交叉污染。

（侯迪玉）

细胞污染是指所有混入细胞培养环境中对细胞生存有害的成分和造成细胞不纯的异物都被视为培养细胞的污染。细胞污染分为物理污染、化学污染和生物污染三大类。其中，生物污染是最主要也是最常见的细胞污染。

一、物理污染

物理污染主要是指通过影响细胞培养体系中的生化成分，导致细胞代谢发生变化，如细胞形态、生长速度、生存活性等发生变化。物理污染容易被忽视或被笼统地归为化学污染。物理污染的来源：包括培养环境的温湿度、CO_2 浓度、震动、辐射或放射线等。物理污染主要的防治措施：①建设规范的细胞培养室，如建设规范的万级净化细胞培养室。② CO_2 恒温培养箱不能和离心机等易引起震动的仪器放置在同一台面，有条件的情况下单独台面放置，且要定期检测温、湿度和 CO_2 浓度。③培养基或试剂从冰箱取出后应放在室温或 37℃ 水浴箱中复温后再使用，以免温度过低影响细胞。④细胞、培养基或试剂等应放在相对固定的位置，周围不能有含放射性的物质，不能放在净化台中照射紫外线消毒。⑤光照变性或易淬灭试剂需避光保存，避免光照影响。

二、化学污染

培养环境中的各种化学物质易污染细胞，且不同细胞对化学污染的反应不尽相同，有的表现为生长受抑，有的却可能促进生长。培养基、试剂、水、血清、培养用器皿、培养箱等都可能成为化学性污染的来源，比如：①培养基中氨基酸等细胞培养的必需养分，浓度超过合适范围会对细胞产生毒性。②配制试剂时，浓度错误或纯度不够，配制用水中污染金属离子、有机分子、杂质等。③血清是潜在的生物及化学污染的来源，由于一瓶血清通常来自多只动物，而且不同血清厂商的生产工艺和质量各不相同，因此不同厂商、不同批次的血清中各种成分的浓度可能存在较大差异。④水在凝固时会膨胀，离心管、冻存管等装有液体试剂的容器冷冻后因水的膨胀而发生破裂是造成试剂污染的重要原因。⑤培养器皿的制作工艺和灭菌过程的差异可能会影响培养过程气体交换、湿度、pH 值和细胞生长密度，塑料制品在生产过程中可能残留有毒成形剂，生产工艺的不同可能造成器皿表面附着能力的不同；玻璃器皿清洗后残留的变性剂（瓶盖的内表面更易残留）是最常见的化学污染。⑥培养箱中 CO_2 纯度不够，清洁培养箱时残留的清洗剂或消毒剂等，也会造成化学污染。

化学污染主要的防治措施：①不同细胞对血清、培养液、生长辅助因子、缓冲液等的要求是不一样的，应按最佳培养条件控制各成分的浓度。②应选用经过权威机构鉴定的最高纯度的试剂，正确计算试剂用量后，进行配制，并选用合适容器（乙醇、强酸、强碱能够溶解塑料或玻璃的某些成分），储存在适宜条件下；配制液体试剂应使用高纯度的水，如实验室Ⅱ级纯水或超纯水，容器清洗干净后必须使用纯水润洗，且要注意纯水或超纯水放置时间过久纯度会下降，应尽快用完。③为了保证实验的可重复性，最好选用同一厂商同一批次的血清进行同一系列实验。④应选用质量可靠的试剂瓶、离心管、冻存管等，需冷冻的试剂，液体不要装得过满，预留足够的膨胀空间。⑤应选用工艺和质量可靠的有品牌的培养器皿，特别是一次性使用塑料培养器皿，如巴氏吸管、培养瓶、培养皿等；玻璃器皿清洗时要注意用自来水顺壁冲洗并充分振荡 3~6 次，也可采用超声波清洗机清洗 3 遍以上，尽可能去除残留的清洗剂或消毒剂，洗净的玻璃器皿倒置时水流出后器壁不应挂有水珠。⑥培养箱使用的 CO_2 纯度应达到分析级 99.9%，清洁培养箱时应用清水多擦洗几遍，尽可能地去除残留的清洗剂或消毒剂。

三、生物污染

生物污染包括微生物（细菌、真菌、支原体和病毒）污染和细胞交叉污染（培养细胞中混有其他细胞），其中微生物污染最常见。

（一）生物污染的来源

生物污染主要来源：空气是微生物传播最主要的介质，细胞培养房室内空气、生物安全柜与净化台滤网系统、培养箱、保存细胞的冰箱或液氮罐等环境中存在的微生物是细胞污染的主要来源；细胞培养用的耗材和器械灭菌不彻底；操作者无菌意识薄弱，操作不规范；某些血清在生产过程中就已被支原体、黑胶虫或病毒所污染；从非正规渠道获取细胞时，未经过严格的无菌检测和 STR（short tandem repeat，短串联重复序列）鉴定，细胞可能污染微生物或其他种类的细胞。

（二）生物污染种类的判断

1. 细菌污染检测　较为多见的细菌污染包括大肠杆菌、金黄色葡萄球菌、假单胞菌等。细菌污染较易判断，肉眼即可观察，细菌产生大量酸性物质使培养基 pH 值降低，短期内培养基颜色变黄，呈浑浊状，有时表面会覆盖一层薄膜。低倍镜下可见大量类似浮游生物的小黑点快速地做自主运动；高倍镜下观察，可见细菌形态（图 2-2），如大肠杆菌为短杆状，金黄色葡萄球菌为球状。细菌污染后的细胞胞内颗粒增多、增粗，最终因细菌的快速增殖，在很短的时间内被抑制生长或被细菌产生的有毒物质杀灭。疑似细菌污染但培养液改变不明显的，可取少量培养液滴加至细菌肉汤培养基中，37℃摇床 200rcf 培养 12h 检测是否有细菌污染。

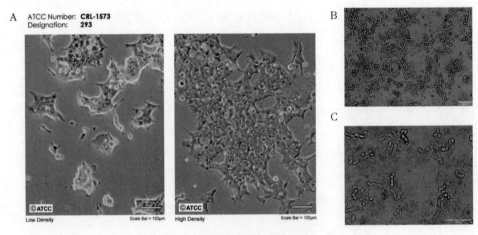

图 2-2　细胞细菌污染示例

图 A：正常状态下的 293 细胞（图片自 ATCC 网站下载），左图为低密度 293 细胞，右图为高密度 293 细胞；图 B：10× 物镜下被细菌污染的 293 细胞；图 C：20× 物镜下被细菌污染的 293 细胞；图中所有的标尺长度均为 100μm。

2. 真菌污染检测　较为多见的真菌污染有白色念珠菌、黑曲霉、毛霉菌、酵母菌等。真菌污染也较容易被发现，虽然在短期内培养液多不变浑浊，但是肉眼可见有白色或浅黄色漂浮物，或者在培养皿或瓶底部能看到很多克隆状物。在倒置显微镜下，可观察到念珠菌或酵母菌污染呈卵球形散在细胞之间和细胞周边生长（图 2-3A），真菌污染可见细胞之间有纵横交错穿行的丝状、树枝状或管状菌丝并漂浮在培养液中（图 2-3B）。细胞被真菌污染后，生长变慢，最终因营养耗尽和毒性作用使细胞变圆脱落死亡。

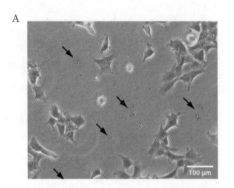
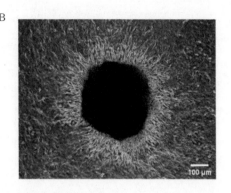

图 2-3 细胞真菌污染示例

图 A：被酵母菌污染的 293 细胞，箭头指示出酵母细胞，为卵球形颗粒，增殖时会出芽产生更小的颗粒；图 B：被真菌污染的 SK-Hep1 细胞，可见菌丝；图中所有的标尺长度均为100 μm。

3. 支原体污染检测 支原体在自然界分布广泛，无细胞壁，直径为180~350nm，只有通过电镜才能看到，极易通过除菌过滤器。人的口腔、鼻腔、头发、皮肤、消化道等均可携带支原体，支原体的种类达 150 余种，普通抗生素和过滤膜对支原体无效，在光镜下观察不到，对细胞形态和功能的影响在短期内较难发现，需要借助检测试剂盒或等到污染严重时才能被发现，其污染的广泛性、隐蔽性和对细胞影响的严重性，使得细胞支原体污染成为一个棘手难题。

在细胞培养过程中，如发现细胞生长缓慢，状态逐渐变差，破碎的细胞很多，细胞膜周围和间隙出现很多不动的小黑点，需要频繁换液才能维持传代培养的时候，应怀疑支原体污染。受支原体污染的细胞外形没有明显变化，培养液清亮不变浑浊；支原体可以与细胞共存形成共生体系导致污染不断扩大，但是被支原体污染的细胞会严重影响实验的结果，如培养基中的养分被支原体大量消耗，引起细胞蛋白质和核酸合成障碍，且支原体降解糖类产生酸性物质使培养基成分发生改变，影响细胞代谢，抑制细胞增殖，引起染色体畸变，改变细胞膜抗原性，影响病毒增殖和感染率，降低细胞复苏后存活率等。

对于支原体污染，血清采取 56℃灭活的方法，可以去除大部分支原体。应对支原体污染的关键是将定期（每 1~3 个月）检测支原体常规化。支原体污染的检测及鉴定方法包括分离培养法、DNA 荧光染色法、PCR 法、ELISA 法、酶学检测法与电镜法等，各种方法的检测原理与优缺点详见表 2-1。

表 2-1　支原体污染检测方法原理和优缺点

检测方法	检测原理	优点	缺点
分离培养法	从被污染的细胞中培养分离支原体	准确性高，是支原体检测的金标准	操作相对繁琐，检测时间太长（约 28d），工作量大，而且有进一步扩大支原体传播的风险
DNA 荧光染色法	荧光染料能够结合支原体 DNA 中 A-T 碱基富集区域。被支原体污染的细胞经染色后，不仅在细胞核而且在细胞核外及细胞膜上均可见许多大小均一的荧光小点	操作较为简便，检测快速	灵敏度较低，假阳性高
PCR 法	根据支原体基因组保守序列设计特异引物，对可疑样品进行 PCR 检测，支原体 DNA 在琼脂糖凝胶上会显示出特异性条带	检测时间短（几个小时），一次可检测大量样品，灵敏度和准确性高	因 PCR 产物拷贝量大，极其微量的 PCR 扩增产物的污染即可造成假阳性的产生
ELISA 法	以 ELISA 法为基础，使用针对支原体 16S rRNA 基因的带标记抗体来检测是否含有支原体	简便、快速，特异性和灵敏性高，一次可以完成大量样品的检测	检测试剂盒成本较高
酶学检测法	利用广泛存在于支原体内、其所特有的酶，与提供的底物相互作用，将 ADP 转化为 ATP，荧光素酶可以利用产生的 ATP 与荧光素酶底物发生反应，产生的光可被化学发光仪检测到	检测灵敏度高，耗时短（约 20min），能检测活的支原体	依赖支原体酶活性的发挥，任何影响酶活性发挥的因素都有可能影响结果的准确性
电镜法	在细胞接近汇合前，用胰酶消化制成细胞悬液进行固定、包埋、切片后进行电镜观察	观察直接	需要配套的仪器，且操作复杂，实验人员需要有经验才能对检测结果进行准确分析

4. **病毒污染检测**　细胞被病毒污染后培养液无明显变化，细胞形态也不会有明显变化，在短期内较难发现。且病毒在倒置显微镜下也不可见，需要借助检测试剂盒才能发现。大部分病毒对细胞的生长影响不大，某些病毒的污染会造成细胞变异、转化，或者干扰目的病毒的感染和产量。培养基、血清、胰酶等生物制品是病毒污染的主要来源。

5. **细胞交叉污染检测**　细胞交叉污染和微生物污染不同，主要是由于在培养过程中同时操作多种细胞，耗材重复使用，试剂混杂使用，标记失误等，使不同种类的细胞混杂在一起，影响原培养细胞生长特性，导致得出的研究结论错误、实验结果不可重复等。细胞交叉污染变化轻微时不易察觉，但如果污染的细胞生长旺盛，当长势超过原培养细胞时会抑制原培养细胞生长，最终导致其死亡。中国科学院昆明细胞库利用 STR、核型及同工酶等检测方法在 2020 年（见表 2-2）、2017 年和 2016 年分别公布了错误鉴定或交叉污染的细胞，2017 年武汉大学病毒学国家重点实验室发表了一篇"278 种交叉污染和错误鉴定的广泛应用的肿瘤细胞系"的文章，可见被污染的细胞数量多且种类广，特别是 HeLa 细胞的污染，已成为世界性的棘手问题。

表 2-2　2020 年中国科学院昆明细胞库对外检测出的错误细胞系

送检细胞系名称	检测结果
DIFI（人结肠癌细胞）	HepG2 细胞
FHC（人小肠上皮细胞）	T-24 细胞
U373	U251
6-10B（鼻咽癌细胞）	Hela 细胞
NP69（鼻咽癌细胞）	Hela 细胞
C666-1（鼻咽癌细胞）	Hela 细胞
5-8F（鼻咽癌细胞）	Hela 细胞
Vero（绿猴肾细胞）	核型，同工酶检测为鼠源
QBC939（胆管癌细）	HT-29 细胞
U87-MG	Unknow
H157（人口腔鳞状细胞癌细胞）	NCI-H157
BGC823（胃癌细胞）	Hela 细胞
ECV-304（脐静脉内皮细胞）	T-24
SMMC7721（人肝癌细胞）	Hela 细胞
SPC-A-1（人肺癌细胞）	Hela 细胞
L-02（人胚胎肝细胞）	Hela 细胞
HepaRG（人肝癌细胞）	Hela 细胞
MDA-MB-453（人乳腺癌细胞）	Hela 细胞
Sum1315（人乳腺癌细胞）	Hela 细胞
HBL-1	HL-60 细胞

送检细胞系名称	检测结果
MEG-01（成巨核细胞白血病细胞）	Dami 细胞
LoVo（人结肠癌细胞）	HCT116 细胞
EJ（人膀胱癌细胞）	T-24 细胞
SGC-7901（人胃癌细胞）	Hela 细胞
HUVEC(人脐静脉内皮细胞）	T-24 细胞
INS-1（大鼠胰岛细胞）	293 细胞
RWPE-1（人前列腺上皮细胞）	PC-3 细胞
ECa-109（人食管癌细胞）	Hela
HIC（人结肠癌细胞）	非人源细胞
1590（人乳腺癌细胞）	BHK-21
HPDE6-C7（人胰腺导管上皮细胞）	T-24
GC-1（小鼠精母细胞）	核型检测为人源
GC-2（小鼠精原细胞）	核型检测为人源
PEFS（猪源细胞）	核型检测为小鼠
MH7A（人）	核型检测为大鼠

注：引自中国科学院昆明细胞库官网。

　　2020 版《中华人民共和国药典》三部《生物制品生产检定用动物细胞基质制备及质量控制》中指出，细胞系鉴定的方法包括细胞形态、生物化学法（如同工酶试验）、免疫学检测（如组织相容性抗原、种特异性免疫血清）、细胞遗传学检测（如染色体核型、标记染色体检测）、遗传标志检测〔如 DNA 指纹图谱，包括 STR、限制片段长度多态性（RFLP-PCR）和内含子多态性（EPIC-PCR）法等〕以及其他方法（如杂交法、PCR 法、报告基因法等）。应至少选择上述一种或几种方法对细胞进行种属和细胞系间及专属特性的鉴别。目前，越来越多杂志开始要求投稿人提供细胞 STR 鉴定结果，STR 基因分型已成为细胞鉴定的金标准。STR 是广泛存在于原核生物和真核生物基因组中的短串连重复序列，由核心序列首尾相连多次重复形成，每个 STR 的核心序列结构相同，长度为 3~7bp，但重复单位的数目和重复区域的长度不同，形成了 STR 遗传多态性，使其被称为细胞的 DNA 指纹。获取样品细胞的基因组，针对其多态性区域设计荧光标记的引物进行 PCR 扩增，然后通过系统软件对扩增产物进行检测，获得的 STR 分型结果与专业的细胞 STR 数据库比对，可推算出样品所属的细胞系或可能交叉污染的细胞系名称。总之，从正规细胞库或声誉好的公司获取细胞、定期鉴定细胞及严格执行无菌操作，有助于避免细胞交叉污染。

（三）生物污染的预防

1. 无菌意识与操作规范是预防生物污染的关键 除了要注意前文所讲述的无菌技术要点外，还要培养良好习惯：①在首次培养某细胞系之前，一定要在 ATCC 细胞库官网或其他细胞库网站查清楚其正常的形态和所需的培养条件，在细胞状态良好、代数低的时候拍照存档，便于作为衡量细胞状态的参考；应时刻留意细胞状态。②在启用一瓶新的培养液前，应先肉眼观察浑浊度，培养鉴定无菌后再使用；所用试剂应单独分装使用，包装不要太满，以防液体冻存后体积膨胀导致破裂污染，不随便使用他人试剂或耗材。③进行感染等病毒相关实验后，台面需充分灭菌后，才能进行细胞实验。④要保持操作环境的清洁，如要定期检查细胞层流室的洁净度，物品必须用乙醇棉球擦拭、经紫外线照射后由传递窗进入，操作完毕应及时将污物及垃圾由传递窗带出层流室，操作台使用超过 2h 的必须重新进行紫外灭菌。

2. 建好种子细胞库 每个培养细胞的实验室都有必要建立一个规范、稳定、可溯源的种子细胞库，从源头保证实验研究的规范性，可确保实验重复的一致性和未来实验的连贯性。目前，世界上较权威的细胞库机构或者研究院均采用原始细胞库、主细胞库和工作细胞库的三级细胞库管理模式：①原始细胞库，又称细胞种子库，是由一个原始细胞群体发展成为传代稳定的细胞群体，或者经过克隆培养形成的均一细胞群体，经检定合格后，将细胞悬液分装于细胞冻存管冻存于液氮，冻存数量为 10~20 管，供建立主细胞库使用。②主细胞库，是原始细胞库细胞传代增殖后均匀混合成一批，经检定合格后，定量分装保存于液氮，冻存数量为 20~30 管，供建立工作细胞库使用。③工作细胞库，是经过主细胞库传代增殖，达到一定代次水平的细胞混合后制成一批均质细胞悬液，经检定合格后，定量分装保存于液氮，冻存数量为 50~100 管。在建立各级细胞库时，都要对细胞进行检定，合格后才可成为相应细胞库。细胞检定主要包括以下几个方面：细胞鉴别，细菌、真菌与支原体检查，细胞内外源病毒因子检查，致瘤性检查，必要时还须进行细胞染色体、细胞生长特性、细胞均一度及稳定性检查，具体详见 2020 版《中华人民共和国药典》三部《生物制品生产检定用动物细胞基质制备及质量控制》中关于细胞检定的内容。

常规细胞培养实验室可以建立保存在液氮的储存库和保存在 -80℃冰箱的工作库：①储存库作为主要的种子库使用，在细胞代数低、状态好时保种，需要保种的细胞一定要单独操作。②工作库主要是将常用的细胞存储于 -80℃冰箱，以节省液氮罐空间，但其保存效期短，仅为 6 个月，应尽快复苏细胞以保证其活力。

冻存的细胞密度一般为（1~10）× 10^6 cells/mL，冻存体积 1~1.5mL/ 管。为保证细胞冻存后仍具有良好的活力，细胞冻存前的活力应不低于90%，细胞冻存后，应定期复苏细胞（至少1年复苏1次），复苏后细胞的活力数据可用于验证细胞冻存条件的稳定性，冻存后复苏细胞的活力应不低于80%。每种细胞库均应分别建立台账(见表2-3和表2-4)，详细记录每支冻存细胞的细胞系名称、代数、编号、冻存日期、贮存容器编号、放置位置、取用记录等，且实验人员应定期检测并维护细胞库冻存器稳定性。

表 2-3　细胞系记录表

细胞系基本情况	培养条件	支原体检测	细胞鉴定	冻存信息
细胞系名称	培养基和添加剂	方法	方法	代数
物种和组织来源	换液频率	检测日期	检测日期	冻存日期
性别	传代比例	结果	结果	冻存数量
形态				储存容器编号
生长特性				放置位置

表 2-4　细胞复苏记录表

复苏日期	冻存管编号	接种密度	细胞活力		备注
			存活率	24h 内贴壁率	

3. 合理使用抗生素　为了避免污染，最常用的方法是在细胞培养基中添加抗生素，如利用双抗（青霉素和链霉素）联合抑制细菌。双抗主要针对细菌的

细胞壁与核糖体。因真核细胞没有细胞壁，且核糖体与原核细胞不同，所以双抗一般对真核细胞没有明显影响。

但也有研究表明，不同抗生素对细胞的代谢、增殖、分化，甚至是基因表达都有不同程度的影响。所以，在进行细胞培养时不应常规使用抗生素，使用时要采用适宜浓度。此外，连续使用抗生素会促进抗生素耐药细胞株的产生，导致轻度污染持续存在，而且连续使用抗生素还会掩盖支原体等其他隐性污染。

（四）生物污染的处理

出现细胞污染的情况，大多数较难处理。如果被污染的细胞价值不大，可直接加入消毒液灭活 30min 后丢弃，并彻底消毒培养室、培养箱和操作台，重新复苏或购置细胞后再培养。如果被污染的细胞较珍贵，难以重新获得，应该如何拯救呢？首先，应隔离已污染的细胞，将该细胞的培养试剂单独分装使用，操作过该污染细胞的净化台，需充分灭菌后，才能进行其他操作。采取不同方法处理不同污染。

1. 细菌污染的清除 ①在培养液中添加双抗的常用量的 5~10 倍作冲击疗法，用药 24~48h 后再逐渐降低浓度，此方法在细菌污染早期有效。②添加西司他丁钠 + 亚胺培南处理细胞，适用于培养用具被打翻、使用了污染的培养液或要培养污染的组织或者冻存细胞的污染情况。③一些特别珍贵的肿瘤细胞，裸鼠体内种接法是比较有效和彻底的除菌方法：主要包括腹水接种和皮下荷瘤分离细胞，既能彻底清除污染细菌，又能保持肿瘤细胞的来源特征和恶性特性。对于细菌污染的试剂，可用 0.22 μm 的滤器进行过滤。

2. 真菌污染的清除 添加制霉菌素和两性霉素 B，但是对细胞的毒性也较大；彻底清洁消毒培养箱，并在水盘中添加饱和硫酸铜。

3. 支原体污染的清除 使用商品化的支原体清除试剂盒可以达到较好的清除效果。频繁换液也可以减缓支原体污染情况，但无法根除。

4. 病毒和细胞交叉污染 清除起来难度太大，建议灭活后丢弃细胞，并彻底消毒培养室、培养箱和操作台，重新复苏或购置细胞后再培养。

（侯迪玉）

第三节 细胞培养体系

目前主要有两种基本的细胞培养体系，一种是细胞在人工基质上单层生长（贴壁培养），另一种是细胞在培养基中自由漂浮生长（悬浮培养）。贴壁培养和悬浮培养的细胞无论在细胞形态和培养条件上有诸多不同。

一、体外培养细胞的生长方式

体外培养细胞的生长方式分为贴附型和悬浮型两类。

（一）贴附生长型细胞

此类细胞必须贴附于支持物上才能生长，包括肝、肺、肾、乳腺、皮肤、骨骼、心肌、平滑肌、神经等组织来源的细胞或肿瘤细胞。这些细胞在活体内有各自的特殊形态，但在体外培养条件下，形态上表现趋于单一化，并反映出胚层的起源情况，按形态可大体分为上皮样细胞和成纤维细胞样细胞两类：①上皮样细胞在体外培养中的形态类似体内生长的上皮细胞，多是起源于外胚层和内胚层的细胞，如肝、肺、消化道上皮、乳腺、皮肤等组织的细胞或肿瘤细胞，形态为扁平的多角形（图2-4A），胞质中央有圆形的细胞核，细胞之间可紧密连接成片。②成纤维细胞样细胞在体外培养中的形态类似体内生长的成纤维细胞，多是起源于中胚层的细胞，如平滑肌、纤维结缔组织、心肌、血管内皮等组织或肿瘤的细胞，形态为梭形、不规则三角形（图2-4B），胞质中央为圆形的细胞核，多为漩涡状或放射状排列。

（二）悬浮生长型细胞

少数类型的细胞生长不需要附着于支持物，在培养液中呈悬浮状态生长，如造血细胞、白血病细胞，细胞呈圆形，可以是单个细胞或多个细胞形成的小细胞团（图2-4C），传代方便。

二、体外培养细胞的生长过程

从供体内取出后在体外直接进行培养的细胞在其传代之前被称为原代培养。细胞培养生长于培养器皿内，由于培养器皿空间有限，随着细胞的持续生长增

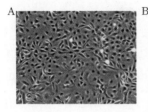 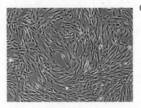 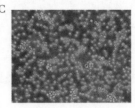

图 2-4 细胞形态示例图

图 A：上皮样细胞形态示例图；图 B：成纤维样细胞形态示例图；图 C：悬浮细胞形态示例图。

殖，在达到一定细胞密度后，需要将细胞分离成几部分至新的培养器皿中，并补充新鲜的培养液，这一过程称为传代。原代细胞传代以后便成为细胞系。正常细胞系在体外培养时只能维持一定的时间期限，最终均会自行停止生长而死亡，被称为有限细胞系，其在体外存活时间的长短主要取决于细胞来源，寿命从 8 代至 150 代不等。体外细胞培养的过程，大致可分为原代培养期、传代期和衰退期三个阶段（图 2-5A）。

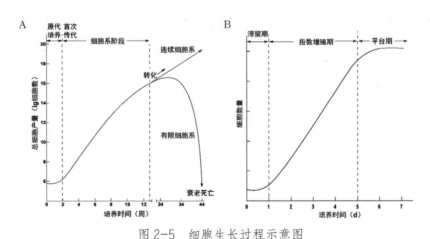

图 2-5 细胞生长过程示意图

图 A：细胞系生长过程示意图；图 B：每代细胞生长过程示意图。

（1）原代培养期：是指细胞自体内组织取出并在体外培养生长至第一次传代前的时期，一般持续 1~4 周。这个时期的细胞通常为异质性的细胞群体，与在体内相应细胞的性状类似，移动活跃，但细胞分裂并不旺盛。原代细胞的生长过程是一系列的选择过程，增殖能力强的细胞数量会不断增加，不增殖或不存活的细胞会逐渐减少，各种类型的细胞比例会逐渐改变，最终形成性状相对均一的细胞系。

（2）传代期：即原代培养的细胞生长达到较高的密度，如贴附型细胞铺满支持物表面，应及时进行传代，以免细胞因相互之间紧密接触而抑制生长。原代培养细胞一经传代便成为细胞系，数天即可重复传代一次，传代期可持续数月。随着每次传代，增殖能力强的细胞群体逐渐占据优势。传代期的细胞增殖旺盛，仍保持二倍体核型，并保留原组织细胞的许多特征。但经长期反复传代后，细胞将逐渐丧失其二倍体性质，至一定时间后（在传代 30~50 次后），细胞增殖变慢甚至停止分裂，进入衰退期。

（3）衰退期：即有限细胞系仅能分裂有限的次数，细胞增殖会逐渐变慢或不增殖，最终衰退死亡。在某些因素的诱导下，如病毒的感染、电离辐射或化学致癌物等，细胞可发生转化而获得永生性，接触抑制消失、可无限增殖，这样的细胞群体称为无限细胞系。目前国内外已建立多种无限细胞系，其中大多数来自肿瘤。

每代细胞的生长过程又分为滞留期、指数增殖期和平台期 3 个阶段（图 2-5B），即每代细胞接种至新的培养器皿中，首先进入缓慢增殖的滞留期，不论其原先的形态如何，细胞都会呈圆球形悬浮于培养液中一段时间（12~96h）。随后细胞增殖变得旺盛，进入成倍增殖的指数增殖期，在合适的培养条件下，细胞数量会日益增多，持续 3~7d 后，贴附型细胞铺满培养器皿底面或悬浮型细胞密度达到极限，细胞因接触抑制而停止运动，密度抑制而终止分裂，此时细胞不再增殖，进入平台期。平台期细胞虽已停止增殖，但仍可存活一段时间，若能及时将细胞传代，分离至新的培养器皿并补充新鲜培养液，细胞将进入下一代增殖，但是若不能及时传代，细胞将脱落、死亡。

三、体外培养细胞的生长条件

体外培养的细胞需要合适的生长条件才能存活、增殖，要尽量提供与体内生存条件相近的培养环境，包括充足的营养供应、合适的气体环境、恒定的生长温度与适宜的外界环境（渗透压、离子浓度、pH 等），且要及时清除细胞代谢过程中产生的有害物质并维持合适的细胞密度。

（一）合适的细胞培养基

合适的细胞培养基是体外细胞培养的重要条件之一，不仅要为细胞提供生长和增殖的基础营养物质，如氨基酸、碳水化合物、维生素及一些无机离子，而且还要为细胞提供生长和增殖的生存环境，如 pH、渗透压等。

1. 细胞培养基的种类 分为平衡盐溶液、天然培养基、合成培养基、无血清培养基和个性化细胞培养基等五大类。

（1）平衡盐溶液（balanced salt solution，BSS）：主要由无机盐、葡萄糖组成，能保持细胞渗透压平衡、pH 稳定，有些还能提供简单的营养，主要用于漂洗细胞、配制细胞用试剂等，常用的 BSS 有 PBS、Earle's、Hank's 和 D-Hank's，各自的区别见表 2-5。

表 2-5 几种常用 BSS 的区别

名称	主要区别
PBS	只含有磷酸根、钠、钾、氯离子，是最简单的盐平衡缓冲液，不能为细胞提供暂时的营养，仅能用于漂洗细胞、配制试剂
Earle's	Eagle's 中碳酸氢钠的水平（2.2g/L）比在 Hank's（0.35g/L）中高，需用高水平的 CO_2 平衡，以维持溶液的 pH 值，适合在 CO_2 培养箱中保存组织或细胞
Hank's	无机盐和葡萄糖浓度接近大部分动植物细胞的水平，常用于短期保存动植物组织或细胞
D-Hank's	不含钙离子、镁离子、葡萄糖，常用于组织块或细胞的漂洗、配制胰酶溶液或其他试剂等

（2）天然培养基：指从动物体液或组织的分离提取于一类培养基，如血浆、血清、淋巴液、鸡胚浸出液等，营养成分丰富，培养效果良好，但由于成分复杂、来源受限、制作过程复杂、批间差异大、存在病毒等外源污染风险，越来越少单独作为细胞培养基来应用。因此，目前使用最多的天然细胞培养基是血清。

血清是成分非常复杂的混合物，能为细胞提供基本的营养物质（如氨基酸、维生素、无机物、脂类、核酸衍生物等），激素（如胰岛素、肾上腺皮质激素、类固醇激素等），生长因子（如成纤维细胞生长因子、表皮生长因子、血小板生长因子等），还能提供促接触和伸展的因子、起稳定作用和解毒的因子，使细胞贴壁时免受机械损伤，维持培养基的 pH 值，抑制蛋白酶对细胞的直接或间接的酶解，从而保护所培养的细胞。血清多作为一种添加成分与合成培养基混合使用，使用浓度一般为 5%~20%。血清来源有胎牛血清（fetal calf serum，FBS）、小牛或成牛血清、马血清、羊血清、鸡血清及人血清，应用最广泛的是 FBS 和小牛血清。

使用血清培养细胞存在的问题包括：目前血清确切成分、含量及其作用机制仍不清楚，各批次之间差异很大，有效期短，限制了标准化和连续性；血清可能会改变某种细胞在体外的正常状态；血清中还含有一些能产生细胞毒性的物质，如多胺氧化酶，能与高度繁殖的细胞所产生的多胺（如精胺、亚精胺）反应，产生具有细胞毒性作用的聚精胺；血清中的抗体、补体、细菌毒素等都可能会影响细胞生长，甚至造成细胞死亡；取材血清时有可能带入支原体、病毒；为了将与传染源相关的风险降到最低，多个国家对血清实行了限制进出口的国际法规，使得血清的供应受限，价格越来越昂贵。

（3）合成的细胞培养基：是根据天然培养基的成分，由人工设计配制、用化学物质模拟合成的培养基。最早开发出的合成培养基为基础培养基（minimal essential medium，MEM），其本质为含有氨基酸、无机盐、维生素和其他必需营养物，具有 pH 缓冲作用的等渗混合物，在此基础上，各种合成细胞培养基被不断开发出来。常用的合成细胞培养基，如 DMEM、IMDM、F12、RPMI 1640 等，基本特性见表 2-6。但是由于天然培养基中的某些天然成分尚无法用已知的化学成分来替代，因此，使用合成培养基进行细胞培养时必须加入一定量的天然培养基（如添加 5%~20% 的血清）来克服合成培养基的不足，这样才能维持细胞活力，促进细胞增殖。

表 2-6　常用细胞培养基的基本特性

培养基名称	基本特性
RPMI 1640	针对淋巴细胞培养而设计，特别适合于悬浮细胞的培养，也可培养多种肿瘤细胞和正常组织细胞，是目前应用最为广泛的培养基之一
MEM	也称最低必需培养基，成分简单，仅含有 12 种必需氨基酸、谷氨酰胺和 8 种维生素，可广泛应用于各种不同类型的哺乳动物细胞的培养，但因其营养成分有限，并不一定是效果最佳的培养基
DMEM（低糖型和高糖型）	由 MEM 改良而来，是一种广泛使用的基础培养基，分为低糖型和高糖型，低糖型（葡萄糖含量为 1000mg/L）有助于防止分化，通常用于干细胞的培养，高糖型（葡萄糖含量为 4500mg/L）可用于所有类型的哺乳动物细胞培养，特别适用于生长速度快、代谢旺盛、附着性较差的肿瘤细胞培养，如 HeLa、293T 等细胞系
Ham F10、F12	可以在低血清情况下使用，是无血清培养中常用的基础培养液，特别适合单细胞和克隆化培养，其中 F10 适用于仓鼠、人二倍体细胞，特别是羊水细胞的培养；F12 适用于 CHO 细胞（中国仓鼠卵巢细胞）的无血清生长，补加血清可用于其他哺乳动物细胞的培养

培养基名称	基本特性
DMEM/F12	利用 F12 含有较丰富的成分和 DMEM 含有较高浓度的营养成分的优势，将二者 1∶1 结合并加入 15mM HEPES 缓冲液以增强其缓冲能力而来，常作为开发无血清培养基的基础培养基，适用于在低血清含量条件下培养哺乳动物细胞
IMDM	营养丰富，适合快速增殖、高密度细胞的培养，包括 Jurkat、COS-7 和巨噬细胞
Opti-MEM 减血清培养基	是一种经过改良的 MEM，能够使 FBS 添加量减少至少 50%，而生长速率或形态无变化，可用于各种悬浮和贴壁的哺乳动物细胞，也常与阳离子脂质体转染试剂（如 Lipofectamine 试剂）配套使用
M-199	具有确定的化学成分，必须辅以血清才能支持长期培养，最初用于鸡胚成纤维细胞的培养，现已广泛应用于各种动物细胞的培养，特别适用于非转化细胞的培养，也常用于病毒学、疫苗生产
L-15	采用磷酸盐和游离碱性氨基酸缓冲系统替代碳酸氢钠，适用于非 CO_2 平衡环境中的细胞培养
McCoy5A	一种通用培养基，适用于多种类型的原代细胞的培养，还用于组织活检培养、细胞建系、一些较难培养细胞的培养

（4）无血清细胞培养基（serum free medium，SFM）：是在合成培养基的基础上，加入成分完全明确或部分明确的血清替代成分，如促贴壁物质（如纤连蛋白、层粘连蛋白）、促生长因子及激素（如胰岛素）、酶抑制剂（如大豆胰酶抑制剂）、结合蛋白和转运蛋白（如转铁蛋白和牛血清白蛋白）、微量元素（如硒）等，既能满足培养细胞的需要又能克服使用血清所带来的问题。

（5）个性化细胞培养基：指为了提高细胞产率、降低血清用量、提高安全性，根据细胞特性、培养特点、使用者需求而量身定制开发生产出的细胞培养基。

2. 细胞培养基的基本组分　主要由水、氨基酸、维生素、碳水化合物、无机盐和其他一些辅助营养物质等组成。某些培养基还含有血清或血清替代成分、pH 指示剂等。①水是细胞的主要成分和赖以生存的主要环境，培养基中90% 以上的成分是水，细胞对水质非常敏感，细胞培养用水应符合中国药典注射用水标准或超纯水的标准。②氨基酸是蛋白质的基本组成单位，细胞培养时有 12 种必需氨基酸（异亮氨酸、亮氨酸、色氨酸、苏氨酸、苯丙氨酸、赖氨酸、蛋氨酸、缬氨酸、胱氨酸、组氨酸、精氨酸、酪氨酸）和谷氨酰胺等必须依靠外源的细胞培养液来提供。③碳水化合物是提供细胞能源、维持细胞生命和支持细胞生长所必须的，培养液中的主要碳源是葡萄糖，含量一般为 $5\sim25\text{mM}$。④维生素是大多形成酶的辅酶，在细胞代谢中起重要的调节及控制作用，是维持细胞生长所必需的生物活性物质，主要包括泛酸、生物素、维生素 A、维生素 B_{12}、维生素 C、叶酸、烟酰胺、吡哆醇、核黄素等，不同配方的细胞培养基中维生素的种类和含量有较大差异。⑤无机盐是细胞的重要组分之一，参与细胞代谢活动并调节细胞渗透压，主要有 Na^+、K^+、Ca^{2+}、Mg^{2+}、Cl^- 等离子。⑥微量元素在细胞内通常与有机物结合，对细胞的生长代谢和产物合成具有促进作用，如钴、硒、镍、锌、锰、碘、铜、氟等。⑦除上述基本营养物质，针对不同的细胞类型，还需要在培养基中添加一些生长因子、核苷、嘌呤、脂类及一些血清替代因子等来满足细胞培养的需求。

3. 细胞培养基的理化性质　为确保细胞的生存和增殖，合适的 pH、缓冲能力、渗透压等理化性质是细胞培养基必备的条件。

动物细胞大多数生活在轻微的碱性条件下，细胞培养基适宜的 pH 为 $7.2\sim7.4$。在细胞培养过程中，随着细胞数量增多、代谢活动加强，CO_2 不断被释放，培养液逐渐变酸，pH 值会发生变化。酚红是细胞培养基中最常用的 pH 指示剂，酸性时为黄色，中性时为红色，碱性时为紫色，但仅仅依靠细胞培养基颜色判断其 pH，存在较大的主观性，而且无血清的细胞培养基，或者某些个性化细胞培养基中不含酚红或酚红含量较少，采用 pH 计检测的结果更准确可靠。其次，细胞培养基应具有一定的缓冲能力，通常采用碳酸盐或 HEPES 缓冲系统来调节细胞培养基的 pH 值。此外，细胞在等渗的环境中才能存活，高渗透压会迫使水分从细胞中扩散出来导致细胞收缩，蛋白质和核酸遭到破坏，最终使细胞死亡；而低渗透压使水分流入细胞内，导致细胞肿胀破裂。细胞的渗透压要维持在 $260\sim320\text{mOsm/kg}$ 的范围内，在生产和配制细胞培养基时，要对渗透压进行监控，防止出现称量等方面的错误导致渗透压过高或过低。

细胞培养基的使用注意事项：①储存方式：温度对细胞培养基有较大的影响，温度过高会导致培养基中某些营养成分降解或破坏，温度过低（如 $-20°C$）时培养基中某些无机盐容易析出，影响培养效果，因此，培养基要置于 $2°C\sim8°C$ 冰箱避光保存，避免 $-20°C$ 冻存或长期置于室温，使用前从冰箱取出，放入室温平衡。②使用期限：液体培养基应尽量避免长期贮存，因为培养基中的某些营养成分，特别是谷氨酰胺，会随着储存时间延长而分解，如果培养过程中发现细胞生长不良，可考虑检测培养基中的谷氨酰胺含量，确定是否需要再补加谷氨酰胺。对于自行配制的液体细胞培养基，应尽量在一周内使用完，商品化的液体细胞培养基虽有具体的有效期，但在开封后也应在两周内使用完。由于血清或抗生素在解冻后其基本成分就开始发生降解，因此，一旦在新鲜培养基中添加了血清或抗生素，也应在两周内使用完。③灭菌方式：因为培养液中含有维生素、蛋白质、多肽、生长因子等活性物质，在高温或射线照射下易发生变性或失去功能，绝大多数细胞培养基不适宜高压或紫外灭菌，多采用 $0.22\,\mu m$孔径的滤膜进行过滤除菌。④某些细胞系有其特定使用且已经适应的细胞培养基，若突然更换培养基，细胞可能会因无法立即适应而造成活性降低。因此，在培养新的细胞时，要详查相关培养资料，选用最适宜的培养基。在培养某些没有固定培养条件的细胞时，大致的选择原则是，贴壁细胞培养首选 MEM 或DMEM 培养基，悬浮细胞首选 RPMI 1640 培养基。

（二）恒定的细胞生长温度

体外培养的细胞需要在适宜且恒温的环境中才能生长，不同种类的细胞其适宜的培养温度也不同，人细胞培养的标准温度为 $36.5 \pm 0.5\,℃$，偏离这一温度范围，细胞代谢会受到影响甚至死亡。一般说来，高温比低温对细胞的影响更为明显。当温度上升不超过 $39\,℃$时，细胞代谢与温度成正比，细胞增殖率随温度的升高而加快；当温度在 $43\,℃$以上 1h，细胞会全部死亡。相反，细胞放在 $4\,℃$数小时后，再回到 $37\,℃$培养，细胞仍能继续生长；当温度不低于 $0\,℃$时，细胞代谢虽减慢，但对细胞本身并无伤害作用；当温度降至 $0\,℃$以下时，细胞因胞质结冰受损而死亡；但是，如果在培养液中加入一定量的冷冻保护剂如二甲基亚砜（dimethyl sulfoxide，DMSO）或甘油，细胞可在深低温下如 $-80\,℃$或 $-196\,℃$（液氮）中长期保存。

（三）适宜的气体环境

体外培养细胞需要适宜的气体环境，主要包括 O_2 和 CO_2。多数细胞需要在有氧条件下才能存活，O_2 参与细胞的三羧酸循环，是细胞代谢所必需的，细胞的氧分压一般要维持在略低于大气氧分压的状态；CO_2 也是细胞生长所必需的，既是细胞的代谢产物，又是维持培养液 pH 的关键。体外细胞培养，一般要求其气体环境为 5% CO_2 + 95% 空气的混合气体。目前，多采用 CO_2 恒温培养箱，能为体外培养的细胞提供稳定的温度（人体细胞为 37℃）、稳定的 CO_2 水平（5%）和较高的相对饱和湿度（95%）。

当细胞或器官中的氧气含量低于生理正常氧气水平时的培养状态，称为低氧培养。低氧环境在肿瘤的发生发展中起着重要的作用，低氧培养在肿瘤细胞研究中的应用越来越广泛。低氧细胞工作站能为细胞提供低氧环境，详见相关章节介绍。

（侯迪玉）

第四节　原代细胞的分离与培养

原代培养，也叫初代培养，是指由供体内取出组织或细胞在体外进行的首次培养。原代培养的细胞离体时间短，生物学特性尚未发生很大变化，最接近和反映体内生长特性，适合用于细胞形态、功能、分化和药物测试等实验研究。

理论上，原代培养是指组织细胞在体外进行的首次且未经传代的培养，此时的细胞保持原有细胞的基本性质。但实际上，原代培养的细胞生物学特性尚不稳定，原代培养的组织成分复杂，由多种细胞所组成，即使生长类型一致，细胞间也存在较大差异，而且如果供体不同，即使组织类型、部位相同，细胞也会出现个体差异。因此，采用原代细胞进行较为严格的对比性实验研究，还需对细胞进行短期传代。通常把组织细胞在体外培养的第一代至第十代以内的细胞统称为原代细胞培养。原代细胞培养的步骤主要包括取材、分离、培养、维持和鉴定。

一、原代细胞的取材

人和动物体内绝大部分组织均能在体外进行培养，但组织类型、分化程度、原代培养方法、供体年龄等都会直接影响细胞体外培养的难易程度。人和动物细胞的取材是原代细胞体外培养最关键的第一步。

（一）原代细胞取材的基本要求

（1）取材要新鲜：新鲜组织更容易培养成功，因此取材的组织应尽快制作成单细胞悬液（4~6h 内）。不能立即制备时，应先将组织浸泡于培养液内；若组织块较大，应剪切成 $1cm^3$ 左右大小的小块浸泡于培养液内，置于 4℃冰箱或放置冰内，24h 内进行处理。

（2）严格无菌操作：要用事先消毒好的无菌器械和事先装有少许培养液的无菌管进行取材。取材过程中标本材料应尽量避免紫外线照射和接触消毒用化学试剂，如乙醇、碘、汞等。若怀疑所取材料有污染的可能，如从消化道或坏死组织周围等存在污染风险的区域取材，应将所取标本材料浸泡在含双抗（500~1000U/mL 青霉素与 500~1000μg/mL 链霉素）的培养液内于 4℃下存放 2h 以上，再用 D-Hank's 液漂洗 2~3 次，每次 5~10min，以确保所取材料无菌。

（3）避免机械损伤：即取材时要用锋利的器械如手术刀或手术剪切碎组织，尽量减少对细胞的机械损伤。

（4）去除无用组织并保持湿润：即要仔细去除所取组织样本材料上的血液、脂肪、神经、结缔组织和坏死组织，并在装有少量培养液的无菌器皿中操作，避免组织干燥。

（5）尽量选用更易培养的组织：因为组织类型、分化程度与供体年龄等，均会影响体外培养的难易，如胚胎组织较成熟组织更容易培养，分化低的较分化高的组织更容易生长，肿瘤组织较正常组织更容易培养。因此，取材时应尽量选用更易培养的组织，如动物胚胎、幼龄动物组织或器官、肿瘤组织。

（6）培养液营养要丰富：应采用添加有 10%~20% FBS 的培养液，特别是正常细胞的培养。

为了便于鉴别原代组织的来源和观察细胞体外培养后与原组织的差异，原代细胞取材时要同时留取组织学标本和电镜标本，且对组织的来源、部位以及供体的一般情况要做详细记录以备查询。

（二）原代细胞取材所需基本材料

需要的实验试剂包括 D-Hank's 液、DMEM 或 RPMI 1640 培养基、FBS、双抗、75% 乙醇、酒精棉球等。实验耗材主要包括事先灭菌好的解剖剪、眼科剪（弯尖头和直尖头）、眼科镊、手术刀、离心管、巴氏吸管、培养皿、烧杯以及记号笔等。

（三）各类组织的取材技术

1. 皮肤和黏膜取材　皮肤和黏膜是体外培养上皮细胞的重要组织来源，主要取自外科植皮或手术残余皮肤小块。在手术室无菌条件下，用刀刃长、薄且锋利的切皮刀，将供皮区皮面保持平坦和紧张，用刀切入皮层来回拉锯即可将所需皮片切下，取皮面积一般为 2~4cm^2。刀刃与皮面间的角度越大，取下的皮片越厚。注意取材部位不能用碘酒消毒，以获取上皮细胞为目的取材时不能切太厚并尽可能去除皮下或黏膜下组织，以获取成纤维细胞为目的取材时应切至真皮并尽量去除表皮和皮下组织。皮肤和黏膜分布在体表，细菌、真菌较多，取材时要严格消毒并用含抗生素的 D-Hank's 液漂洗 2~3 次。

2. 内脏和实体瘤的取材　人和动物体内各脏器及所发生的肿瘤是常用的培养材料。除消化道外，内脏基本是无菌的，取材时一定要明确和熟悉所需材料的组织类型和部位，尽量去除不需要的血管、神经和结缔组织。实体瘤取材主要来自患者，主要取自手术或活检切取的标本，未经任何治疗的样本为宜。对实体瘤患者，在不影响治疗诊断的前提下，尽量取肿瘤细胞丰富的区域，通常取原发癌组织或转移灶，某些有坏死并向外破溃的实体瘤可能被细菌污染，取材时应尽量避开破溃、坏死液化的区域以防污染，并尽量去除混杂的结缔组织。

3. 血液的取材　一般抽取静脉血，微量取血可采取指尖或耳垂取血。根据不同研究目的，选择乙二胺四乙酸 (EDTA)、枸橼酸钠或肝素等抗凝剂。

4. 骨髓、羊水、胸水和腹水的取材　白血病患者除外周血外还可抽取骨髓液进行肿瘤细胞培养，羊水细胞培养是产前诊断的重要手段，有癌性胸腹水的患者可抽取胸水或腹水进行肿瘤细胞的培养。

5. 鼠胚组织的取材　取妊娠 12~17d 的母鼠，用麻醉法处死，因鼠毛中隐藏有较多微生物，可将其在 75% 乙醇中浸泡 5min 进行消毒，但要注意浸泡时间不能太长，以避免乙醇从口或其他孔道进入小鼠体内，影响其组织活力。具体操作为：①在事先消毒的超净台或生物安全柜中取出小鼠，腹部朝上，四肢固定在消毒过的解剖板上，用无菌剪刀和镊子依次剪开孕鼠皮肤、腹部肌层，露出子宫，分离子宫系膜，取出子宫，置于盛有含双抗的 D-Hank's 液的培养皿中，洗涤 3 次，去除残余的血迹。②剪开子宫，取出带有胎膜的胚胎，置于另一盛有含双抗的 D-Hank's 液的培养皿中，洗涤 3 次，再用小镊子撕破并去除胎膜，取出胎鼠。③用无菌手术器械去除头、尾、四肢和内脏，余下躯干部组织置于另一盛有含双抗的 D-Hank's 液的培养皿中，洗涤 3 次，充分去除血细胞备用。注意取材过程中，由外到内处理组织的每一步操作均需更换干净的无菌器械。

6. 鸡胚组织的取材　一般鸡胚需自行孵育，具体操作为：①取新鲜受精蛋，擦净后置于 37℃ 温箱中孵育，放置一盘水维持箱内湿度。② 9~12d 的胚蛋，每天翻动一次，在暗处用照蛋灯进行灯检，若有丰富的血管且胚体会运动，说明胚体发育良好，用记号笔画出气室和胚体位置。③温水清洗蛋壳后用 75% 乙醇棉球消毒，将胚蛋气室（大头）向上放在蛋架上，无菌条件下用剪刀环形去除气室端蛋壳，用眼科镊撕去蛋膜，暴露出鸡胚，用弯头镊轻挑起鸡胚放入无菌培养皿中，解剖取材。

二、原代细胞的分离

人或动物组织由于多种细胞紧密结合，不利于各个细胞在体外进行培养，即使用 1mm³ 的组织块进行培养，仅少量处于边缘的细胞能生存和生长，若需获取大量细胞，必须将现有的组织块充分散开，使细胞解离出来。目前实体组织材料常采用的组织分散方法有机械法和消化法，悬液材料常采用离心分层法进行分离，应根据组织类型选用适宜的方法。

（一）机械分散法

若所取组织是纤维成分较少的软组织，如脑组织、胚胎组织等，可采用机械分散法分离细胞。将组织用剪刀剪碎成小块后，用组织研磨仪进行研磨或用吸管反复吹打分散组织细胞；或将已充分剪碎分散的组织放在注射器内，挤压注射器使细胞通过针头压出；或用注射器钝端在不锈钢筛网内挤压组织碎块，使细胞依次通过不同孔径的不锈钢筛网，制成细胞悬液。机械分散法分离细胞较为简便、快速，但对组织的机械损伤大，而且细胞分散效果较差。具体操作步骤，以注射器挤压通过不锈钢筛网的方法为例。

1. 准备实验用品　①器械：眼科剪、眼科弯镊、不锈钢筛网（孔径分别为 50 目、200 目和 400 目）。②耗材：培养皿、巴氏吸管、注射器。③试剂：培养液和 D-Hank's 液。

2. 剪碎组织　将组织用 D-Hank's 液漂洗 1~3 次，然后将其剪成 1~10mm³ 的小块。

3. 50 目筛网过筛　孔径为 50 目的不锈钢筛网放在培养皿中，剪碎的组织块放入筛网中，用注射器钝端轻轻挤压组织，用 D–Hank's 液反复轻轻洗涤，使之穿过筛网。

4. 200 目筛网过筛　取一新的培养皿，孔径为 200 目的不锈钢筛网放在培养皿中，用巴氏吸管将步骤 3 培养皿中的组织悬液吸至 200 目筛网中，用步骤 3 中的方法处理过筛。

5. 400 目筛网过筛　另取一新的培养皿和 400 目筛网，用步骤 4 中的方法处理过筛。

6. 镜检　倒置显微镜下观察步骤 5 培养皿中获得的细胞悬液，计数，接种培养。

（二）消化分离法

消化法是利用组织消化分离试剂，如胰蛋白酶、胶原酶、EDTA 等，将剪碎的组织小块进一步分散的方法。此方法可使组织更为松散、细胞存活率更高。不同消化分离试剂的作用机制有所不同，应根据组织的类型和培养目的，选用适宜的消化分离试剂。

1. 胰蛋白酶消化法　胰蛋白酶是应用最为广泛的消化分离试剂。胰蛋白酶是一种从猪、牛、羊等动物的胰脏中提取出的一种肽链内切酶，专一性水解赖氨酸和精氨酸羧基形成的肽键，其对组织细胞的消化作用，取决于组织细胞类型、组织块的大小和硬度、酶浓度、温度、pH 值以及消化时间等。胰蛋白酶适用于消化肝、肾、上皮、胚胎等细胞间质较少的软组织，对一般传代细胞消化效果也不错，但对乳腺、子宫、纤维肉瘤、肿瘤等含结缔组织较丰富的组织消化效果较差。常用的胰蛋白酶浓度为 0.25%，pH 值一般为 8.0，温度 37℃时最佳，室温 25℃以上对一般传代细胞也能起到消化作用，4℃时仍具有缓慢的消化作用。温度越低、组织块越大、酶浓度越低时，消化所需时间就越长。Ca^{2+}、Mg^{2+} 和血清均能抑制胰蛋白酶活性，消化过程中使用的试剂应不含有 Ca^{2+}、Mg^{2+} 和血清，消化结束时可直接加入含血清的培养液使胰蛋白酶失活。某些组织细胞对胰蛋白酶的耐受性较差，新鲜配制的胰蛋白酶的酶活力很强，使用时要注意观察，分次消化，及时将已消化下来的细胞收集放入含血清的培养液中。具体消化方法如下。

（1）准备实验用品：器械主要有眼科剪、眼科弯镊、不锈钢筛网（孔径为

200 目）、细胞计数板和磁力搅拌器，耗材主要有培养皿、巴氏吸管、培养瓶、离心管和烧杯，试剂主要有 0.25% 胰蛋白酶溶液、培养液和 D-Hank's 液。

（2）剪碎组织：将组织用 D-Hank's 液漂洗 1~3 次，然后将其剪成 1~2mm³ 的小块。

（3）搅拌消化：组织碎块放入烧杯中，加入体积为组织量 30~50 倍的 0.25% 胰蛋白酶溶液（提前预热到 37℃），置于磁力加热搅拌器上 37℃ 慢速搅拌 20~60min，也可放入 37℃ 水浴锅或温箱中，每隔 5~10min 摇动混匀一次。注意：长时间消化时，每隔 20~30min 应取出上层 2/3 的上清液转移至离心管中冰浴，或通过离心去除胰蛋白酶，收集的细胞加入含血清的培养液，再向烧杯中添加新的胰蛋白酶溶液继续消化组织块；也可采用过夜冷消化法，即 4℃ 消化 12~24h，离心后再添加胰蛋白酶于 37℃ 继续消化 20~30min。

（4）过筛：消化完毕后，将获得的细胞悬液通过孔径为 200 目的不锈钢筛网进行过滤，去除未消化完全的组织块。

（5）离心去除胰蛋白酶：800~1000rcf 离心 3~5min，用 D-Hank's 液或培养液漂洗 1~2 次，充分去除胰蛋白酶后，加入培养液。

（6）接种细胞：细胞计数后，以 $5\sim10\times10^5$ cells/mL 密度接种至 25cm² 培养瓶进行培养。

2. 胶原酶消化法　胶原酶是从溶组织梭状细胞芽孢杆菌中提取制备的梭菌肽酶 A，主要水解广泛存在于结缔组织中的胶原蛋白，能特异性识别高频出现在胶原蛋白中的 Pro-X-Gly-Pro 序列并剪切氨基酸 X 和 Gly 之间的肽键。胶原酶对细胞间质有较好的消化作用，对细胞本身影响不大，可使细胞与胶原成分脱离而不受伤害，且 Ca^{2+}、Mg^{2+} 和血清不影响胶原酶的活性，因此，在消化富含结缔组织或胶原成分的组织时，胶原酶解离细胞的效果很好，且可使用 PBS 或含血清的培养液配制，操作简便又能提高细胞成活率。

商业化胶原蛋白酶是溶组织梭菌的酶粗提取物，不仅含有水解天然胶原纤维的梭菌蛋白酶 A，还含有一些蛋白酶、多糖酶、脂酶等，根据所含组分的差异，胶原酶可分为 Ⅰ、Ⅱ、Ⅲ、Ⅳ 与 Ⅴ 型等 5 类（表 2-7）。Ⅰ 型胶原酶包含有相对均量的胶原酶、酪蛋白酶、梭菌蛋白酶和胰蛋白酶等各种酶活力，主要用于上皮、肝、肺、肾上腺和脂肪组织细胞的分离；Ⅱ 型胶原酶含有更高的梭菌蛋白酶活性，主要用于肝脏、心脏、甲状腺、唾液腺和软骨组织细胞的分离；Ⅲ 型胶原酶含有较低的次级蛋白酶水解活性，常用于乳腺组织细胞的分离；Ⅳ 型胶原酶含有较低的胰蛋白酶活性，通常用于胰岛细胞的制备，或者需要维持细胞膜和受体完整性的细胞分离；Ⅴ型胶原酶含有更高的梭菌蛋白酶和酪蛋白酶活性，更低的胰蛋白酶活性，适用于胰岛细胞的分离。应根据所要消化的组织类型选择胶原酶类型。胶原酶的使用浓度一般为 200U/mL，具体操作步骤与胰蛋白酶消化法类似。

表 2-7　不同胶原酶的组分特征与应用范围

胶原酶类型	组分特征	主要应用
Ⅰ型胶原酶	含有均量的胶原酶、酪蛋白酶、梭菌蛋白酶和胰蛋白酶等各种酶活力	主要用于上皮、肺、肾上腺和脂肪组织细胞的分离
Ⅱ型胶原酶	含有更高的梭菌蛋白酶活性	主要用于肝脏、心脏、甲状腺、唾液腺和软骨组织细胞的分离
Ⅲ型胶原酶	含有较低的次级蛋白酶水解活性	常用于乳腺组织细胞的分离
Ⅳ型胶原酶	含有较低的胰蛋白酶活性	通常用于胰岛细胞的制备，或者需要维持细胞膜和受体完整性的细胞分离
Ⅴ型胶原酶	含有更高的梭菌蛋白酶和酪蛋白酶活性，更低的胰蛋白酶活性	适用于胰岛细胞的分离

3. EDTA 消化法　EDTA 是一种金属离子螯合剂，能与 Ca^{2+}、Mg^{2+}、Fe^{2+}、Mn^{2+} 等二价金属离子结合。组织生存环境中的 Ca^{2+}、Mg^{2+} 能维持组织的完整性，EDTA 能从中吸收这些离子形成螯合物，从而促进细胞分离。但 EDTA 作用比胰蛋白酶缓和，单独使用不能使组织细胞完全分散开（普通传代细胞可单用），因此多与胰蛋白酶按不同比例（1:1 或 2:1）混合使用，常用不含 Ca^{2+}、Mg^{2+} 的 PBS 配成 0.02% 的工作液。注意：使用 EDTA 处理细胞后，要用 D-Hank's 液洗涤并离心去除，因为血清对 EDTA 无中和作用，残留在培养液中的 EDTA 会改变 Ca^{2+}、Mg^{2+} 浓度，影响细胞的贴壁和生长。

（三）悬液离心分离法

组织材料若为悬液材料，如血液、羊水、胸水或腹水等，一般不需要做其他处理，直接采用 800~1000rcf 离心 10min，用不含 Ca^{2+}、Mg^{2+} 的 PBS 洗涤，培养液重悬后，即可获得细胞接种培养。若悬液体积量大，可适当延长离心时间，

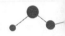

但转速不能太高，延时也不能太长，以免挤压细胞造成机械损伤。

若需要选择性获得悬液中的某些细胞，常采用密度梯度离心法，在悬液中加入分层液，离心后由于各种细胞的比重不同可在分层液中形成不同层，根据需要来收获目的细胞。例如，目前常用聚蔗糖（ficoll）密度梯度离心法分离提取人外周血单个核细胞（peripheral blood mononuclear cell，PBMC）。Ficoll 是一种人工合成的蔗糖聚合物，呈中性，分子量为 40kDa，具有高密度、低渗透压、无毒性的特点，将适量 340g/L 泛影葡胺加入 Ficoll 溶液中可配制成密度合适的分层液。由于人红细胞密度为 1.093，粒细胞密度为 1.092，单个核细胞密度在 1.076~1.090，血小板的相对密度是 1.030~1.060，因此使用密度为 1.077±0.001 的 Ficoll–泛影葡胺分层液（商品名为淋巴细胞分离液）分离人 PBMC 效果最佳。离心后，由于红细胞和粒细胞密度大于分层液而沉积于管底，血小板则因密度小于分层液而悬浮于血浆中，单个核细胞的密度与分层液相当而密集存在于血浆层和分层液的界面中，呈白膜状，吸取该层细胞经洗涤离心重悬，就可从外周血中分离到单个核细胞。此方法分离单个核细胞的纯度可达 95%，每毫升外周血可获得（1~2）×10⁶ 个 PBMC，其中淋巴细胞占 90%~95%，细胞得率可达 80% 以上（细胞得率高低与温度有关，超过 25℃时会影响细胞得率，操作全程应尽可能缩短时间，以提高细胞存活率）。具体方法如下（见图 2-6）。

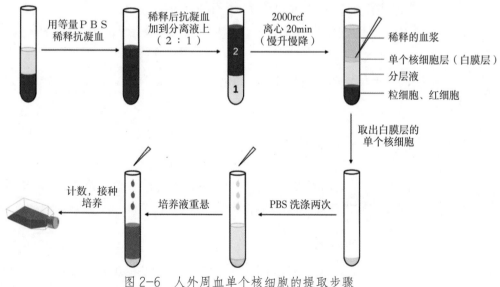

图 2-6　人外周血单个核细胞的提取步骤

1. 准备试剂和材料 淋巴细胞分离液、PBS液（无Ca^{2+}、Mg^{2+}）、RPMI 1640（含10%FBS）、离心管、75%乙醇、无菌棉球、镊子、血球计数板、正置和倒置显微镜、水平式离心机。

2. 稀释血样 取5mL抗凝外周血，用等量无菌PBS充分混匀稀释血液。

3. 加至分离液上 取一新的15mL离心管，加入5mL Ficoll淋巴细胞分离液，将稀释后的血液用移液管沿离心管壁缓慢滴加于分离液液面上（注意：动作一定要轻柔缓慢，保持分离液界面清晰；外周血、PBS、淋巴细胞分离液的体积比为1:1:1）。

4. 离心 使用水平式离心机2000rcf离心20min（注意：为保持清晰的界面，保证分离效果，离心机转速的增加和减少要均匀平稳，采用慢升慢降离心法，即离心机升速设为1，降速设为0）。

5. 吸取单个核细胞 离心后溶液分层，用移液管吸弃上层稀释的血浆（注意：不可直接倾倒，不要完全去除上层血浆，余下1mL左右），再用移液器插入白膜层，小心吸取单个核细胞至新的15mL离心管中（注意：避免吸取过多分层液，否则会影响后续细胞的收集，即单个核细胞不易沉淀）。

6. 洗涤细胞 加入单个核细胞5倍以上体积的PBS，1000rcf离心10min，洗涤细胞2次。如果吸取的单个核细胞有肉眼可见的红细胞，要加入红细胞裂解液，在室温孵育2min将红细胞裂解，再用PBS进行洗涤。

7. 重悬单个核细胞 PBS洗涤后弃上清，加入含10% FBS的RPMI 1640培养液，重悬细胞。

8. 计数、接种培养 细胞计数后用培养液调整至合适浓度接种至$25cm^2$培养瓶中培养。

三、原代细胞的培养

最常用的原代细胞培养方法有组织块培养法和分散细胞培养法，所培养的细胞可分为贴附型细胞和悬浮型细胞两类。

（一）组织块培养法

组织块培养法是一种简单易行且成功率高的原代培养方法，适合如牙髓细胞等组织量较少的原代细胞培养，主要是将组织剪成小块后直接接种于培养瓶进行培养。根据需要，培养瓶一般需做适当处理，如培养上皮样细胞时，为利于细胞生长，在培养瓶底预先涂上胶原薄层；培养 schwann 细胞（周围神经系统中的神经胶质细胞）时，在培养瓶底预先涂上多聚赖氨酸增强细胞黏附性；原代细胞需要做组织染色或电镜等实验时，要在培养瓶底提前用培养液润湿，再放入盖玻片，方便盖玻片固定。组织块培养法虽然操作简便，一般组织块贴壁 24h 后细胞就能从组织块四周游离生长出来，但由于反复剪切容易造成细胞机械损伤，并不是每个组织块都能长出细胞。组织块培养法具体操作如下。

1. 剪碎组织 将组织剪切成 $1mm^3$ 的小块，剪切过程中，可向组织上滴加少许培养液使组织湿润。

2. 接种 将组织小块用眼科镊均匀摆放于培养瓶底，每小块之间间隔 0.2~0.5cm，一般在 $25cm^2$ 培养瓶中接种 20~30 个组织小块为宜。

3. 翻转斜放培养瓶 组织小块放置好后，轻轻翻转培养瓶使瓶底朝上，然后在培养瓶内加入适量培养液，盖好瓶盖，将培养瓶倾斜放置在 37℃，5% CO_2 饱和湿度培养箱内。

4. 再次翻转平放培养瓶 培养 2~4h，待组织小块贴附在培养瓶底后，将培养瓶缓慢翻转平放，静置培养。注意：动作一定要轻柔，严禁摇动和来回振荡，以防组织小块漂起，造成培养失败；可预先在瓶壁涂一薄层血清或胶原，有利于组织块尽快贴壁。

5. 换液 组织块培养 3~5d 后进行换液，一方面能补充营养，一方面能去除代谢产物和漂浮小块，其产生的有毒物质会影响原代细胞的生长。

6. 注意事项 ①接种组织块后的前 3d，由于游离出的细胞数少，组织块粘贴还不牢固，要避免经常翻动和震动，在观察和移动的过程中，注意不要引起液体的振荡，否则组织块不易附着于瓶壁上或导致附着的组织块脱落。②加入的培养液不宜过多，保持组织块湿润即可，避免组织块完全浸泡在培养液中，轻微的波动就会导致组织块脱落下来。③当细胞向外迁徙出来后要及时观察并拍照记录，去除漂浮的组织块和残留的细胞，避免有毒物质影响原代细胞的生长。④要特别注意是否有细菌、真菌污染，一旦发现要及时处理，以防污染其他细胞。

（二）分散细胞培养法

即采用前述原代细胞分离方法，将细胞分散成单细胞悬液后，再接种培养。此方法培养的细胞易于吸收外界养分，排出代谢物，能快速得到大量活细胞。

1. 贴壁型原代细胞（包括半贴壁细胞）的培养 贴壁或半贴壁型原代

细胞培养时，经消化液处理过的细胞要充分漂洗去除消化液的毒性，细胞接种密度至少为 5×10^5 cells/mL，培养基可用 MEM 或 DMEM 培养，血清浓度为 10%~80%，放置于 37℃，5% CO_2 的培养箱中培养，培养期间要随时关注细胞的生长状况，需要在倒置显微镜下观察并拍照记录细胞生长状况：是否贴壁、状态是否良好、是否有污染。组织块培养法要观察是否有细胞迁移出来等。注意在起始培养的 2d 中要尽量减少振荡，以防刚贴壁的细胞发生脱落、漂浮。一般贴壁细胞在培养几天后，会逐渐贴满整个培养瓶底或者培养皿底，有的呈纤维状，有的呈多角形。

为了充分贴壁和生长，往往需要在培养基中加入少量的维生素 D_3、重组人成纤维细胞生长因子（basic fibroblast growth factor，bFGF）、地塞米松、FBS（浓度在 20% 以上）等促生长成分，换液时应将细胞悬液低速离心，按半量换液方式弃去一半旧液对半补加新液，然后再将细胞悬液放回原瓶中继续培养，经反复几次半量换液后，贴壁细胞逐渐形成网状，此时可将瓶中悬浮细胞和培养基移入另一新瓶，按半量换液方式对半补加新鲜培养基进行培养，原瓶加入新鲜培养液后继续培养，细胞逐渐长成单层，而新瓶中细胞二次贴壁，经几次换液也会逐渐长成单层。

2. **悬浮型原代细胞的培养**　来自外周血、骨髓的血细胞为悬浮细胞，若细胞仅用于短期培养，可在含 10% FBS 的 RPMI 1640 培养基中进行培养，细胞接种密度在（5~8）× 10^6 cells/mL 范围内。若需要进行长期培养，培养基中要加入生长因子，白血病细胞的培养基中要加入少量的原患者血清，以利于细胞生长。

四、原代细胞的维持

（一）贴壁型原代细胞（包括半贴壁细胞）的维持

贴壁细胞长成网状时，原培养液中营养减少，代谢产物增多，pH 值降低，需要通过换液的方式来更新培养液中营养成分以满足细胞继续生长增殖的需要。正常情况下 48~72h 可换液 1 次，换液方法比较简单，即弃去旧的培养液，加入与原培养液相同的、等量的新鲜完全培养液。待细胞汇合度达到 90% 以上时，需要通过消化分瓶的方式进行传代，具体方法同细胞系传代方法，详见相关章节。

（二）悬浮型原代细胞的维持

与贴壁型原代细胞一样，随着细胞数的增多，原培养液中的营养成分逐渐不足以维持细胞的营养需求，需进行换液，一般每隔 3d 需半量换液 1 次，方法如下：将培养瓶竖起，待细胞沉于瓶底，用吸管轻轻吸弃一半上清液，加入等量的新鲜完全培养液；若细胞不能沉于瓶底，可吸出细胞悬液，采用低速（600~800rcf）离心 5min 后弃去一半上清液，加入等量的新鲜完全培养液，轻轻混匀后转回原瓶继续培养，注意尽量不要丢失细胞。待细胞增殖加快，密度明显增加，培养液 pH 值发生明显变化（颜色变黄）时，可考虑进行分瓶传代，具体方法同细胞系传代方法，详见相关章节。值得一提的是，一定要等到细胞密度较高时才能传代，以防细胞传代失败而死亡。

五、原代细胞的纯化

初次分离的原代细胞为多种细胞的混合体，但后续研究对象通常是单一细胞类型，因此纯化细胞至关重要，主要分为自然纯化和人工纯化两类。自然纯化是利用原代细胞群中的某一种细胞具有增殖优势，在细胞群体中的比例越来越高，而其他种类的细胞越来越少，逐渐被去除，从而达到纯化的目的。但这种方法无法人为进行选择，获得的细胞不一定是想要的目的细胞。所以，通常采用人工纯化，即人为地为某一细胞创造有利的生长环境，抑制其他细胞的生长来达到纯化目的。常用的方法如下。

1. **酶消化法**　利用上皮细胞和成纤维细胞对胰蛋白酶的耐受性不同，用胰蛋白酶进行消化时，成纤维细胞脱壁的时间早于上皮细胞，特别是在原代培养和培养早期的细胞，从而将上皮细胞和成纤维细胞分离开来。

2. **机械刮除法**　上皮细胞和成纤维细胞虽然混杂生长，但每种细胞常常分区或分片生长，可采用细胞刮机械地将不需要的细胞区域刮除，从而将细胞分离开来。

3. **反复贴壁法**　利用上皮细胞和成纤维细胞贴壁速度的不同，成纤维细胞能在短时间内（10~30min）完成贴壁，而上皮细胞短时间内不能贴壁或贴壁不牢，轻微振荡即会飘起，从而将二者分离开来。

4. **贴壁筛选法**　是利用细胞贴壁时间和贴壁牢固性的不同，逐步将非贴壁细胞和杂细胞去除的方法。例如，来源于人骨髓液中的基质细胞，可常采用贴壁分离法进行纯化培养：骨髓细胞悬液经静置培养 1 周后会开始贴壁生长，通过换液可将不贴壁的造血细胞去除。

5. 克隆法　同一细胞系中存在着生物学性状不完全相同的亚群，采用有限细胞稀释法或软琼脂分离法，将细胞分成单个细胞长成单克隆后，再选择出所需的克隆。

6. 免疫磁珠分选法　是把细胞用磁珠特异性地标记后，通过放在具有强而稳定磁场的磁力架上的分选柱，分选柱里的基质形成一个高梯度磁场，被磁珠标记的细胞滞留在分析柱中而未被标记的细胞则流出；当分选柱移出磁力架后，滞留在分选柱中的磁珠标记的细胞就能被洗脱下来，这样就能将所需细胞分选出来。

7. 流式分选法　根据某一细胞的特殊标志物，用流式细胞分选仪分选纯化出来（详见后续流式分选仪章节）。

六、原代细胞的鉴定

分离纯化的原代细胞需通过鉴定判断是否为目的细胞，鉴定方法包括基本的形态学观察、特异性染色、细胞表面标志物检测或通过透射电镜观察细胞特征性的超微结构等。

1. 形态学观察鉴定　在倒置荧光显微镜下直接观察活细胞的形态学特征对原代细胞进行初步鉴定。来源于皮肤、肝、肺、消化道上皮、乳腺等组织或肿瘤的细胞，形态呈上皮样，多为扁平的多角形，胞质中央有圆形的细胞核；来源于平滑肌、纤维结缔组织、心肌、血管内皮等组织或肿瘤的细胞，形态呈成纤维样，多为梭形、不规则三角形；悬浮型细胞呈圆形，可以是单个细胞或多个细胞形成的细胞团。

2. 特异性染色实验　通过对某些原代细胞内特征性结构进行特异性染色来鉴定。例如间充质层细胞的胞质胞核可以被甲苯胺蓝染成蓝色，而软骨层细胞，因其内部富含蛋白多糖，被甲苯胺蓝染色后胞质胞核均染成紫红色，由此可以将间充质细胞和软骨细胞鉴别开来；肺泡 Ⅱ 型上皮细胞可以用改良巴氏染色法进行鉴定，其特征性结构板层小体可被哈里斯苏木精及碳酸锂工作液染为蓝紫色，可见胞浆内有较多的蓝紫色颗粒分布。一般细胞染色步骤如下：①细胞爬片：将无菌玻片置于细胞培养皿中，滴加细胞悬液至玻片上进行培养，待细胞长满玻片后取出，用 PBS 洗涤后放于载玻片上，自然干燥。②固定：用 PBS/ 甲醇（1 ：1）或 4% 多聚甲醛固定 15min。③染色：弃固定液，PBS 洗涤后加合适的染色液进行染色。④干燥：染色完毕后用清水洗净，置于空气中干燥。⑤封片观察：干燥后，用二甲苯透明，光学树脂封片后观察。

3. 细胞表面标志物检测 采用免疫组化或流式细胞术检测。例如，α‑SM‑actin 是血管平滑肌细胞（vascular smooth muscle cells，VSMC）的标志性分子，VSMC 中 α‑SM‑actin 经免疫荧光染色后，在荧光显微镜下可观察到 α‑SM‑actin 呈肌丝状排列于细胞质内，以此来鉴定 VSMC。间充质干细胞（mesenchymal stem cells，MSCs）具有独特的免疫学表型，高度表达 CD29、CD44、CD90、CD105 等，几乎不表达 CD34、CD45 和人 HLA‑DR，可根据这些表型特征进行鉴定。

4. 电镜观察细胞特征性的超微结构 例如，AEC Ⅱ 细胞经戊二醛和锇酸双重固定、脱水、包埋、切片等处理后制成电镜细胞标本，在透射电镜下能观察到黑色颗粒状特征性的嗜锇小体（即板层小体），且细胞膜上有明显的微绒毛。

（侯迪玉）

第五节　细胞系培养与鉴定

原代培养的细胞开始第一次传代培养后的细胞，即称之为细胞系。本节主要介绍细胞系如何培养与鉴定。

一、细胞系的培养

（一）细胞系的换液

在细胞培养的过程中，换液是一项常规操作。细胞处于旺盛增殖期会消耗培养基中的营养，产生的细胞代谢废物对细胞继续增殖不利，换液可清除细胞在生长过程中产生的代谢废物和某些死细胞，补充新鲜的完全培养液，使细胞继续正常生长。

1. 贴壁和半贴壁细胞的换液　直接吸弃旧的培养液，再加入等量的新鲜完全培养液。一般生长较快的细胞 2~3d 换液 1 次，生长慢的细胞 3~4d 换液 1 次。

2. 悬浮细胞的换液　悬浮细胞常采用半量换液的方式，可低速离心或将培养瓶竖起待细胞自然沉降后，弃去一半旧培养液再对半补加新鲜培养液。悬浮细胞生长较快，一般隔天换液。当悬浮细胞内有较多细胞碎片等杂质存在，可将细胞进行离心，全部更换为新鲜培养液。

3. 换液的注意事项　①换液过程应严格按照无菌操作原则操作，预防微生物污染和细胞交叉污染。②不同细胞的换液频率要进行摸索，换液太频繁，某些细胞无法适应新的培养液会死亡，而换液时间间隔太久，细胞会因代谢废物的毒性作用而死亡。

（二）细胞系的传代

根据细胞生长的特点，传代方法有 3 种：贴壁生长的细胞，多采用胰蛋白酶消化法；部分细胞呈贴壁生长但附着不牢固，可用直接吹打法使细胞脱落下来进行传代；悬浮生长的细胞，可用直接吹打法、自然沉降法或离心法进行传代。

1. 贴壁细胞的传代　当细胞汇合度达 80% 以上时，应尽快处理传代处理，否则细胞由于营养物质缺乏和代谢产物的堆积，进入平台期并衰退。

（1）贴壁细胞传代的具体步骤：以 25cm² 细胞培养瓶为例，①吸除培养瓶内旧的培养液。②加入 5mL 无菌 PBS，轻轻晃动培养瓶充分润湿细胞以洗去残留的培养液，然后吸弃瓶内所有液体（注意：此步骤动作一定要轻柔，不要吹打或触碰到细胞）。③向培养瓶内加入 1mL 消化液（常用的消化液为含 0.25% 胰蛋白酶和 0.02% EDTA 的混合液，使用量以刚好能覆盖瓶底为宜），置于室温消化 2~5min 或 37℃温箱中孵育 1min（实际孵育时间根据细胞特性进行调整）。④在显微镜下观察，发现胞质回缩、细胞间隙增大、细胞变圆、开始松动后，应立即加入 5mL 含血清的培养液终止消化。⑤用吸管吸取瓶内培养液轻轻反复吹打瓶壁上的细胞，使之从瓶壁脱离形成细胞悬液（注意：不仅要控制吹打的力度、次数，不要用力过猛出现泡沫而损伤细胞，还要尽可能将细胞吹散成单个，这样既能减少细胞的死亡，又能便于细胞再次均匀贴壁生长）。⑥细胞悬液 800rcf 离心 5min，弃上清以去除消化液对细胞的影响，细胞沉淀用新鲜培养液重悬（此步骤为可选步骤，根据细胞对消化液的敏感性选做）。⑦细胞悬液计数后依据传代比例，将细胞悬液分瓶，补充新鲜完全培养液至 10mL，置于 CO_2 恒温培养箱中培养。

（2）贴壁细胞传代的注意事项：①传代时机要合适：一般情况下，细胞生长至完全汇合时应进行传代，但存在接触抑制的细胞，在细胞完全汇合前（汇合度在 70%~80% 时）就必须进行传代，否则会引起细胞分化。②胰酶消化的程度是关键：不同的细胞所需胰酶消化时间不同，胰酶消化过度时，细胞碎片增多（镜检黑渣增多），细胞成片脱落，严重影响细胞活性，且部分漂浮的细胞会流失；消化不足时，细胞难以从瓶壁上吹下，反复吹打也会损伤细胞活性。影响消化程度的因素较多，主要有胰酶溶液的活性（配制条件、冻存时间长短、是否反复冻融、解冻后储存时间及温度等）、消化时温度（气温、细胞培养瓶及胰酶溶液的温度）、消化液是否含有 EDTA、所消化细胞密度、所加胰酶溶液的量、细胞对消化液的敏感性等。因此，消化新的细胞时，先用低浓度胰酶摸索消化时间，每隔 1min 镜下观察细胞是否变圆，记录最佳消化时间，后续参考之前的记录来控制消化时间。难消化的细胞或细胞密度过高超过 80% 时，采用分步消化法，即分多次短时间重复消化细胞，直至消化完全。③传代比例要合适：具有密度依赖性的细胞，传代太稀，或者生长较快的细胞，传代太密，均会影响细胞状态甚至导致细胞死亡。一般倍增时间 24h 内的细胞，传代比例（1∶6）~（1∶12）为宜；倍增时间 24~48h 的细胞，传代比例（1∶3）~（1∶8）为宜；倍增时间超过 48h 的细胞，传代比例（1∶2）~（1∶4）为宜。

2. 半贴壁细胞的传代（如 Hela、293T 细胞）　半贴壁细胞因贴壁不牢固，不需要经消化处理，可直接用吸管吸取培养液反复轻轻吹打细胞，将细胞吹散后分瓶传代。注意：因直接吹打对细胞损伤较大，要掌握好吹打的力度和次数。

3. 悬浮细胞的传代　悬浮生长的细胞，当其数量增长显著、培养液开始变黄时应及时传代。悬浮细胞不需要消化，可采用直接吹打法、自然沉降法或离心法进行传代。①直接吹打法：指将细胞吹打混匀后计数算好传代的比例，直接进行分瓶、补液的传代方法。②自然沉降法：指将培养瓶竖起放置，让悬浮细胞慢慢沉淀在瓶底后，吸掉 1/3~1/2 上清液，再根据传代比例进行分瓶、补液的传代方法。③离心法：指将悬浮细胞 800rcf 离心 5min，弃上清，加入新鲜的培养液重悬后，再根据传代比例进行分瓶、补液的传代方法。

不同的悬浮细胞，其特性不一样，要根据其特性选择适宜的传代方法。大部分悬浮细胞为单个生长，当细胞密度很高时会出现细胞抱团生长的现象，聚团的细胞容易死亡成絮状物而殃及周围的悬浮细胞，此类悬浮细胞培养时要格外控制好细胞密度，传代时用直接吹打法，尽量将细胞吹打成单细胞悬液后再分瓶。例如人急性粒白血病细胞系 HL-60 细胞为悬浮单细胞生长，如发现聚团的细胞，说明细胞状态不好，不加以正确处理，最终会发生凋亡，可利用细胞筛去掉部分较大的细胞团，也可尝试将细胞悬液收集至 15mL 离心管中，静置 20min 左右，去除底部部分较大的细胞团。但是，有些悬浮细胞趋于成团生长，如人急性 T 淋巴细胞白血病细胞系 Jurkat 细胞，若将细胞吹打成单个反而会影响其生长，选择自然沉降法进行传代更为适宜。

（三）细胞系的维持

细胞系的良性生长有赖于换液、传代、再换液、再传代来维持。不同细胞系有其自身特点，培养时要记录好细胞系的组织来源、生长形态、培养条件、换液和传代的规律、细胞的遗传学特征等，有利于保持细胞的一致性。同时进行多种细胞系培养时，要严格按照操作规程，预防细胞交叉污染（详见相关章节）。每种细胞系要有充足的冻存储备，建好种子库（详见相关章节），以防细胞衰老或变异，或因污染绝种。

（四）培养细胞生长状况的观察

细胞培养过程，需每天或隔天观察细胞生长过程中出现的变化，以便全面了解细胞的生长概况。主要观察以下几个方面。

1. **培养液的颜色与透明度**　添加有酚红的正常新鲜培养液为红色，此时 pH 值为 7.2~7.4。随着细胞生长过程中产生的酸性代谢产物，使得培养液 pH 值下降而引起颜色变浅变黄。发现培养液变黄时，说明培养液中代谢产物已堆积到一定量，需进行换液或传代处理。如果细胞接种数量过大，换液或传代后培养液很快又会变黄。正常培养液为清亮透明的，如培养液浑浊，有可能存在细菌等微生物污染，必须镜检排除。

2. **细胞形态观察**　生长状态良好的细胞在相差显微镜下可见较多分裂期的细胞，细胞透亮、折光性强、轮廓不清；而状态差的细胞，其折光性变弱、轮廓增强，胞质中空泡、颗粒性物质增多，细胞之间的空隙加大，细胞形态变得不规则，部分细胞出现裂解、漂浮。可采用简便的台盼蓝拒染法来计数活细胞比例。活细胞胞膜结构完整，能阻止台盼蓝进入细胞，细胞不被染色；而死细胞细膜不完整，通透性增加，台盼蓝染液能渗入细胞，使细胞被染成蓝色。

3. 细胞增殖情况　细胞接种或传代后，先经过短暂的潜伏期，然后进入指数增殖期，细胞数量快速增加。在引进新的细胞系为新的研究对象，要先绘制细胞生长曲线来充分了解该细胞生长增殖规律。常见的细胞计数法有血球计数板计数法和细胞计数仪计数法。

（1）血球计数板计数法：血球计数板（改良牛鲍尔计数板）是一块特制的载玻片，构造如图2-7所示，由H形凹槽分为2个相同的计数室，将特制的专用盖玻片覆盖其上，形成高0.1mm的计数室，一个计数室分为9个大方格，每个大方格面积为1mm^2，容积为0.1mm^3，四角每个大方格用单线划分为16个中方格；中央大方格用双线分成25个中方格，常用四角大方格进行细胞计数。具体计数步骤如下：①准备计数板：将血球计数板和盖玻片用75%乙醇棉球擦拭干净后，待计数板和盖玻片干燥后，将盖玻片盖在计数板上。②制备单细胞悬液。③加样：吸取10μL单细胞悬液滴加在盖玻片边缘，使悬液充满盖玻片和计数板之间，不能溢出盖玻片或溢入玻璃槽内，不能有气泡。④计数：用正置显微镜10×物镜观察，计算计数板四角大方格细胞总数，压线细胞只计左侧和上方的（遵循"数上不数下，数左不数右"的原则，按"弓"形顺序计数。注意：镜下见由两个以上细胞组成的细胞团，应按单个细胞计算，但细胞团占10%以上时说明分散不够，应重新制备单细胞悬液）。⑤按以下公式计算细胞密度：细胞数/mL＝4大格细胞总数/4×10×10^3×稀释倍数。

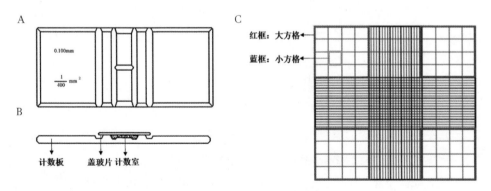

图 2-7　血球计数板结构图

图A，B：血球计数板正面图（A）和侧面图（B）；图C：放大后的方格网计数室。

（2）细胞计数仪计数法：目前市面上售卖有多种细胞计数仪，相比于血球计数板计数法更为简单、快捷。

（3）细胞密度换算：细胞实验中常要求制备一定细胞量、一定密度的细胞悬液，需要进行细胞密度换算。主要根据溶液稀释公式（溶液稀释前后细胞含量保持不变），即 $C_1 \times V_1 = C_2 \times V_2$（$C_1$、$V_1$ 代表溶液稀释前的细胞密度和体积；C_2、V_2 代表溶液稀释后的细胞密度和体积）。例如：现有密度为 10^7 cells/mL 的细胞悬液，需配制 10mL 密度为 10^6 cells/mL 的细胞悬液，应该如何稀释？按照上公式可知，只需取 1mL 密度为 10^7 cells/mL 的细胞悬液，补加 9mL 培养液，即可得到 10mL 密度为 10^6 cells/mL 的细胞悬液。

（4）绘制细胞生长曲线：简要步骤如下：①接种细胞：取生长状态良好的细胞，制成细胞悬液，计数后按照同一种密度接种细胞至 21~30 个 96 孔或 24 孔培养板，接种数量，贴壁细胞以 7~10d 内能长满孔底而不发生生长抑制为宜，悬浮细胞以 5~7d 细胞不发生明显死亡为宜。②计数：每天取 3 孔细胞，台盼蓝染色后计数活细胞数，计算平均值。③连续观察 1~2 周：记录每次计数的数值，培养 3~5d 后，贴壁细胞要给细胞换液，至细胞总数开始减少为止（一般需 10d 左右）。④绘制曲线：以培养时间为横轴，细胞数对数为纵轴，连接成曲线即为该细胞的生长曲线（类似图 2-5B）。生长曲线近似 "S" 形，接种后，经过 1~2 天的滞留期，就进入快速生长的指数生长期，随后达到平台期，最后到达衰退期。生长曲线上细胞数量增加 1 倍的时间为细胞倍增时间，细胞倍增区间即为指数生长期，细胞传代和开展实验应在此区间进行。

4. 细胞污染情况　主要观察细胞是否存在微生物污染和细胞交叉污染。微生物污染最典型的表现为培养液浑浊，培养液中漂浮有菌丝或剧烈活动的细菌，细胞交叉污染典型的表现为细胞形态特征和生长规律突然发生变化，具体参见细胞污染相关章节。

二、细胞的冻存与复苏

随着传代次数的增加，细胞生物学特性会逐渐发生变化，一般细胞在培养几十代以后，由于衰老不能再使用；而且如果没有保种，一旦发生污染，细胞有绝种风险。因此，冻存细胞尤为重要，即在 -196℃ ~-70℃ 深低温保存，其基本原理是：在 -70℃ 以下时，细胞内的酶活性已停止，代谢处于完全停止状态，故可以长期保存细胞。需要时，再复苏冻存的、代数较少的细胞。细胞冻存和复苏遵循 "慢冻速融" 的原则，这样可以最大限度地保存细胞活力。要强调的是：

细胞冻存和复苏时要认真做好标记，冻存时在每支冻存管上都要用防褪色马克笔标上细胞的名称、冻存时间、冻存代数，并记录在册。复苏后，在细胞培养瓶或皿上也要用马克笔写上细胞名称、代数和复苏时间，以免取错细胞。

（一）细胞冻存

细胞冻存的关键在于 –20℃ ~0℃阶段的处理过程，在此温度范围内，冰晶呈针状，极易损伤细胞。目前细胞冻存时多采用 DMSO 作冷冻保护剂，能提高细胞膜对水的通透性，降低冰点，延缓冻结过程，使细胞内的水分能渗出细胞外，减少细胞内冰晶的形成，从而减少对细胞的损伤。细胞冻存过程有 4 个要点：收获细胞、冻存液、冷冻速率和储存环境。

1. 收获细胞　冻存细胞一般选择在贴壁细胞铺满约 90%、悬浮细胞处于对数生长期的时候，此时细胞状态好、数量多，在收获细胞前 24h 应更换 1 次新鲜培养液。收获细胞步骤与传代方法类似，消化、离心、收集细胞后重悬，活细胞记数；冻存细胞数量要足够，一般最低要达到 5×10^6 cells/mL。稀释或浓缩到细胞保存的最终细胞浓度的 2 倍［一般（5~10）$\times 10^6$ cells/mL］，加入配制好的含保护剂的等体积培养液，轻轻混匀后分装到冻存管，封口膜封口并做好标记，冷冻保存。

2. 冻存液　细胞冻存液多采用 95% 含血清完全培养液 +5% DMSO（DMSO 为有毒物质，接触时要戴好手套），对某些特别敏感的细胞，在冻存时使用 95% 血清 +5% DMSO。保护剂在使用时先用完全培养液或血清配成终浓度的 2 倍，再与等体积的细胞悬液混合。

3. 细胞冻存的速率　最适的细胞冷冻速率应让细胞有足够的时间脱水而又不会过度脱水损害细胞，以每分钟降 1℃ ~3℃为宜。通常先把细胞置于 4℃冰箱 10min，–20℃冰箱 1~2h，再置 –80℃冰箱或干冰过夜，再转入液氮罐或低于 –130℃的超低温冰箱长期保存。目前有商品化的梯度降温盒系统，简单易用，降温速率接近 –1°C/min，收获的细胞放于梯度降温盒中直接置于 –80℃冰箱过夜，然后再转入液氮罐等长期保存。值得注意的是，由于 –80℃冰箱电压不稳或频繁开关门，温度难以恒定，冻存太久会导致细胞状态不好，应尽快转入液氮保存。

4. 储存环境　细胞长期保存的温度要低于 –130℃，液氮温度在 –196℃ ~–140℃，细胞可长期保存在液氮，但要注意防止液氮进入冻存管而引起爆炸。

细胞在 –80℃冰箱中，可短期保存几个月。要定期测量液氮储备，保证细胞全部浸没在液氮液面以下，取放细胞时动作要迅速，避免液氮大量挥发。

（二）细胞复苏

复苏细胞应采用快速融化的方法，可以保证细胞外结晶在很短的时间内融化，避免由于缓慢融化使水分渗入细胞内再次形成结晶，损伤细胞。主要步骤如下：①从冰箱或液氮罐中取出冻存管，放入 37℃温水（由于冻存管壁较厚，温度传到细胞内部未达到 37℃，可适当升高水浴温度至 39℃ ~40℃）中快速轻轻晃动使之完全融化（注意：为减少污染，应保持冻存管 O 圈和管盖在水面上。要做好防护，戴上面罩和防冻手套，防止进入冻存管的液氮因温度变化骤然膨胀而引起爆炸）。② 75% 乙醇棉球擦拭整个冻存管外壁，在生物安全柜中打开盖子，将解冻的细胞悬液逐滴转移至装有 10 倍体积且经过预热适合该细胞的完全生长培养基。③ 600rcf 离心 5min 去除冷冻保护剂 DMSO。④弃上清液，加入含血清新鲜培养液重悬细胞，计数，调整细胞密度，接种至培养瓶，置于 CO_2 培养箱培养。⑤次日更换 1 次培养液，继续培养。处理刚复苏的细胞时，动作要轻柔，避免损伤细胞；复苏时，使用的培养液要用和冻存前的一样，否则可能造成细胞复苏后生长不良，甚至死亡。

三、细胞系的获取

研究人员所使用的细胞主要有 3 种来源，一种是直接从商业化公司或细胞库购买，一种是自己从原代组织中分离，还有一种是从其他实验室或科研人员处获取。无论哪种途径获得的细胞，均需经过鉴定后方可使用。

（一）国内外细胞库

1. 国内细胞库 目前国内细胞库主要有中国医学科学院基础医学研究所细胞资源中心、中国科学院细胞库 / 干细胞库、中国典型培养物保藏中心和中国科学院昆明野生动物细胞库，国家实验细胞资源共享服务平台对以上 4 个细胞库，以及中国食品药品检定研究院和空军军医大学细胞工程研究中心，共 6 家全国本领域最具影响力的单位的实验细胞资源进行了整合，为国内科研人员获得实验细胞资源提供了极大的便利。

（1）国家实验细胞资源共享服务平台（national infrastructure of cell line

resource，NICR）：平台整合标准化整理、数字化表达实验细胞 2400 余株系，能为大家提供 7×24h 免费信息服务、细胞质量控制相关的各种技术服务及细胞资源实物服务。（网址：www.cellresource.cn）

（2）中国科学院细胞库 / 干细胞库（national collection of authenticated cells cultures，NCACC）：旨在收集、开发以及保藏我国和世界的人和动物的细胞系和干细胞（系）资源，每年向国内上百家单位提供各种干细胞及各类技术服务，并常年提供干细胞相关技术咨询，面向全国常年对外提供 400 多种标准化的细胞系（系）资源共享服务及相关技术服务，如支原体检测、DNA-Fingerprinting 检测、同工酶检测、细胞活力检测、内毒素检测、核型分析、畸胎瘤检测等细胞检测类服务，是全国范围内细胞种类最全、供应量最大的资源中心之一。（网址：www.cellbank.org.cn）

（3）中国典型培养物保藏中心（China center for type culture collection，CCTCC）：是 1985 年经国家专利局、教育部批准成立的专业培养物保藏机构，保藏范围很广，包括细菌、放线菌、真菌、单细胞藻类、动植物病毒、噬菌体、人和动物细胞系、转基因修饰细胞系、杂交瘤、植物组织培养、植物种子、克隆载体、基因片段和基因文库等生物材料。向单位和个人提供菌种保藏中心保藏物目录中的各类非专利培养物、病毒、培养基和 800 余种细胞系，还提供微生物和细胞的鉴定检测服务。（网址：cctcc.whu.edu.cn）

（4）中国科学院昆明野生动物细胞库：于 1986 年正式成立，是中国第一个规模最大，收藏最丰富的、以保存动物的遗传资源为主要目的的野生动物细胞库。有 200 余株标准化的人和实验动物的正常二倍体细胞和肿瘤细胞系，可供全国各地的科研单位、大专院校和医院等的科研人员使用。除提供实物服务外，还提供有关细胞培养、核型分析、荧光原位杂交等方面的咨询和技术服务。（网址：www.kmcellbank.com）

以上这些国内细胞库均为非营利机构，但提供细胞会收取一定的成本费和服务费（包括邮费和包装费），每株细胞价格为 900~3000 元不等，相对商业化公司提供的细胞更加经济实惠，且质量更具有保障。

2. 国外细胞库　如果国内细胞库没有研究需要的细胞，可以从国外细胞库直接进口，但费用相对更高，周期也比较长。

（1）美国生物标准品保藏中心（American type culture collection，ATCC）：是 1925 年成立的一家私营的、非营利性的全球生物资源中心和标准机构，保藏有超过 4000 种细胞系，79047 种微生物，向全世界的科学家提供世界上最大、最多样化的人类和动物细胞产品，以及分子基因组工具、微生物产品、生物材料及细胞和微生物培养和鉴定等相关服务。（网址：www.atcc.org）

（2）德国微生物菌种保藏中心（Deutsche Sammlung von Mikroorganismen und Zellkulturen，DSMZ）：成立于 1969 年，是德国的国家菌种保藏中心，保藏有 28800 个微生物培养物，860 多种细胞培养物，致力于细菌、真菌、质粒、人体和动物细胞、植物病毒等的分类、鉴定和保藏工作，是欧洲规模最大的生物资源中心。（网址：www.dsmz.de）

（3）欧洲标准细胞收藏中心（European collection of authenticated cell cultures，ECACC）：成立于 1985 年，现已成为全球闻名的动物细胞培养物收藏中心之一。ECACC 现向全球供应认证细胞系，同时提供广泛的细胞培养服务。（网址：www.phe-cultrecollections.org.uk）

（4）从国外细胞库购买细胞系需要考虑的因素：

1）细胞系的生物安全等级：人体细胞在科学研究实验中扮演着重要角色，具有进口的实际需求。但由于人体细胞易携带病原体，存在生物安全风险，一旦引发生物风险，将对国民生命安全造成严重威胁。因此，国家对人体细胞入境进行着严格的风险防范，既要受到海关的直接监管，也要满足检疫机关的卫生检疫要求。某些细胞系或菌株生物安全风险高，是不允许进口的。根据《中华人民共和国国境卫生检疫法实施细则规定》第十一条规定，入境、出境的微生物、人体组织、生物制品、血液及其制品等特殊物品的携带人、托运人或者邮递人，必须向卫生检疫机关申报并接受卫生检疫，未经卫生检疫机关许可，不准入境、出境。ATCC、ECACC、DSMZ 细胞库的细胞系被国质检动函〔2013〕710 号明确为四级风险产品，进口时必须随附境外提供者出具的安全声明原件和安全评估资料文件，免于提供国外官方卫生证书，进口审批手续变得相对容易。

2）材料准备齐全：报关时尽量提供充足的证明材料，以免耽搁时间而导致干冰挥发完使细胞系死亡，或被退回给发货人。通过细胞系进口代理商购买国外细胞库的细胞，为大家获取国外细胞进行科学研究提供了便利，是一个不错的选择，但在代理合同中需注明以下内容：①明确运输方式和到货时间。②确认细胞系的详细资料，包括物种、组织来源、生长特性、培养条件、代数等。③注明细胞系必须是原装进口，一般国外进口的细胞系，冻存管是原装的且批

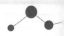

号是唯一的，可避免某些公司从国外购买回一株细胞系，经过培养传代后再供货给多个人。④属于技术外因素导致细胞系无法培养存活，供货方应负的责任要明确列出。⑤细胞到货前应仔细阅读细胞库官网上的细胞培养说明书，准备好品牌质量可靠的相应培养基和血清，培养箱的 CO_2 浓度要准确且稳定，培养瓶品牌质量要可靠，以免供应商以培养基、血清或培养瓶质量不合格为由拒绝索赔。⑥询问代理商细胞系到货后是否需要通过离心置换出 DMSO，因为有些细胞厂家认为离心产生的碎片比 DMSO 的毒性害处更大而不建议离心，如果可以离心，转速不要过高，建议不超过 800rcf，如果转速太高会使本来脆弱的细胞产生较多的碎片，培养过程中，甚至会因为碎片而出现黑点。

3）细胞到货后的处理：进口细胞系多是采用干冰运输的冻存细胞系，细胞到货后首先应该检查运输外包装是否完整、有无损坏、有无液体渗漏，并拍照留证，然后应立即复苏细胞，不要再冻存细胞，反复冻融会导致细胞系复苏后的活性降低。

4）鉴定细胞：细胞系复苏后，应在显微镜下进行形态学观察，确认细胞是否为自己所需要的细胞系，并拍照留证。有条件的情况下，可根据细胞库官网提供的细胞相关特性进行特性实验，进一步验证细胞是否为所订购的细胞，如某些细胞具有其特有的分子标记物，可以通过流式细胞仪针对这些分子标记物进行检测验证。

（二）购买细胞前的准备

因为细胞属于具有特殊生物活性的产品，受到人为主观因素和环境客观因素的影响，细胞质量极易产生波动，甚至出现意外情况，如细胞死亡、活性降低、生长缓慢等，因此在购买细胞前，应做好充分的准备。

1. 明确研究需求 研究人员在购买细胞前，首先要明确自己对细胞的需求，包括细胞正确的中英文全称、物种来源、组织来源和生长特性等。

2. 充分了解细胞 要提前充分了解目的细胞的培养条件及相关技术。可以通过登录国家实验细胞资源共享平台（http://www.cellresource.cn/），输入所需要的细胞名称，查询所需细胞的详细技术信息和参考文献，并确认该细胞的保存单位。

3. 熟悉细胞订购流程 国内细胞库官网均会明确告知细胞订购流程，一般为：注册或登录账号－下订单－转账汇款－复苏细胞－邮寄运输。具体来说，首先在细胞库官网注册或登录账号，然后通过细胞库官网查询可供应的细胞系目录或电话咨询确定所订细胞系目录号及名称、价格，通过电子订单系统或电话、邮件下单，按照订单总金额给指定单位账户汇款，汇款完毕后，向细胞库提供汇款凭证，细胞库老师收到汇款凭证后会安排复苏相应的细胞，待细胞状态良好时，细胞库老师会发邮件或电话告知细胞即将邮寄出，这时我们要提前做好接收准备。

4. 细胞到货前准备　细胞到货前应仔细查阅细胞的培养说明，准备所需的培养基、血清、培养添加剂、培养瓶、离心管、巴氏吸管、培养箱等，要选用质量可靠的品牌，培养箱要提前清洁消毒，CO_2 浓度要适宜且稳定。

5. 明确售后服务和意外情况处理办法　收到细胞后，如果发现细胞存在问题，要及时与细胞库老师反映，沟通如何处理。行业惯例是超过两个月不再受理细胞售后问题。

（三）细胞到货后处理的注意事项

1. 检查外观和细胞状态　细胞运输有两种方式，一种以细胞冷冻管形式，一种是以活细胞形式。

（1）细胞冷冻管：多采用干冰进行运输，收到包裹时应先检外包装是否密封完整，干冰是否完全挥发，细胞冷冻管是否有解冻情况，有问题应立即反馈给提供细胞的技术人员。

（2）活细胞：多采用 $25cm^2$ 培养瓶常温邮寄。一般情况下，贴壁细胞的培养瓶中会加满培养基，悬浮细胞则不会加满（有时为避免寄送过程中产生的气泡造成细胞死亡，培养瓶中均会加满培养基）。收到细胞后，首先应该检查外包装是否密封完整，是否存在漏液情况，观察培养基的颜色，并对外包装、培养瓶外观和培养基颜色逐一进行拍照。然后，用75% 乙醇棉球清洁整个培养瓶外表面，将细胞静置于培养箱中 2~4h 稳定细胞状态，贴壁细胞运送过程中少数脱落的细胞也可以重新附着生长。在倒置显微镜下观察细胞生长情况，细胞形态是否正常，细胞密度是否需要传代处理，对于贴壁细胞还要观察贴壁情况是否良好，并在 10× 或 20× 物镜下对细胞进行拍照，排除细胞本身的污染情况。如有疑议应在第一时间咨询提供细胞的技术人员。

2. 处理细胞

（1）冷冻管的细胞：应尽快复苏培养，不建议再冻存细胞，反复冻融会导致细胞系复苏后的活性降低。无法立即复苏时，可先置于 –80℃冰箱冷冻过夜后再转移到液氮保存。

（2）活细胞：初步确认细胞没有问题后，贴壁细胞根据显微镜下观察到的细胞生长密度，如果细胞密度较低则无需传代，在生物安全柜中将培养瓶内的培养基取出，留 5~10mL 培养基于培养瓶内，置于培养箱中继续培养；如贴壁细胞汇合度已达到 85% 以上，且细胞状态很好时，则置于培养箱 2h 后需要立即传代处理，传代比例应依据不同的细胞而定，可先按照细胞培养说明中的传代比例处理。如为悬浮细胞，置于培养箱 2~4h 后，应将培养瓶中的培养液轻轻吹打混匀后，移入离心管，800rcf 离心 5min，吸弃上清液，管底细胞用新鲜培养基重悬后转移到新的培养瓶中进行培养，细胞密度大的可分瓶培养。

为避免细胞对更换培养基不适应，可将细胞到货时的培养基离心取上清液，用 0.22μm 滤膜过滤后备用。换液或传代时一半用过滤的旧培养液，一半用新鲜的培养液，待冻存保种后再完全更换为新鲜培养液。细胞处理后，每天或间隔 1~2d 对细胞做常规性检查，观察细胞形态、生长情况、培养液的 pH 变化、有无污染等，每次传代后在显微镜不同倍数下各拍至少一张照片作为细胞培养过程的记录和证据。根据细胞状态变化，进行换液或传代处理，如发现异常情况应及时采取措施。

由于运输的时间或者气温变化，很多贴壁细胞在装满培养基的培养瓶中的生长状态和平时培养时会有些不一样。比如 293T 细胞，细胞本身贴壁能力较弱，在装满培养基的培养瓶中会发生大片的脱落，细胞聚集在一起，但是细胞生长还是正常的，通过离心收集和胰酶消化，重新吹散，可以再次恢复正常的贴壁生长。

3. 购买的细胞死亡或存活率不佳的可能原因

（1）培养基选用错误：每株细胞均有其特定且适宜的培养基，若突然使用和原先所提供培养条件不同的培养基，可能因无法适应而造成细胞存活率下降，甚至死亡。

（2）血清选用错误或品质不佳：血清是细胞极为重要的营养来源，不同物种来源和品牌的血清，其营养成分和品质不一，所以血清的种类和品质对细胞生长会造成较大影响。

（3）传代处理不当：①传代时细胞接种密度过低。②细胞传代过于频繁。③胰蛋白酶消化时间过长，或胰蛋白酶消化液的浓度和活性过高、过强，或吹打消化细胞时过于用力，导致在消化过程中细胞严重受损伤。

（4）培养箱温度、湿度或 CO_2 浓度不适宜：如培养箱自动调温器损坏，培养箱门未关紧或开关过于频繁，培养箱 CO_2 浓度过高或过低，培养箱水盘中未及时加水，导致湿度不能维持等。

（5）细胞被污染：购买的细胞若出现污染，应及时联系细胞库重新补发货。

（侯迪玉）

第六节 细胞生存、增殖、侵袭与转移能力检测

细胞培养中常用的研究方法有细胞生存活力的检测、增殖能力的检测、凋亡检测、衰老检测、侵袭与转移能力检测等。

一、细胞生存活力测定

细胞生存活力检测，即细胞死活鉴定，是细胞生物学实验中的一项重要指标，是判断细胞生长情况、检验干预因素对细胞毒性的基础。死活细胞鉴定的方法有很多，主要有基于细胞膜完整性对相关染料的排斥检测（台盼蓝拒染法、7-AAD/PI/DAPI 等 DNA 染料染色法）、基于对细胞代谢活性的检测（脱氢酶的功能，MTT 和 CCK-8 法）、基于对细胞内蛋白质含量的检测（SRB 法）、基于对细胞内 ATP 含量的检测（ATP 化学发光法）等。

（一）染料排斥法

1. 台盼蓝拒染法

（1）检测原理：死细胞由于细胞膜不完整，通透性增加，台盼蓝染料可以穿过死细胞的膜将死细胞染成蓝色，而具有完整细胞膜的活细胞不着色，常用于区分死、活细胞，检测细胞膜的完整性。

（2）主要步骤：首先，制备细胞悬液；然后，细胞悬液与 0.4% 台盼蓝溶液按 1:1 混匀，室温下染色 3~5min，将细胞悬液滴加至玻片，盖上盖玻片后放在高倍镜下观察（死亡的细胞呈浅蓝色并膨大，无光泽，而活细胞不着色并

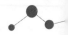

保持正常形态，有光泽）；最后，按公式计算出细胞活力，即细胞数量（%）= 未染色的活细胞总数 /（未染色的活细胞总数 + 蓝色的死细胞总数）× 100%。

（3）注意事项：染色时间不能太长，否则活细胞也会因染料逐渐积累而被染成蓝色，造成检测结果不准确。

（4）优缺点：①优点：简单快捷。②缺点：用于计算死活细胞比率时，传统台盼蓝拒染法是在显微镜下观测并且手工计数，过程费时费力，并且计数的系统误差较大。为了排除人工计数的误差，提高计数过程的准确性，在传统台盼蓝拒染法基础上，利用自动细胞计数仪进行放大、拍照计数，提高了计数过程的自动化程度，但是由于计数时焦平面的选择、颗粒识别的准确性等问题，容易高估细胞活性而造成结果的不准确。

2. 7-AAD/PI/DAPI 等 DNA 染料染色法

（1）检测原理：DNA 染料不能通过正常质膜，随着细胞死亡过程，质膜对 DNA 染料的通透性逐渐增加，染料与胞核结合，通过流式细胞术或荧光显微镜可区分死活细胞。

（2）主要步骤：①细胞准备：贴壁细胞经胰酶消化后制成细胞悬液，悬浮细胞直接收集细胞悬液，将细胞悬液在室温下 1000g 离心 5min，弃上清液，用 $1 \times$ PBS 洗涤 1 次后，用 0.5mL PBS 重悬细胞，每个样品推荐的细胞用量为 10^6 个细胞。②加入终浓度分别为 PI（5 μg/mL）或 DAPI（500~1000ng/mL）或 7-AAD（2.5 μM）的染料，染色时间不要超过 5min。③将样品置于冰上，并尽量在 1h 内进行流式细胞仪检测和分析。

（3）染料检测通道：PI 的激发波长为 488nm，发射波长为 610/20nm；DAPI 的激发波长为 355/405nm，对应的发射波长为 440/40nm 和 450/50nm；7-AAD 的激发波长为 488nm，发射波长为 670/14nm，具体检测步骤详见流式细胞仪章节。

（4）注意事项：①整个过程均需注意避光操作。②阴性对照设置：要用仅含 PBS 且未经染色的细胞样品作为检测的阴性对照。

（二）代谢活性检测法

1. MTT 法　MTT 是一种黄色粉末状化学试剂，能用于检测细胞活性及药物或其他处理方式如放射线辐照等对细胞的毒性，已广泛用于大规模抗肿瘤药物筛选、肿瘤放射敏感性检测等。

（1）检测原理：活细胞线粒体中的琥珀酸脱氢酶能使 MTT 还原为水不溶性的蓝紫色结晶甲瓒并沉积在细胞中，而死细胞无此功能。DMSO 能溶解形成的甲瓒，用酶标仪检测 490nm 波长处吸光度（OD）值，能间接反映活细胞数量。在一定细胞数量范围内，MTT 结晶量与细胞数量成正比，OD 值越大，表明细胞活性越强；如果检测毒性作用，OD 值越大，则表明药物毒性越小。

（2）主要步骤：①铺板：贴壁细胞制成细胞悬液，接种至 96 孔板，每孔加入 100μL 细胞悬液，$1~10 \times 10^3$ 个细胞 / 孔；悬浮细胞离心换液后调整浓度至 $1~10 \times 10^5$ cells/mL，100μL/ 孔接种至 96 孔板。②细胞培养：CO_2 培养箱中（37℃，5% CO_2 及饱和湿度条件下）静置培养，培养时间取决于实验目的。③药物处理（为细胞毒性测定步骤，细胞数量测定实验跳过此步骤）：贴壁细胞贴壁后或次日加药，悬浮细胞 1~2h 后加药，一般设置 5~7 个药物浓度梯度，设 3~5 个复孔，同时设置空白孔（培养液 +MTT+DMSO）、对照孔（细胞 + 相同浓度的药物溶解介质 + 培养液 +MTT+DMSO），CO_2 培养箱中孵育 16~48h，倒置显微镜下观察。④显色：每孔加 10μL MTT 溶液（用 PBS 配制成 5mg/mL，pH 为 7.4），CO_2 培养箱中继续孵育 4h，终止培养，小心吸弃孔内培养上清液，对于悬浮细胞需要离心后再吸弃孔内培养上清液，每孔加 100μL DMSO，振荡 10min 使结晶充分融解。⑤检测 OD_{490} 值：用酶标仪检测 OD_{490} 值，记录结果，计算细胞存活率或药物抑制率：细胞存活率（%）= [(As–Ab)/(Ac–Ab)] × 100%；抑制率（%）= [(Ac–As)/(Ac–Ab)] × 100%（其中 As 为实验孔 OD_{490} 值，Ab 为空白孔 OD_{490} 值，Ac 为对照孔 OD_{490} 值）。

（3）注意事项：①合适的细胞接种浓度：细胞的接种密度一定不能过大，贴壁细胞 4000~5000/ 孔为宜，悬浮细胞 10000~30000/ 孔为宜。②混匀细胞：细胞悬液一定要混匀，避免细胞沉淀而导致每孔中的细胞数量不等，每接种几孔细胞就要再混匀 1 次，加样器操作要熟练，尽量避免人为误差。③吸光度值分析：MTT 实验 OD_{490} 值要在 0~0.7，OD_{490} 值太小检测误差较多，OD_{490} 值太大可能已超出线性范围，在细胞毒性实验中，不加药物的空白组的 OD_{490} 值应在 0.8~1.2。④防蒸发：96 孔板四边的孔要用无菌 PBS 填充，保持中间孔的水分，以防水分蒸发后药物被浓缩而影响实验。⑤防止药物与 MTT 反应：加入的药物如果具有氧化还原性，如谷胱甘肽、维生素 E 或维生素 C，加入 MTT 前建议用 PBS 洗涤细胞 1~2 次，否则这些药物将 MTT 还原成棕褐色沉淀而影响实验结果。⑥及时换液：100μL 培养液难以维持 $10^4~10^5$ 个增殖期细胞的营养，细胞会由增殖期趋于静止期甚至衰退期,影响实验结果,如果培养时间较长,应在48h时换液1次。⑦去除背景:如果细胞悬液浑浊度较高,测量并减去样品 OD_{600} 值可去除背景干扰。⑧避免血清干扰:高浓度血清物质会影响实验孔的吸光度值,培养液中FBS浓度应小于10%,且在呈色后应尽量吸净孔内残余培养液,最好选用圆底型96孔板进行实验,清除上清时注意不要把底部的结晶颗粒吸掉。⑨MTT保存:MTT最好现用现配,过滤后4℃避光保存两周内有效,或小剂量分装在−20℃避光长期保存,避免反复冻融,另MTT有致癌性,使用时要戴好手套小心操作。⑩MTT法只能用来检测细胞相对数量和相对活力,不能测定细胞绝对数量,如果要测定绝对数量,还需要用血球计数板等方法测出总细胞数。

（4）优缺点:①优点:灵敏度高、成本低。②缺点:由于MTT经还原所产生的甲瓒不溶于水,需溶解后才能检测,工作量大且会影响实验结果的准确性,而且溶解甲瓒的DMSO对实验者也有毒性。

2. CCK−8法 是利用一种类似于MTT的化合物WST−8,其在电子耦合剂的作用下被线粒体内的一些脱氢酶还原为具有高度水溶性的黄色甲瓒产物,生成的甲瓒物的数量与活细胞的数量成正比,活细胞数越多,颜色越深。用酶标仪检测 OD_{450} 值,可间接反映活细胞数量。

CCK−8法实验步骤与MTT法类似,但CCK−8法产生的甲瓒是水溶性的,不需要吸出培养液再加入有机溶剂溶解,因此减少了误差。CCK−8法与MTT法相比,线性范围更宽,灵敏度更高,对细胞无毒性,试剂在培养基中更加稳定,实验结果重复性更好,且试剂为成品,即开即用,使用方便。但是CCK−8试剂比MTT的价格贵,使用成本高。需要注意的是,会影响线粒体活性的干预不适合使用MTT/CCK−8法来反映细胞数量。

（三）蛋白质含量检测法

以磺酰罗丹明B（sulforhodamine B，SRB）法为例。

1. 检测原理 SRB是一种易溶于水的粉红色阴离子染料,在酸性条件下可与组成蛋白质的碱性氨基酸特异性结合,被结合染料的多少在一定范围内与蛋白质含量成线性正比,而蛋白质含量的多少与活细胞数目成正比,用酶标仪检测 OD_{540} 值即可反映活细胞数量。

2. 主要步骤 ①细胞准备:同MTT法。②细胞固定:96孔板中每孔加入 $50\,\mu L$ 终浓度为10%三氯乙酸（TCA）溶液（4℃预冷）,静置5min,置于4℃

固定 1h 后取出，倒掉固定液，用无菌水洗涤 5 次，室温晾干。③染色：每孔加入 100μL 0.4%SRB 染色液（1% 乙酸配制），室温避光放置 30min 后倒掉染液，用 1% 乙酸洗涤 4 次，去除未结合的 SRB 染料，室温晾干。④检测：用 100μL 10mM Tris 碱溶液（pH10.5）溶解与蛋白结合的 SRB 染料，避光振荡 5min 后用酶标仪测定 OD_{540} 值。

3. 注意事项 去除未结合的染料时动作要迅速，避免因移液器吸取液体动作过慢造成已与蛋白结合的 SRB 染料解吸附。

4. 优缺点 ①优点：SRB 法细胞经固定染色后受测定时间的影响较小，可放置较长时间，用 Tris 碱溶液溶解后的 SRB 染料也可稳定较长时间，不同时间固定的细胞可在同一时间测定，结果不会受到明显影响。由于时间不受限制，可以灵活掌握检测时间，因此 SRB 法特别适用于高通量药物筛选。②缺点：实验步骤较多，操作较为烦琐。

（四）ATP 含量检测法

主要有 ATP 化学发光法。

1. 检测原理 外源萤火虫荧光素酶可以利用细胞内的 ATP 与荧光素酶底物发生反应，产生的光可被化学发光仪检测到，发光信号强度与 ATP 含量成正比，而 ATP 含量取决于活细胞数目，从而可以用于分析细胞活性。

2. 主要步骤 ①准备细胞：同 MTT 法。②ATP 标准曲线的设置：ATP 标准溶液用 PBS 稀释成适当的浓度梯度（如 0、10、30、100、300、1000、3000、10000nM），96 孔板中每孔加入 100μL 不同浓度的标准品。③检测：试剂平衡至室温后，向 96 孔板中每孔加入 100μL 发光法检测试剂，室温振荡 2min 促进细胞的裂解，室温孵育 10min 后用具有检测化学发光功能的多功能酶标仪进行化学发光检测。④计算活力：根据 ATP 标准曲线和化学发光读数计算出 ATP 的量从而计算出细胞的相对活力。

3. 注意事项 ①避免反复冻融导致荧光素酶失活，解冻后可适当分装保存，使用前需平衡至室温使其充分溶解。②需设置含有药物溶剂的细胞培养液对照孔，排除溶剂对荧光素酶反应的干扰。③检测时需使用白色不透明 96 孔板，以防相邻孔之间产生相互干扰。

4. 优缺点 ①优点：检测快速、便捷、稳定、灵敏度高、线性范围宽。②缺点：试剂稳定性差，检测精度不高，本底较高，检测板和仪器成本高。

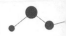

二、细胞增殖能力测定

细胞增殖是一个细胞经过有丝分裂成为两个细胞的过程，是生物体重要的生命特征。细胞增殖能力检测是细胞实验中常用的检测指标，用以判断实验药物或目标基因对细胞生长的影响，评估细胞毒性，分析细胞活性状态等。细胞增殖能力检测目前主要有两类：一类是直接检测法，即通过直接测定进行分裂的细胞数来评价细胞的增殖能力，主要包括 DNA 合成检测（BrdU 或 EdU 掺入法）、细胞增殖相关抗原检测（Ki67 细胞增殖检测）、细胞周期检测和克隆形成实验；另一类是间接检测法，即通过检测细胞活力来反映细胞的增殖能力，但并不能最终证明细胞是否在增殖，主要包括 MTT 法、CCK-8 法和 ATP 法，具体详见细胞活力检测相关章节。以下主要针对直接检测法进行介绍。

（一）DNA 合成检测

1. BrdU 掺入法

（1）原理：BrdU（5-bromodeoxyuridinc，5- 溴 -2'- 脱氧尿苷）是胸腺嘧啶核苷的类似物，可代替胸腺嘧啶掺入细胞新合成的 DNA 中，然后利用抗 BrdU 单克隆抗体进行免疫细胞荧光染色可显示增殖细胞。同时，结合其他细胞标记物进行双重染色，可判断增殖细胞的种类和增殖速度。但由于 BrdU 抗体分子量大，DNA 双链结构的位阻使得抗体无法直接与 BrdU 结合，需将 DNA 变性成单链后，抗体才能与之结合，因此 BrdU 细胞增殖实验一定要先进行变性，变性的方法包括酸解、热解、酶解等。

（2）主要步骤：①配制 BrdU：将 100mg BrdU 溶解在 32.5mL 无水 DMSO 中制备成 10mM 原液，取 10μL 原液加入 10mL 的 37℃培养基中稀释成 10μM 标记溶液。②标记细胞：弃去细胞旧培养基并替换为 BrdU 标记溶液，在 37℃ 下孵育 2h。③洗涤细胞：去除标记溶液并用 PBS 洗涤 3 次，每次 2min。④固定、通透和酸变性：去除 PBS 并加入 1mL 的 3.7% 甲醛（PBS 配制），室温孵育 15min，PBS 洗涤（3 次，每次 2min），加入 1mL 的 Triton X-100 通透缓冲液，室温孵育 20min 后去除通透缓冲液，加入 1mL 1M HCl 冰上孵育 10min 后去除，加入 1mL 2M HCl 室温下孵育 10min，再加入 1mL pH 7.4 磷酸盐或枸橼酸缓冲液，在室温下孵育 10min，用 Triton X-100 通透缓冲液洗涤（3 次，每次 2min）。⑤检测掺入的 BrdU：加入 1mL 抗体染色缓冲液，加抗 BrdU 一抗在室温下孵育过夜，用 Triton X-100 通透缓冲液洗涤（3 次，每次 2min），加荧光标记的二抗室温下孵育 1h，荧光显微镜拍照检测。

（3）优缺点：①优点：直接检测细胞中 DNA 的合成。②缺点：检测耗时长（几小时甚至过夜）；BrdU 需要 DNA 变性后才能与抗体结合，而破坏 DNA 双链结构会影响细胞核染料的染色；变性处理方法会破坏抗原识别位点，降低准确性，且无法同时检测细胞其他性状特征。

2. EdU 掺入法

（1）原理：EdU（5-ethynyl-2'-deoxyuridine，5- 乙炔基 -2'- 脱氧尿苷）是一种新型胸腺嘧啶核苷类似物，能够在 DNA 合成过程中替代胸苷掺入新合成的 DNA 中，而 EdU 上的乙炔基通过一价铜离子的催化能与荧光标记的小分子叠氮化物探针（如 Alexa Fluor 488 azid，Alexa Fluor 545 azide 等）发生共价反应，形成稳定的三唑环，该反应非常迅速，被称作点击反应（click reaction），通过流式细胞术或荧光显微镜检测荧光强度即可评价细胞增殖情况。

（2）主要步骤：①制备 EdU：用新鲜无血清培养基配制 2×EdU 工作溶液（EdU 终浓度为 10μM，可根据细胞类型设置几个浓度梯度预实验摸索最佳 EdU 浓度后再进行正式实验）。②EdU 标记细胞：用 2×EdU 溶液替换一半旧培养基，孵育 2h。③固定通透步骤同 BrdU 法。④检测：向每个玻片上加入 100μL Click 反应混合物，室温下避光孵育 30min，除去反应混合物，用 2.5mL PBS 洗涤 1 次，荧光显微镜检测荧光强度。

（3）EdU 法相比于 BrdU 法的优点：①更准确：无需 DNA 变性，可有效避免变性带来的样品损伤，确保细胞核边缘清晰完整。②更简单：无需抗原抗体反应，基于小分子化学反应的检测方法，简单高效。③更灵敏：检测染料大小仅为 BrdU 抗体的 1/500，更容易扩散，即使单个增殖细胞也能准确检测。④更快速：无需过夜，省却了抗原抗体反应的复杂繁琐步骤，完成整个检测周期仅需 2.5h。⑤更兼容：对样品几乎无损伤，更容易与多种荧光蛋白同时标记，能够同时检测细胞其他性状特征。

（4）注意事项：① EdU 标记细胞时建议不要更换所有的培养基，否则会影响细胞增殖速率。② Click 反应在孵育过程中一定要避光。

（二）细胞增殖相关抗原检测

某些抗原（如 Ki67）只存在于增殖细胞，而非增殖细胞缺乏这些抗原，通过检测这些抗原即可检测增殖细胞。Ki67 细胞增殖检测内容详见流式细胞术相关章节。

（三）细胞周期检测

（1）常用 PI 染色法分析处于不同细胞增殖周期阶段的细胞比例，详见流式细胞术相关章节。

（2）通过检测细胞周期素依赖蛋白激酶（cyclin-dependent kinase，CDK）的活性分析细胞周期。细胞周期素（Cyclin）能与 CDK 结合，调节 CDK 的活性，从而调节细胞周期的运行。不同的 Cyclin 与不同的 CDK 结合形成复合物，在细胞的不同时期表现出活性。因此，可以根据 Cyclin-CDK 的存在和活化来鉴定细胞周期的不同时期。常见的 Cyclin 有 Cyclin A（S 期细胞周期素），Cyclin B（M 期细胞周期素），Cyclin D（G1 期细胞周期素），Cyclin E（G1/S 期细胞周期素）。

（四）克隆形成实验

1. 实验原理　单个细胞在体外增殖 6 代以上，其后代所组成的细胞群体，称为集落或克隆。每个克隆含有 50 个以上的细胞，大小为 0.3~1mm。集落形成率体现细胞增殖能力。细胞克隆形成实验包括平板克隆形成实验（主要用于贴壁细胞）和软琼脂克隆形成实验（主要用于悬浮细胞）。

2. 主要步骤　①平板克隆形成实验：对数生长期的贴壁细胞，0.25% 胰蛋白酶消化后，制备单个细胞，重悬于合适的完全培养基中，计数活细胞；以适宜的细胞数接种于培养板 / 皿中，置 37℃、5% CO_2 及饱和湿度的培养箱中培养，3~4d 更换新鲜培养基，培养时间依据细胞增殖周期定，其间每天观察；到达培养终点时，弃上清液，用 PBS 小心洗涤 2 次。加 5mL 甲醇或 4% 多聚甲醛固定细胞 15min；然后去固定液，加适量 0.1% 结晶紫或吉姆萨染色液染 10~30min，用流水缓慢洗去染色液，空气干燥；摄像机宏观拍照或在显微镜（低倍镜）下微观观察阳性克隆（每个克隆＞ 50 个细胞）数；最后计算克隆形成率 =（克隆数 / 接种细胞数）× 100%。②软琼脂 / 甲基纤维素克隆形成实验：制备琼脂或甲基纤维素溶液，高压灭菌；取对数生长期细胞，洗涤后，用完全培养液制备成单细胞悬液，计数活细胞；配制培养体系，包括完全培养液、适宜浓度的琼脂 / 甲基纤维素与一定数量的细胞，置 37℃、5% CO_2 及饱和湿度的培养箱中培养，培养时间依据细胞增殖周期定；其间每天观察，到达培养终点时，在倒置显微镜下，观察细胞克隆数；也可根据细胞特性，进行特殊染色，以确认集落的细胞组成。

3. 注意事项 细胞悬液充分混匀和细胞接种密度适宜，是保证本实验结果可靠性的关键。有些细胞的培养体系中需添加刺激因子。

三、细胞凋亡检测

细胞凋亡是一种程序性细胞死亡形式，是为更好地适应生存环境而主动进行的一种死亡过程，涉及一系列基因的激活、表达以及调控等作用，具有重要生物学意义及复杂的分子生物学机制。在生物学研究过程中常常需要检测细胞凋亡情况。目前检测细胞凋亡的方法大致可分为基于细胞形态、生物学功能和生化标记的三大类方法。

（一）基于细胞形态的凋亡检测方法

细胞凋亡的早期形态学改变是细胞体积缩小，细胞间连接消失，细胞质密度增加，线粒体膜电位消失，通透性改变，细胞色素 C 释放到胞浆；凋亡中期的细胞核染色质浓缩、聚集在核膜周边，胞浆固缩、胞膜起泡；凋亡晚期的细胞核裂解成若干碎片，细胞膜将胞质和染色质断片包裹，胞浆内形成多个膜结构尚完整的"凋亡小体"，凋亡小体可迅速被周围吞噬细胞吞噬。

根据凋亡细胞固有的形态特征，设计了许多不同的细胞凋亡形态学检测方法。

1. 电子显微镜检测方法 在透射电镜下，可精细观察到处于不同凋亡时期的细胞形态，但此方法的缺点在于无法定量，一个视野仅能观察 1~2 个细胞，实验步骤繁琐（固定、切片到拍照），并非所有实验室都能配备电镜。

2. 光学显微镜观察法 细胞涂片或组织石蜡切片作 HE 染色，在高倍物镜下观察凋亡细胞的形态改变，包括胞质致密、嗜酸性染色增强、可形成凋亡小体，结合显微测量工具可作凋亡细胞计数。本方法简便易行，但由于缺乏较为特征的指标，在细胞密集的组织中对于改变不典型的细胞判断较困难，具有较强的主观性，重复性差，可作为分析指标之一用于凋亡现象的初步观察。

3. 细胞核形态染色法 利用 DNA 特异性荧光染料（如 Hoechst、DAPI 和 PI）搭配荧光显微镜对细胞核形态进行观察是细胞凋亡形态学检测较为直接的指标。Hoechst 是与 DNA 特异结合的活性染料，可用于活细胞的细胞核染色；

DAPI 为半通透性染料，多用于常规固定细胞的染色；PI 不能透过完整的细胞膜，但能够透过凋亡中晚期的细胞和死细胞的细胞膜将细胞核染色，与 Annexin V 搭配使用可以将凋亡早、晚期细胞以及死细胞区分开来。

（二）基于生物学功能的凋亡检测方法

主要包括 Annexin-V/PI 双染法和线粒体膜电位检测法，具体详见流式细胞术相关章节。

（三）基于生化标记的凋亡检测方法

1. Caspase-3 活性检测

（1）原理：半胱氨酸天冬氨酸特异性蛋白酶（cysteinyl aspartic acid proteases，Caspase）蛋白家族的活化是细胞凋亡的特征，在介导细胞凋亡过程中具有重要的作用，其中 Caspase-3 在正常细胞中以无活性的酶原（32kDa）形式存在，在凋亡早期，Caspase-3 被剪切活化，转变为活化的 p17 大亚基和 p12 小亚基片段，p17 和 p12 二聚化形成活化形式的剪切体 Caspase-3，可以直接特异性剪切 PARP 等胞浆胞核底物，最终导致细胞凋亡。在凋亡晚期及死亡细胞中，Caspase-3 活性下降，因此可通过 WB 检测 Caspase-3 剪切体的含量或分光光度法检测 Caspase-3 的活性来反映细胞凋亡过程。其中分光光度法检测 Caspase-3 的活性主要基于 Caspase-3 可以催化特异底物 Ac-DEVD-pNA 产生黄色的游离硝基苯胺（p-nitroaniline，pNA），通过酶标仪测定 pNA 在 405nm 处吸光值可间接获得 Caspase-3 的活性。

（2）主要步骤（Caspase 剪切体的含量检测具体内容参见第三章"蛋白质检测技术"，此处主要介绍分光光度法检测 Caspase 的活性内容）：①样品收集：600g 4℃离心 5min 收集细胞（悬浮细胞直接离心收集，贴壁细胞消化制备成单细胞悬液后离心收集），PBS 洗涤 1 次。②细胞裂解：按照每 2×10^6 个细胞加入 100μL 裂解液的比例加入裂解液，冰浴裂解 15min（对于组织样品，剪碎成 3~10mg 的小块后直接加 100μL 裂解液，冰上匀浆裂解），4℃ 16000~20000rcf 离心 15min，上清液转移至预冷的新离心管中。③测定 Caspase-3 酶活性：加入 10μL 2mM Ac-DEVD-pNA 混匀（注意避免产生气泡），37℃孵育 60~120min，发现颜色变化比较明显时即可测定 A405，颜色变化不明显时可适当延长孵育时间。

（3）注意事项：Caspase-3 剪切体的含量或 Caspase-3 的活性水平偏低时，要确认凋亡现象是否明显，适当调节诱导细胞凋亡的时间或通过做时间曲线找到 Caspase-3 激活比较强的时间点，这样才能顺利检测出 Caspase-3 的激活。

2. DNA 损伤检测　在细胞凋亡的后期，Caspase 会激活 Caspase 激活的 DNA 酶（Caspase-activated DNase，CAD），切割核小体之间的 DNA，形成以 180~200bp 为单位的 DNA 片段，经过提取和纯化后在凝胶电泳上产生一系列条带，由于这些 DNA 条带整体类似于梯子上的一个个踏板，故名 DNA Ladder 实验。现已有针对 DNA Ladder 的商品化抽提试剂盒，具体参见相关产品说明书。

3. 脱氧核糖核苷酸末端转移酶介导的缺口末端标记法（TUNEL 实验）
细胞凋亡或坏死时会激活一些 DNA 内切酶切断核小体间的基因组 DNA，基因组 DNA 断裂时暴露的 3'-OH 可以在末端脱氧核苷酸转移酶（terminal deoxynucleotidyl transferase，TdT）的催化下加上荧光素（FITC 或 Cy3）、生物素、过氧化物酶或碱性磷酸化酶标记的 dUTP，荧光素可通过荧光显微镜或流式细胞仪进行检测，化学信号可通过加入合适的底物显色后在普通光学显微镜下进行检测。现已有 TUNEL 实验商品化试剂盒，具体参见相关产品说明书。此方法不能区分细胞凋亡与坏死，一般只用于组织切片样本的研究。

四、细胞衰老检测

细胞衰老是细胞周期调控下多基因参与的复杂的生理病理过程，被认为是一种抑癌机制，也是生物衰老的潜在原因之一。衰老细胞有着显著的特性，即细胞体积变大，在 pH6.0 环境中有高酶活性的衰老相关 β－半乳糖苷酶（senescence-associated β-galactosidase，SA-β-Gal），基于此产生了 SA-β-Gal 衰老检测法。此外，由于端粒的长度会随着细胞的每次分裂而缩短，因此端粒的长度也是细胞衰老的一个常用检测指标，端粒长度检测的方法主要包括端粒末端限制性片段分析（terminal restriction fragment，TRF）和定量荧光原位杂交（quantitative fluorescence in situ hybridization，Q-FISH）法。

（一）SA-β-Gal 衰老检测法
SA-β-gal 检测方法主要分为细胞化学染色法和荧光法。

1. 细胞化学染色法
（1）原理：衰老细胞在酸性（pH6.0）条件下具有高活性 SA-β-Gal，能将底物 X-Gal 催化生成深蓝色产物，从而在光学显微镜下能观察到蓝色细胞，以此来检测细胞衰老。

（2）主要步骤：①样品处理：贴壁细胞吸除细胞培养液，悬浮细胞离心收集细胞后，用 PBS 洗涤 1 次；冰冻切片复温后再用 PBS 浸泡洗涤组织 3 次，每次至少 5min。②固定：加入 1mL 固定液，室温固定 15min 后，吸除固定液，用 PBS 洗涤（3 次，每次 3min）。③染色：加入 1mL 含 X-Gal 的染色工作液，37℃无 CO_2 孵箱中孵育过夜。④观察：普通光学显微镜下观察计数。

（3）注意事项：① β-Gal 染色固定液有一定的腐蚀性和毒性，操作时请注意防护。②细胞衰老 β-Gal 染色反应依赖于酸性条件，不能在 CO_2 培养箱中进行染色反应，因为用于细胞培养的 CO_2 培养箱中较高浓度的 CO_2 会影响染色工作液的 pH 值而导致染色失败。③如有结晶形成，可使用 70% 乙醇进行洗涤处理。④如不能及时观察计数，可以去除染色工作液，加入 2mL PBS，4℃可以保存数天；或者加上封片液封片后，4℃可以保存较长时间。⑤染色时间需要通过预实验摸索，一般是 20min~16h。

2. 荧光法

（1）原理：C12FDG 是 β-gal 的荧光底物，本身不具有荧光，能透过细胞膜，被 β-gal 水解后产生绿色荧光产物并保留在细胞内，利用流式细胞仪可检测绿色荧光的产生，以此反映 β-gal 的表达。因此，检测 SA-β-gal 的活性之前，可事先将溶酶体碱化至 pH 6.0，然后向细胞中加入 C12FDG 后，利用流式细胞仪或荧光显微镜等检测 SA-β gal 的表达。

（2）主要步骤：①样品处理：贴壁细胞吸除细胞培养液，悬浮细胞离心收集细胞后，用 PBS 洗涤 2 次。②溶酶体碱化：加入氯喹或巴弗洛霉素 A1 降低溶酶体的酸度，使溶酶体碱化至 pH6.0。③向细胞中加入 C12FDG，37℃无 CO_2 孵箱中孵育 1~2h。④ PBS 洗涤 2 次后即可利用流式细胞仪或荧光显微镜检测。

3. 细胞化学染色法与荧光法的比较
①细胞化学染色法通常需要数小时甚至一天时间完成观察和计数，荧光法需要 4~8h 处理细胞，1 天内即可完成检测。②化学法可用于细胞及组织切片的染色，所需试剂和设备简单，步骤简单易行。③与细胞化学检测相比，荧光底物的使用提高了检测的灵敏度；无毒的荧光底物可通过流式细胞术研究活细胞，定量更准确。

（二）TRF 衰老检测法

1. 原理 TRF 是端粒长度检测的金标准，评估的是群体细胞的平均端粒长度，主要根据端粒序列特异且重复的特性，用一组缺乏端粒识别位点的限制性内切酶（如 Hinf I 和 Rsa I）将基因组 DNA 消化成短片段，而端粒 DNA 不被切割以较长的片段保留，通过 Southern blotting 方法用端粒 DNA 特异的探针（CCCTAA）可检测到端粒，再通过软件与已知分子量 DNA 梯度条带作比较，可评估平均端粒长度。

2. 注意事项 用此方法来检测端粒长度时，基因组 DNA 提取的完整性对定量端粒长度十分重要，DNA 降解会导致对端粒长度评估的不准确，因此提取过程要注意核酸酶污染，存储时要分装，避免反复冻融。

3. 优缺点 ①优点：不需要特殊的设备，经济，易于操作，错误相对较小。②缺点：需要的 DNA 量多（0.5~5 μg），不适用于来源珍贵的标本；实验周期长（3~5d）；无法对单一的染色体末端进行分析；由于短端粒与探针结合的效率不高，对较短的端粒敏感性低，而短端粒对衰老研究极为关键，导致结果不准确。

（三）Q-FISH 衰老检测法

1. 原理 Q-FISH 是用荧光标记的 PNA 探针与分裂中期细胞的变性端粒 DNA 重复序列杂交，PNA 探针的荧光信号和所杂交端粒长度直接相关，通过采集荧光信号，利用软件与已知端粒长度的标准品比对，可分析端粒长度。

2. 主要步骤和注意事项 参见细胞遗传学分析相关章节。

3. 优缺点 ①优点：所需标本量少，实验周期短，重复性好，不仅能应用于单细胞水平单个染色体端粒长度测量，还可用于组织切片同时获得端粒长度和病理学特征的信息。②缺点：仅适用于生殖细胞、干细胞和癌细胞，处于相对静止期、低分裂能力的正常体细胞不适用。

五、细胞侵袭与转移能力检测

抑制肿瘤细胞迁移和侵袭是治疗肿瘤的有效手段。为了检测细胞侵袭与迁移能力，主要有 Transwell 实验和划痕实验。

（一）Transwell 实验

1. 原理 顾名思义，Transwell 就是"穿孔实验"，如图 2-8 所示，将小室放入培养板中，小室内称上室，培养板内、小室外称下室，由小室底部的聚碳酸酯膜相隔，将细胞悬液加到上室内，下室内盛装培养液，因为聚碳酸酯膜具有通透性，下层培养液中的诱导成分或趋化因子可以影响上室内的细胞功能，应用不同孔径和经过不同处理的聚碳酸酯膜，可以实现细胞共培养、细胞趋化、细胞迁移、细胞侵袭等多种方面的研究。一般将研究的目的细胞接种于上室，干预因素位于下室。

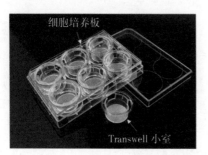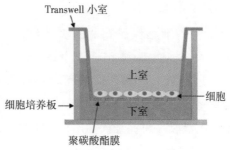

图 2-8　Transwell 实验示意图

图 A：Transwell 小室图；图 B：Transwell 实验示意图。

2. Transwell 小室的选择 根据培养孔板的不同，Transwell 小室可以分为 6 孔板、12 孔板、24 孔板小室以及 75mm 直径小室（10mm 培养皿配套）；根据聚碳酸酯膜孔径的不同，Transwell 小室可以分为 $0.4\mu m$、$1.0\mu m$、$3.0\mu m$、$5.0\mu m$、$8.0\mu m$ 与 $12.0\mu m$ 等规格，不同实验对小室的孔径要求不一样，应根据实验目的进行选择。

（1）共培养体系：一般细胞不会穿过孔径小于 $3.0\mu m$ 的 Transwell 小室，使用孔径小于 $3.0\mu m$ 的 Transwell 小室可进行共培养等不需要细胞穿膜的实验，常用小室孔径为 $0.4\mu m$ 或 $1.0\mu m$。将细胞 A 接种于上室，细胞 B 接种于下室，可以用来研究共培养条件下细胞 B 分泌或代谢产生的物质对细胞 A 的影响。

（2）趋化性实验：利用孔径为 $5.0\mu m$、$8.0\mu m$、$12.0\mu m$ 的 Transwell 小室，将 A 细胞接种于上室，A 细胞可穿过聚碳酸酯膜进入下室，计数进入下室的 A 细胞量可反映下室成分（B 细胞或某种趋化因子）对 A 细胞的趋化能力。

（3）迁移实验：利用孔径为 $8.0\mu m$ 或 $12.0\mu m$ 的 Transwell 小室，将目的

细胞接种于上室，FBS 或其他富含营养的成分加入下室，肿瘤细胞可通过形变穿过小室聚碳酸酯膜的孔径而迁移到营养更为丰富的小室外部并贴附生长，通过对小室外部的细胞进行染色计数，就可以判断肿瘤细胞迁移能力的强弱。

（4）侵袭实验：与迁移实验类似，利用孔径为 8.0 μm 或 12.0 μm 的 Transwell 小室，上室接种目的细胞，下室加入 FBS 或其他富含营养的成分，但在小室上侧铺一层基质胶（常用人工重构基底膜材料 Matrigel，其主要成分为层粘连蛋白和 IV 型胶原）模仿体内细胞外基质，肿瘤细胞进入下室前先要分泌基质金属蛋白酶（matrix metalloproteinase，MMPs）将基质胶降解，才能通过聚碳酸酯膜。通过对小室外部的细胞进行染色计数，就可以判断肿瘤细胞侵袭能力的强弱。

3. 肿瘤细胞侵袭实验主要步骤　以 24 孔板为例：①包被基底膜：在无菌条件下将 50mg/L Matrigel 胶用无血清培养基 1∶8（根据细胞穿孔能力的强弱，可选择 1∶9 或 1∶10 稀释）稀释后，40 μL/ 孔加入 Transwell 小室内，轻轻振荡培养板使基质胶均匀铺在小室底部，37℃放置 2h 至 Matrigel 胶凝固。②水化基底膜：每孔加入 50 μL 含 0.05% BSA 的无血清培养液 37℃水化基底膜 30min。③准备细胞：取对数期细胞经胰酶消化，制备细胞悬液，PBS 洗涤 3 次，用含 0.05% BSA 的无血清培养液重悬，取 1×10^5 个细胞接种到上室，于 CO_2 培养箱中培养。④培养 12~48h（根据肿瘤细胞侵袭能力而定），待细胞穿到下室后，用棉签轻轻擦去基质胶和上室内的细胞，小室于室温风干。⑤染色：用 0.1% 结晶紫对小室外部细胞进行染色，PBS 洗去多余的结晶紫（也可先染色再擦去上室内的基质胶和细胞）。⑥拍照计数：Transwell 小室于倒置显微镜进行观察和拍照，随机选取 3~5 个视野进行细胞计数，若穿过细胞过多，可利用 MTT 等间接计数法进行计数。

4. 注意事项　①侵袭实验中上室内的培养液通常采用无血清培养基，为维持渗透压，需加入 0.05%~0.2% BSA，下室常用含 10% FBS 的培养基，侵袭力弱的细胞可适当提高 FBS 浓度。②进行侵袭实验前，细胞要先用酶谱法检测 MMPs（特别是 MMP-2）的表达来判断细胞是否具有侵袭能力。③为了让实验结果更为明显，实验前进行细胞培养时可先撤掉血清（即培养液中不加血清），让细胞饥饿 12~24h 再开始实验。④在小室膜的下层面涂上胶原或明胶能帮助穿过膜的细胞更好地附着在膜上。⑤新到货的基质胶置于 4℃解冻后应分装保存于 -20℃，不可反复冻融。实验过程中基质胶应置于冰上操作，枪头、离心管

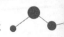

等无菌器材需提前预冷，以免温度过高使基质胶凝固。

（二）划痕实验

细胞划痕实验是一种用来检测细胞迁移能力的简单易行的方法。

1. 原理 当细胞融合成单层状态时，人为划线制造出一个空白区域，即"划痕"，划痕边缘的细胞会逐渐进入空白区域使"划痕"愈合，这在一定程度上模拟了体内细胞迁移的过程，因此可用于研究细胞的迁移能力。

2. 实验步骤 首先，用记号笔在 6 孔板背面每隔 0.5~1cm 画至少 5 条定位线，保证至少有 10 个可固定监测点，减少误差。然后，取对数期细胞，制成细胞悬液接种至 6 孔板，37℃、5%CO_2 培养箱中培养过夜。每孔中细胞接种数量原则为培养过夜后融合率达到 100%；第二天用枪头或者无菌牙签，对应培养板背面定位线位置，在细胞层上进行划痕，尽量保证各个划痕宽度一致。接着，使用无菌 PBS 洗涤细胞 3 次，洗去画线时画去的细胞，使画线后留下的间隙清晰可见，再更换新鲜无血清培养基，将细胞放入 37℃、5%CO_2 培养箱中培养，在适当的时间点（如 0、6、12、24h）取出细胞，倒置显微镜下观察并拍照。最后，使用 Image J 软件，手动画出划痕宽度，比较在不同时间同一位置的划痕宽度变化情况。

3. 注意事项 ①最好使用 6 孔板进行实验，可以保证划痕有足够的距离。②PBS 洗涤细胞时应沿壁小心缓慢加入，以免吹散单层贴壁细胞，影响实验结果。③使用无血清培养基可以降低增殖对实验结果的影响，但是细胞迁移的速度也会随之减慢很多。④有时候经一段时间培养的细胞划痕边缘呈锯齿状，难以计算划痕宽度，此时可通过计算划痕面积来比较差异。⑤由于六孔板内呈一定角度的弧形，孔内边缘与中间位置的细胞密度有所差异，因此不同组别之间应尽可能减少位置差异。⑥划痕实验适用范围较小，一般只用于上皮细胞和纤维样细胞的迁移能力研究。

（侯迪玉）

第七节　细胞能量代谢研究

细胞生命活动伴随着能量的产生和消耗，细胞能量代谢异常与疾病的发生发展密切相关。为了深入了解细胞能量代谢，选择合适技术手段分析细胞能量代谢水平至关重要。

一、细胞能量代谢检测

细胞内的能量 ATP 主要由线粒体有氧呼吸和糖酵解过程提供。线粒体有氧呼吸是个消耗 O_2 的过程，糖酵解过程产生乳酸。目前，细胞能量代谢分析仪是检测线粒体功能和细胞代谢的最有力工具，在能量代谢研究中广泛使用。它是利用高灵敏无创的光化学传感器同步实时监测微孔板中活细胞的耗氧率（oxygen consumption rate，OCR）和细胞外酸化率（extracellular acidification rate，ECAR），以表征细胞内两大能量转换途径（线粒体的有氧代谢和糖酵解）的能量代谢状态。以本实验室 Seahorse XFe24 分析仪为例，仪器公司研发了系列试剂盒，包括：细胞能量表型测试试剂盒、线粒体底物分析试剂盒、糖酵解压力测试试剂盒、糖酵解速率测定试剂盒、细胞线粒体压力测试试剂盒、棕榈酸酯–BSA FAO 底物试剂盒、实时 ATP 生成速率测定试剂盒等。

使用 XFe24 进行能量代谢检测时，有以下几点注意事项：①实验前，XFe24 能量代谢仪需提前 72h 开机预热。②准备好实验需要的仪器耗材，如 pH 仪、37℃水浴锅、涡旋混合器、0.22μm 滤器、无 CO_2 的 37℃培养箱、足够量的 15mL 灭菌管及 200mL 灭菌蓝口瓶等，并提前调试 pH 仪是否正常。③所需的培养基应现配现用，使用 1M NaOH 调 pH 值至 7.4 ± 0.05，然后用 0.22μm 滤器过滤，4℃保存。④为了实验结果更加真实可靠，要求使用有效期内的探针板及其他试剂耗材。⑤水化探针必须在上机检测前 12h 开始，最长保存时间不超过 72 h。水化探针的过程需要用到探针支撑架 Hydro Booster，但是探针板上机检测时，必须把 Hydro Booster 移除。如果 Hydro Booster 随探针板一起放入 XFe24 仪器，将会导致探针板和仪器的损坏。⑥将细胞培养板放入培养箱时应保持水平，避免晃动，使贴壁不牢的细胞出现漂浮或分布不均。⑦为了达到细胞数量和状态的一致性，使获得的数据可进行相互比较，在细胞接种过程中要注意细胞形态及生长状态，如细胞代数、有无污染，应在细胞长满之前传代；注意培养基组分及血清的批次一致、试剂现用现配、避光保存；注意培养箱的温湿度和 CO_2 浓度；悬浮细胞缺乏贴壁能力，应事先做好黏附处理；细胞接种过夜培养后，要在显微镜下观察复孔间是否一致，细胞是否均一单层、融合度、有无接触、贴壁效果、有无边缘效应等。⑧向探针板加药孔中加药时，移液枪头要竖直插入，且一次性缓慢地将药物完全注入加药孔中，中途勿停留，避免产生气泡。

二、线粒体功能检测

线粒体功能研究主要包括线粒体形态、耗氧量、呼吸链复合体活性、膜电位、ATP 水平、离子通道与活性氧水平等方面。

（一）线粒体结构与功能

线粒体是由双层单位膜套叠而成的细胞器，呈杆状、短棒状或圆球状，存在于大多数细胞中。在电子显微镜下，线粒体由外至内可划分为线粒体外膜（outer mitochondrial membrane，OMM）、线粒体膜间隙、线粒体内膜（inner mitochondrial membrane，IMM）和线粒体基质 4 个部分。其中，OMM 较光滑，IMM 则向内凹形成线粒体嵴，从而增加膜面积，承担更多的生化反应；被 IMM 包裹的是线粒体基质，基质中一般含有酶、线粒体 DNA、RNA 和核糖体（即线粒体核糖体）。内膜和嵴的面上有 ATP 酶的复合体，是氧化磷酸化的关键装置和能量转换单位。线粒体主要生物学功能是通过氧化磷酸化的过程产生 ATP，提供能量。细胞生命活动所需的能量大约有 95% 来自线粒体。此外，线粒体在维持钙稳态、调节膜电位、控制细胞凋亡、维持细胞酸碱平衡等方面亦起着非常重要的作用。

（二）线粒体功能的检测方法

1. **提取线粒体** 蔗糖密度梯度离心法是提取线粒体的经典方法，是根据细胞各组分密度的不同，将细胞或组织匀浆液悬浮于均匀的悬浮介质中，采用差速离心的方法进行分离。此外，也可采用商品化的线粒体提取试剂盒。线粒体提取过程要注意以下几点：①蔗糖溶液作为悬浮介质，浓度应配制为 0.25M，比较接近细胞质的分散相，可在一定程度上保持各种细胞器的结构以及酶的活性。②悬浮介质的 pH 值应调节为 7.2，在该条件下各亚细胞组分不易重新聚集，有利于分离。③操作全程应低温，样品管应放在冰浴中。④充分破碎细胞但不破坏亚细胞器是制备线粒体最关键的环节，因而要选用小容量且间隙严密的玻璃匀浆器，研杵上下充分研磨。⑤匀浆效果鉴定：通常可在匀浆 10 次后取 2μL 细胞匀浆液加 10μL 台盼蓝染色液混匀后在相差显微镜下观察蓝色细胞比例，未裂解细胞在 30%~50% 即可。过度研磨会破坏线粒体结构，研磨不足则会降低获得率。⑥提取分离得到的组分还需进行形态和功能鉴定，常用的是詹纳斯绿法。

2. 观察线粒体形态　形态结构的完整性是线粒体发挥正常功能的前提条件，因此可以通过观察形态结构来分析线粒体功能。目前，最常见的线粒体形态检测方法包括电镜法和激光共聚焦显微镜法。电镜分辨率高，当线粒体损伤时，电镜可观察到线粒体肿胀、破裂、线粒体嵴型异常等，但电镜只能获取静态图像；而线粒体是一种动态的细胞器，可发生裂变、融合，电镜无法动态观察。激光共聚焦显微镜不仅能快速成像，定量测量线粒体直径，还能有效观察线粒体融合和分裂的动力学过程。

3. 线粒体耗氧量检测　线粒体耗氧量可分为内源性耗氧量和呼吸链复合体耗氧量。内源性耗氧量是指完整细胞在单位时间内的耗氧量，反映了完整细胞的整个氧化磷酸化能力；呼吸链复合体耗氧量是指在加入特定的呼吸链复合体底物时单位时间的耗氧量，反映的是特定线粒体呼吸链复合体的氧化磷酸化能力。氧电极法是检测线粒体耗氧量最常见的一种方法，还有其他商品化试剂盒。

4. 线粒体呼吸链复合体活性检测　线粒体呼吸链复合体活性检测一般常用分光光度法或比色法检测。5 种线粒体呼吸链复合体分别为复合物Ⅰ（NADH 脱氢酶）、复合物Ⅱ（琥珀酸 – 辅酶 Q 还原酶）、复合物Ⅲ（细胞色素 C 还原酶）、复合物Ⅳ（细胞色素 C 氧化酶）和复合物Ⅴ（F1F0–ATP 合酶）。复合体Ⅰ能够催化 NADH 脱氢生成 NAD^+，在 340nm 下测定 NADH 的氧化速率，计算出该酶活性的大小；复合体Ⅱ的催化产物还原型辅酶 Q 可进一步还原 2,6- 二氯吲哚酚（在 605nm 有特征吸收峰），通过检测 2,6- 二氯吲哚酚的减少速率来计算该酶活性；与氧化型细胞色素 C 不同，还原型细胞色素 C 在 550nm 有特征光吸收，因此 550nm 光吸收增加速率能够反映线粒体复合体Ⅲ酶活性；还原型细胞色素 C 在 550nm 有特征光吸收，线粒体复合体Ⅳ催化还原型细胞色素 C 生成氧化型细胞色素 C，因此 550nm 光吸收下降速率能够反映线粒体复合体Ⅳ酶活性；复合体Ⅴ水解 ATP 产生 ADP 和 Pi，在 660nm 下测定 Pi 增加速率来测定复合体Ⅴ活性。

5. 线粒体膜电位检测　线粒体在产生能量时会将电化学势能储存于 IMM，在内膜两侧造成质子及其他离子浓度的不对称分布，形成线粒体膜电位（mitochondrial membrane potential，MMP）。MMP 的维持是线粒体正常功能实现的必要条件，MMP 下降会导致线粒体 ATP 生成不足，进而影响细胞的正常生命活动。许多亲脂性的阳离子化合物能够结合到 IMM，是评估 MMP 的常用工具，如 JC-1（碳菁染料）、罗丹明 123、四甲基罗丹明甲酯等，可以结合流式细胞仪、荧光显微镜或激光共聚焦显微镜观察线粒体的荧光强度以表征 MMP。

6. ATP 水平检测　线粒体最重要的一个功能就是为细胞各项生命活动提供所需的 ATP，因此检测细胞内 ATP 水平变化可直观地反映线粒体的功能状态。目前检测 ATP 的方法包括层析、电泳、高效液相色谱法（HPLC）以及由不同激酶催化的反应及利用荧光素酶的酶促反应等。此外，还可使用能量代谢仪及配套的试剂盒进行检测。其中，目前最为流行的方法为荧光素酶的酶促反应，该方法是利用荧光素在荧光素酶的作用下，与 ATP 发生反应，生成荧光素 –ATP 复合体，该复合体被分子氧氧化后激发荧光素发光，发光强弱与 ATP 水平呈线性关系。

7. 线粒体离子通道检测　线粒体渗透转换孔（mitochondrial permeability transition pore，MPTP）是横跨在线粒体内外膜之间的非选择性高导电性通道，通常保持关闭状态，是线粒体渗透转换功能的基础。它对细胞内多种离子浓度变化非常敏感，特别是对在细胞内信号传导系统有重要作用的 Ca^{2+} 的浓度变化敏感。MPTP 的大量开启可引起膜电位降低甚至崩解，导致线粒体功能损伤、氧化应激以及细胞凋亡。常用的 MPTP 检测方法有分光光度法、活性物质标记法及膜片钳法等，其中分光光度法较为简单常用；但目前很多试剂盒已经适用流式细胞仪或荧光显微镜检测，省时又方便。

8. 活性氧类水平检测　正常情况下，细胞内抗氧化防御系统与氧自由基处于一种平衡状态，细胞内活性氧类（reactive oxygen species，ROS）的水平维持在一个比较低的生理范围；在病理情况下，细胞内抗氧化系统与氧自由基的平衡被打破，胞内增多的 ROS 可破坏线粒体的酶类、脂类和核酸，使机体出现氧化应激，同时 ROS 还可攻击线粒体 DNA 产生氧化损伤，导致线粒体 ATP 合成减少、MMP 破坏等结构和功能变化。因此，可以通过检测 ROS 的水平来测定线粒体的功能是否正常。细胞及线粒体基质中抗氧化体系包括过氧化物酶、超氧化物歧化酶、谷胱甘肽系统及硫氧还蛋白系统等。细胞内或线粒体 ROS 的水平可采用试剂盒直接检测；超氧化物歧化酶的活性可通过邻苯三酚自氧化法测定；谷胱甘肽的水平可通过 5, 5- 二硫代双（2- 硝基苯甲酸）法测定；丙二醛的水平反映了机体脂质过氧化的程度，可通过硫代巴比妥酸比色法测定。

（王小婷）

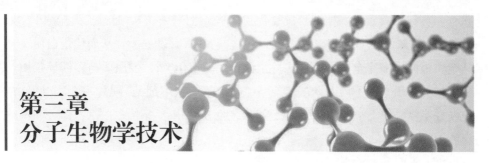

第三章
分子生物学技术

随着分子生物学相关技术的突飞猛进，肿瘤发生发展的分子背景越发清晰地被揭示与描绘，促进实现个体化的精准诊疗。常用的分子生物学技术包括PCR技术、分子克隆技术、基因转染技术、基因编辑技术、蛋白质检测技术以及生物分子相互作用技术等。

第一节 核酸提取与PCR技术

核酸是生物遗传信息的载体，在基因工程和蛋白质工程中，核酸分子是这些技术应用所涉及的主要对象，因此核酸的提取与扩增是分子生物学研究中重要的基本技术。

一、核酸提取

核酸提取包括脱氧核糖核酸（DNA）和核糖核酸（RNA）提取，其中DNA提取分为基因组DNA与非基因组DNA（质粒）提取两部分。本部分重点介绍基因组DNA与总RNA提取与纯化。

（一）基因组DNA提取与纯化

1. **基本原理** DNA在天然状态下以脱氧核糖核蛋白（deoxyribo-nucleoprotein, DNP）的形式存在于细胞核中。提取基因组DNA时，首先要将细胞破碎，再除去蛋白质、脂类、多糖、RNA及无机离子等，从而将DNA分离出来。常见的基因组DNA提取纯化为十二烷基磺酸钠（sodium dodecyl sulfate, SDS）法。SDS是一种阴离子去垢剂，在高温（55℃~65℃）条件下可裂解细胞，使蛋白变性，同时 SDS 与蛋白质和多糖结合成复合物，释放出核酸；然后通过提高盐浓度（如 NH_4Ac）并降低温度，使 SDS- 蛋白质复合物的溶解度变小，从而使蛋白质及多糖杂质沉淀更加完全，离心后去除沉淀即可去除 RNA、蛋白质与多糖等杂质。利用核酸溶于水而不溶于苯酚、氯仿、乙醇等有机溶剂的特点，用苯酚 / 氯仿 / 异戊醇反复抽提上清液中的 DNA，再用乙醇沉淀出水相中的 DNA，即可获得纯化的 DNA。最终通过琼脂糖凝胶电泳，利用 DNA 分子电荷效应和分子筛效应可以检测提取的 DNA 质量。

2. 实验步骤

（1）DNA 提取：①收集样本：悬浮细胞直接离心；贴壁细胞可不用消化，用 PBS 洗 1 次后直接加入 SDS 再用细胞刮板刮下；动物组织液氮研磨或匀浆后再用 PBS 洗 1 次。②加入 DNA 提取缓冲液（10mM Tris-HCl，0.1M EDTA，0.5% SDS）500 μL，若为动物组织则需再加入蛋白酶 K（100 μg/mL），充分混匀，置于 55℃水浴 30min，每 10min 振荡 1 次，使样本充分消化。③向样本中加入酚、氯仿、异戊醇混合物（25∶24∶1）500 μL，上下充分颠倒混匀，静置 5min，12000rcf 离心 5min 后收集上层水相。④将上清液小心转移至新的离心管中，加入 500 μL 异丙醇，轻柔上下颠倒，充分混匀 3min，可以看到管内出现白色沉淀（即 DNA）。⑤14000rcf 离心 10min，小心弃掉上清液，防止白色沉淀倒出。⑥加入 75% 乙醇 500 μL（用于洗涤 DNA 沉淀，去除盐离子），12000rcf 离心 5min，小心弃掉乙醇，重复以上步骤，将离心管倒置晾干（注意：乙醇残余会影响最终 DNA 质量，确保充分晾干），加入 Tris-EDTA 缓冲液 50 μL 溶解沉淀。⑦用超微量核酸测定仪检测并记录 DNA 浓度及 A260/A280 值。基因组 DNA 提取与纯化简要流程见图 3-1。

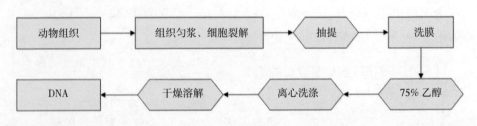

图 3-1　基因组 DNA 提取与纯化流程图

（2）DNA 琼脂糖凝胶电泳：

1）基本原理：凝胶电泳中，带电颗粒的分离除了受到净电荷的性质和数量影响外，由于琼脂糖凝胶有网状结构，不同分子量物质在迁移时受到的阻力不同，分子量越大，迁移越慢。DNA分子在高于其等电点的pH溶液中带负电荷，在电场中向正极移动。由于糖－磷酸骨架在结构上的重复性质，相同数量的双链DNA几乎具有等量的净电荷，因此它们能以同样的速率向正极方向移动。

2）主要步骤：①配制1×TAE或TBE电泳缓冲液。②配制0.8%~1.5%（可根据DNA分子量大小适当调整，DNA片段越小，浓度越高）琼脂糖凝胶：称量琼脂糖粉末，溶于电泳缓冲液中，加热溶化至无色透明液体，降温至55℃后，按稀释比例加入核酸染色剂，轻柔晃动混匀体系。③插入加样梳，将配制好的琼脂糖凝胶溶液缓慢倒入制胶器中（注意排掉气泡），室温静置30min，观察是否凝固。④缓慢拔掉加样梳，将琼脂糖凝胶置于电泳槽中，将DNA溶液与DNA上样缓冲液混合（DNA总量500~1000ng即可观察到较明显的条带），加入上样孔中，设置电泳仪电压120V，电泳30min。⑤电泳结束后将琼脂糖凝胶放置于紫外凝胶成像仪中，观察DNA条带，分析DNA质量。琼脂糖凝胶电泳简要流程图见图3-2。

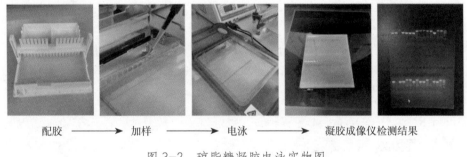

配胶 ——→ 加样 ——→ 电泳 ——→ 凝胶成像仪检测结果

图3-2　琼脂糖凝胶电泳实物图

3）注意事项：①在使用紫外光源照相的过程中，不可以打开凝胶成像系统前面板。②保持观测室内环境干燥，及时将在观测板上的水或其他液体擦干。③不要用手直接接触凝胶，或戴着接触过凝胶的手套去接触仪器的门和观测台的把手。

3. 常见问题及注意事项　①DNA量少：实验材料取材不佳，细胞与组织裂解不充分，DNA沉淀不完全。对策：尽量选择新鲜样本；充分研磨或延长裂解时间；延长沉淀时间、预冷试剂；乙醇洗涤DNA后一定要晾干。②DNA裂解：提取过程中操作剧烈，DNA断裂；DNA酶与外源核酸酶污染。对策：SDS提取缓冲液需预热处理，实验耗材应高压处理后再使用。③DNA样品纯度低：DNA

中含有蛋白质、多糖、RNA、金属离子等物质。对策：应使用75%乙醇充分洗涤并充分晾干；抽提纯化、高盐洗涤后充分晾干。④暂时不使用的DNA产物应保存在–20℃，防止降解。

（二）非基因组DNA提取与纯化

详见本章"第二节 分子克隆技术–重组DNA质粒提取"。

（三）总RNA提取与纯化

1. 基本原理 实验室常用异硫氰酸胍/苯酚法（即Trizol法）提取组织或细胞中的RNA：酸性条件下，核酸的磷酸基负电荷消失，水溶性下降，DNA向疏水性酚层移动并位于中间层，而RNA由于羟基（–OH）存在具有亲水性，向水相层移动。Trizol试剂中的异硫氰酸胍可裂解细胞，解离核蛋白体，使RNA与蛋白质分离并将RNA释放至溶液中。加入氯仿后，酸性苯酚被抽提，促使RNA进入水相层。通过高速离心，溶液分为3层：底层为红色酚–氯仿–蛋白质层；中间层为粉红色的交界相，为DNA层；上层为无色水相，即RNA层。

2. 主要步骤

（1）去除RNA酶（RNase）污染：RNA提取质量是后续实验（如实时荧光定量PCR、基因测序等）关键，而RNase是导致RNA降解的最主要因素！试剂、耗材、空气、飞沫等都是RNase可能的来源，并且RNase非常稳定，蛋白抑制剂和常规高温高压灭菌法均不能使RNase完全失活。因此，在RNA提取前一定要进行RNase去除准备：①穿实验服、戴好口罩、帽子、手套，清理实验台面。②氯仿、异丙醇、无水乙醇应为RNA实验专用，勿与其他实验混用。③用0.1% DEPC水和无水乙醇配制75%乙醇。④4℃预冷离心机并提前准备冰盒。

（2）裂解细胞：①悬浮细胞直接离心收集；贴壁细胞直接弃去培养液；动物组织液氮研磨或匀浆。②收集到的样本用PBS洗1次，离心后尽量吸干液体，加入1mL Trizol裂解液，反复吹打使细胞充分裂解，室温静置10min。

（3）分相：每1mL Trizol中加入200μL氯仿，剧烈振荡30s，使液体充分混匀，室温静置15min，至溶液出现明显分层后，4℃ 12000 rcf离心15min。

（4）RNA沉淀：液体分3层（下层：苯酚–氯仿蛋白质层，中间层：DNA，上层无色水样层：RNA），小心吸取上层水相500μL（注意："取少不取多"，不要碰到中间白色层），转移至新1.5mL离心管，加入500μL异丙醇（细胞数较少时，可加1μL RNase–free糖原可作为RNA共沉淀指示剂），轻轻颠倒混匀，室温静置 15min 后，4℃ 12000rcf 离心 15min。

（5）RNA 洗涤：此时管内可见白色沉淀（即目的 RNA），小心弃去上清，加入 1mL 75% 乙醇，4℃ 9000rcf 离心 10min，轻轻弃去上清液，此步骤重复 2 次。

（6）RNA 干燥与溶解：可用小量程枪头尽量将管壁上残余乙醇吸干净（小心不要碰到白色沉淀），将离心管倒置，室温干燥 10~15min，向管中加入 20μL DEPC 水溶解 RNA 沉淀，可置于 55℃ 水浴 30s 促进溶解。

（7）RNA 浓度和纯度的测定：用超微量核酸测定仪检测，记录 RNA 浓度与 A260/A280 值。如若随后不进行逆转录，将 RNA 放置 −80℃ 冰箱保存。一般建议测完浓度之后直接逆转为 cDNA 后再保存。RNA 提取与纯化简要流程见图 3-3。

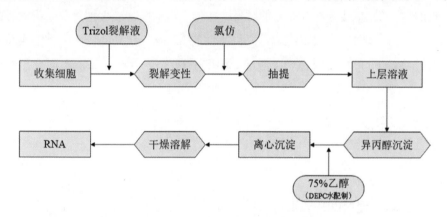

图 3-3 RNA 提取与纯化流程图

（8）RNA 完整性验证：吸取 RNA 溶液 4μL，与 5μL 1×TAE 电泳缓冲液和 1μL 5×DNA 上样缓冲液混合，加入 1.2% 琼脂糖凝胶上样孔中，电压 80V，电泳 30min。电泳结束后将琼脂糖凝胶放置于紫外凝胶成像仪中，图 3-4 中可看到完整的 RNA 凝胶电泳图中应有 28S、18S 及 5S 三种小分子条带。

3. 常见问题以及注意事项 ①RNA 降解：RNase 污染（最大影响因素）；Trizol 用量不足，质量不好导致裂解不充

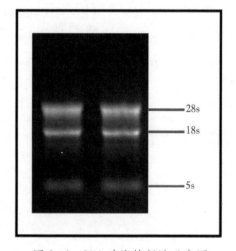

图 3-4 RNA 琼脂糖凝胶示意图

分；样品本身含有丰富 RNase；提取环境温度过高。② DNA 残留：水相层吸取过多，吸到中间层和下层，可加入 DNA 酶纯化后再抽提。③ A260/A280 值异常：正常值为 1.8~2.1，当该值＜ 1.8 时，说明蛋白质污染、苯酚残留；当该值 >2.1 时，说明 RNA 已经水解成单核酸。A260/A230 比值应为 2.5，若比值 ≤ 2.0 时，说明样品被碳水化合物、盐类或有机溶剂污染，需要纯化样品。水相层吸取注意"取少不取多"，不要碰到中间白色层。④电泳条带异常：上样量过多，缓冲液不新鲜，电压过大。⑤ RNA 提取前一定要进行 RNase 去除准备，由于 RNase 广泛存在而稳定，可耐受多种处理而不被灭活，如煮沸、高压灭菌等，因此 RNA 制剂中只要存在少量的 RNase 就会引起 RNA 的降解，而所制备的 RNA 的纯度和完整性又可直接影响 RNA 分析的结果，所以 RNA 的制备与分析操作难度较大。在实验中，一方面要严格控制外源性 RNase 的污染（操作人员的手汗、唾液、灰尘中均可能存在）；另一方面要最大限度地抑制内源性的 RNase，在其他分子生物学实验中使用的 RNase 也可能造成污染。⑥糖原浓度不宜过高，高于 4mg/mL 时会影响反转录 cDNA 第一链的合成，也会影响后续 PCR 反应。

二、PCR 技术

（一）PCR

1. **基本原理**　PCR 即聚合酶链式反应（polymerase chain reaction），是在模板、引物、DNA 聚合酶和 4 种脱氧核苷酸（dNTP）存在的条件下在试管中进行的 DNA 复制反应。每个循环所产生的 DNA 片段又成为下一个循环的模板。每循环一次，靶 DNA 的拷贝数扩增一倍，PCR 产物以 2^n 的指数形式增长（n 为循环次数），其特异性由两个人工合成的引物序列决定。PCR 分为以下 3 个基本反应步骤，详见表 3-1。

表 3-1　PCR 基本原理

反应步骤	温度	作用
变性	95℃	模板 DNA 双链解离成为单链便于与目的引物结合
退火	55℃	引物与模板 DNA 单链互补配对结合
延伸	72℃	模板 DNA 与目的引物结合物在 Taq DNA 聚合酶的作用下，以 dNTP 为反应原料，按碱基配对与半保留复制基本原理，合成一条新的与模板 DNA 链互补的半保留复制链

2. 主要步骤 ①准备工作：建议将目的引物稀释成 10mM 分装到离心管中备用。提前将模板 DNA、目的引物以及 Taq DNA 聚合酶、dNTP 置冰上融化。②配制 PCR 体系：表 3-2 为总体系 20μL 时，各组分以及建议体积，配制混合体系时可多配 1~2 孔。③加样：建议加样顺序为体积"先大后小"，向离心管中先加入除 cDNA 模板之外的 19μL PCR 混合体系，再加入 1μL cDNA 模板，充分混匀后通过瞬时离心将管壁液体甩下后上机。④上机：设置 PCR 反应体系，程序参照：95℃，10min；95℃，30s；55℃，30s；72℃，30~60s；72℃，10min；4℃，+∞。⑤ PCR 结束后及时取出产物，进行下一步琼脂糖凝胶电泳，暂时不使用的可做好标记后放置 -20℃ 冰箱储存。

表 3-2 PCR 体系各组分与体积

组分名称	体积（μL）
DNA 模板	X
Taq DNA 聚合酶（5U/μL）	10.0
上游引物 F（10μM）	1.0
下游引物 R（10μM）	1.0
dNTP 混合物（2.5mM）	1.0
ddH$_2$O	补齐至 20μL

3. 常见问题以及注意事项 ①无扩增产物：引物设计不当或者发生降解；退火温度太高，延伸时间太短；模板 DNA 中含有抑制物，含量低。对策：纯化模板 DNA，加大用量，重新设计引物，降低退火温度，延长延伸时间。②非特异性扩增：引物特异性差；模板 DNA 或引物浓度过高；退火温度偏低；循环次数过多。对策：重新设计引物，适当减少模板 DNA、目的引物以及 DNA 聚合酶浓度，减少循环次数，适当提高退火温度。③假阳性：扩增产物与靶序列交叉污染。对策：操作小心轻柔；除酶以及不耐高温的物质外，所有试剂、耗材均应做高压消毒处理；建议试剂使用前分装且低温储存。④设置对照组：空白、阴性与阳性对照。图 3-5 显示几种常见的琼脂糖凝胶结果。⑤延伸温度一般设为 72℃ 更利于 DNA 的复制；延伸时间视产物长度而异。

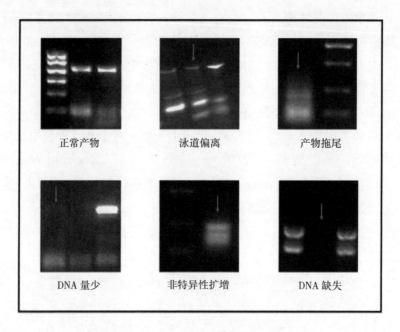

| 正常产物 | 泳道偏离 | 产物拖尾 |
| DNA 量少 | 非特异性扩增 | DNA 缺失 |

图 3-5 几种常见琼脂糖凝胶结果

（二）逆转录 PCR

1. 基本原理 逆转录是指由一条单链模板 RNA，在逆转录酶和逆转录引物的作用下转录为互补 DNA（cDNA）进行体外扩增的技术，主要用于克隆 cDNA、检测 RNA 病毒、分析基因表达等。

2. 主要步骤 ①准备工作：将实验所需 RNA、逆转录试剂在冰盒上解冻。②配制逆转录 PCR 体系：表 3-3 为总体系 20 μL 时，各组分以及建议体积，配制混合体系时可多配 1~2 孔。③上机：程序设置参照：42℃，60min；70℃，5min。④逆转录 PCR 完成后，用于后续实验，如果随后不进行实验，应将样本做好标记并放置 -20℃储存。

表 3-3 逆转录混合体系配制表

组分名称	体积（μL）
RNA 模板	0.1~5μg
Primer 如 Oligo (dT)$_{18}$	1
5 × Reaction Buffer	4

组分名称	体积（μL）
RNase 抑制剂 (20U/μL)	1
10mM dNTP 混合物	2
逆转录酶 (200 U/μL)	1
ddH$_2$O	补至总体积 20 μL

3. 常见问题以及注意事项 RNA 质量是保证逆转录 PCR 结果的关键，必须做好 RNA 抽提质量控制。配制逆转录混合体系须在冰上进行，混匀动作要缓和。

（三）实时荧光定量 PCR

1. 基本原理 实时荧光定量 PCR（real-time fluorescence quantitative PCR，RT-qPCR）是通过对 PCR 扩增反应中每一个循环产物荧光信号的实时检测，以荧光信号从本底进入指数增长阶段的阈值所对应的循环次数（即 Ct 值）对起始模板定量及定性分析的技术。目前最常用的 RT-qPCR 方式主要有两种，一种是染料法，另一种是探针法，本部分重点介绍染料法。图 3-6 中显示 RT-qPCR 反应阶段中几个重要参数。

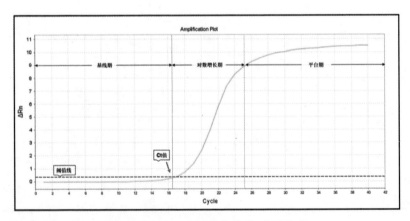

图 3-6 RT-qPCR 反应中的重要参数

（1）染料法：以 SYBR Green I 染料为例，SYBR Green I 是一种 DNA 双链小沟结合染料，游离时发光极微弱，结合 DNA 后荧光强度明显增强。每形成一条双链就有相应数目的 SYBR Green I 嵌入，并产生荧光信号。荧光的强度与体系中双链的浓度成正比，从而保证了荧光信号的增加与 PCR 产物的增加完全同步，荧光的强度就代表了体系中双链产物的浓度。其大致的工作流程见图 3-7。SYBR Green I 试剂优点是成本价格低，适合初步筛查目标基因；缺点是无特异性，针对所有双链形式 DNA 均有荧光基团嵌入，收集的荧光为所有双链 DNA 的总荧光信号，不能进行多重筛查，每个 PCR 管中只能检测一个目标基因。

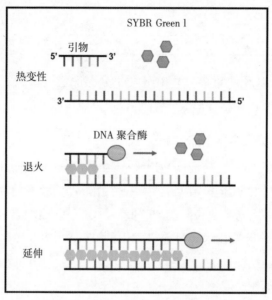

图 3-7　SYBR Green I 染料法基本原理示意图

（2）探针法：以 TaqMan 探针为例，TaqMan 探针是一段寡核苷酸单链，与目标 DNA 互补，探针两端分别有一个报告基团和一个淬灭基团。图 3-8 中可以看到：探针完整时，报告基团发射的荧光信号被淬灭基团吸收，不会检测到荧光；PCR 扩增时，Taq DNA 聚合酶的 5'-3' 外切酶活性将探针酶切降解，使报告荧光基团和淬灭荧光基团分离，报告基团释放并发出荧光。每合成一条 DNA 链，就会切断一条探针，并产生一个单位荧光信号，信号的强度与结合到 DNA 链上的探针成正比。探针法优点是特异性高，探针为目标基因特异性结合序列，增加检测特异性，可进行同一体系多重基因同时筛查，不同基因对应不同探针，不同探针对应不同荧光标记；缺点是成本高，探针合成的价格较高，多重基因筛查需保证不同探针含不同荧光标记，不能互相干扰。

2. 主要步骤　以 SYBR Green I 染色法为例：①提前将 cDNA、目的引物及 SYBR Green I 试剂盒置于冰上融化。②配制 RT-qPCR 体系：表 3-4 为总体系

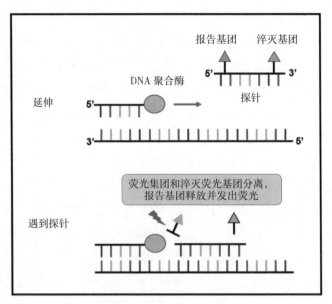

图 3-8　TaqMan 探针法基本原理示意图

20μL 时，各组分以及建议体积。配制混合体系时可多配 1~2 孔，每一步混合组分都应充分涡旋瞬离，上述过程均在冰上进行。③加样：根据样本及其目的基因在 96 孔板中的排布情况，将 RT-qPCR 混合体系充分涡旋混匀瞬离后加到八连管或 96 孔板相应位置，一般一个基因做 3 个复孔。④上机：根据不同实时荧光定量 PCR 仪设置程序。⑤分析结果：常用 $2^{-\triangle\triangle Ct}$ 公式进行计算：假设目的基因和内参基因的扩增效率都接近 100%，且相对偏差不超过 5%，则待测样品目的基因的相对表达量为 $2^{-\triangle\triangle Ct}$（注明：$\triangle Ct$= 待测样品目的基因 Ct 值 – 待测样品内参的 Ct 值；$\triangle\triangle Ct$= 实验组 $\triangle Ct$– 对照组 $\triangle Ct$），即实验组的目的基因相对表达量是对照组的 $2^{-\triangle\triangle Ct}$ 倍。

表 3-4　RT-qPCR 混合体系配制表

组分名称	体积（μL）
cDNA 模板	4.0
2×SYBR Green I qPCR Mix	10.0
上游引物 F（10μM）	0.6
下游引物 R（10μM）	0.6
ddH$_2$O	4.8

3. 常见问题及注意事项 ①实时荧光定量 PCR 时，RNA 的质量是关键，因此应注意 RNA 抽提质量控制（详见本章"第一节 RNA 提取与纯化"）。②通过熔解曲线可反映出来一些问题（见图 3-9）：图 A 为正常单一 PCR 产物；图 B 所示产物异常，无扩增，原因可能是 RNA 质量差，逆转录问题，引物未针对正确靶点等，可通过增加样本量，检查从 RNA 提取开始之后所有实验反应中各个组分，做好质量控制或者重新设计引物来解决；图 C 中"↓"处表示有引物二聚体产生，可提高退火温度；降低引物浓度；重新设计引物；排除污染物来解决；图 D 所示样本浓度高低对应不同熔解曲线。③加样前，所有的样品进行瞬离，可防止开盖时由于盖上粘有液体而增加污染的风险。④进行样品处理时，尽量使用较长的吸头取样，防止因移液器的污染而导致样品间的交叉污染。⑤加样时关闭生物安全柜里的照明，在冰盒上操作，尽量避免在直射光源的照射下进行。⑥充分混匀体系，条件允许，尽量使用一次性带滤芯移液枪吸头，使用非带滤芯的吸头的时候，移液器尽量不要使用最大量程移液，移液器尽量避免使用第二档，防止打出气泡，回弹污染移液器。⑦加样后将 PCR 管瞬时离心，不要在 PCR 管上做任何标志，不能用手碰到 PCR 管盖上的采光部位，以免影响实验的准确性。⑧荧光探针应避光保存，加入核酸模板后应尽快上机，以防探针淬灭。⑨ RT-qPCR 对操作要求很高，而且花费也高，为了得到准确的结果，严格控制实验过程中的污染和掌握实验过程中的操作细节尤为重要。

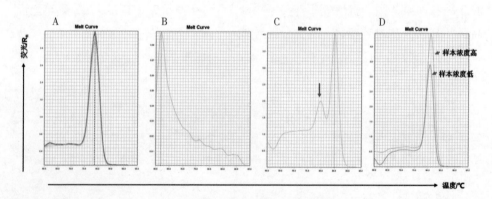

图 3-9 几种常见熔解曲线示意图

（刘静茹）

第二节　分子克隆技术

分子克隆技术是指在分子水平上将一种生物体（供体）的基因与载体在体外进行拼接重组，然后转入另一种生物体（受体）内，使之按照人们的意愿稳定遗传并表达出新产物或新性状的 DNA 体外操作程序，是基因工程的核心技术。图 3-10 中可以看到分子克隆技术可分为重组 DNA 分子构建与目的基因表达两大流程。目的 DNA 片段、载体、受体是分子克隆技术的三大基本元件。本节重点介绍实验室最常用的分子克隆技术。

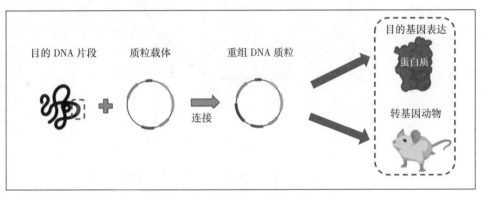

图 3-10　分子克隆技术基本原理示意图

一、构建重组 DNA 分子

（一）基本原理

重组 DNA 分子包括两部分，一部分是外源 DNA，即目的 DNA 片段，另一部分是载体。当目的片段和载体 DNA 有互补单链末端序列存在时，在连接酶的作用下，两者可形成重组 DNA 分子。重组 DNA 分子结构示意图见图 3-11。

目的 DNA 片段可来源于原核、真核生物或人工直接合成。质粒、噬菌体等均可作为载体。质粒载体通常具有多克隆位点或含有不同限制性核酸内切酶的识别位点，分子量小、易转化，是目前实验室最常用载体。此外，很多质粒载体可设计携带抗生素与荧光基团基因，这样可方便筛选与判断重组 DNA 构建是否成功。不同载体特点不同因而应用多样，例如：质粒载体一般只能携带小分子 DNA 片段，适用于构建原核生物基因文库和 cDNA 库；噬菌体 DNA 则可

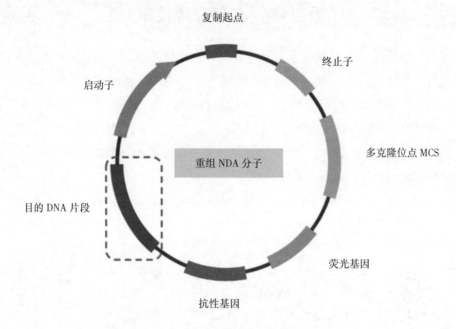

图 3-11　重组 DNA 分子结构示意图

用于构建真核生物基因文库和 cDNA 库。可选择的载体调控元件名称及作用见表 3-5。

表 3-5　可选择的载体调控元件名称及作用

元件	名称	作用
启动子	CMV、EF1A、hSyn、TRE3g 等	组织特异性、广谱性和诱导型启动子启动转录
常用标签	GFP、EGFP、YFP、mCherry 等 His、flag、Myc 等	荧光标签 亲和标签
增强子	WPRRE、SV40 等	加强基因转录
抗性基因	AmpR、KanR 等 Puro、Neo 等	原核细胞抗性筛选 真核细胞抗性筛选
连接元件	2A（T2A、P2A、E2A 等）、IRES	连接 2 个表达基因

（二）主要步骤

重组 DNA 构建系统简要流程见图 3-12。

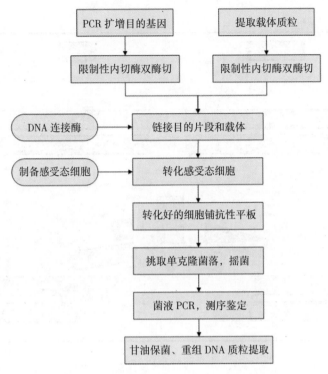

图 3-12　重组 DNA 构建系统流程图

1. 引物设计与合成　确定需要插入目的 DNA 片段的基因序列以及载体，通过网站或引物设计软件设计含有限制性核酸内切酶酶切位点的特异性引物。需要注意的是基因物种、长度；添加保护碱基；起始密码子 ATG 前加入 ACC，增加蛋白表达量；酶切位点避开平切末端；基因融合表达时碱基错位问题。

2. 获取目的 DNA 片段　获取目的 DNA 片段的常用方法主要有两种：一种是提取 RNA、通过逆转录方法获得 cDNA 模板，最后利用 PCR 扩增反应可得到大量目的 DNA 片段；另一种方法则是通过限制性内切酶从 PCR 产物中酶切获取。

3. 双酶切目的 DNA 片段和载体

（1）双酶切体系原理：限制性内切酶可特异性识别并结合限制性酶切位点，切割双链 DNA。实验室常用同一种限制性内切酶酶切目的 DNA 片段和载体可得到末端完全相同且有互补的单链末端序列（即黏性末端），在连接酶的作用下可直接形成重组 DNA 分子（图 3-13）。

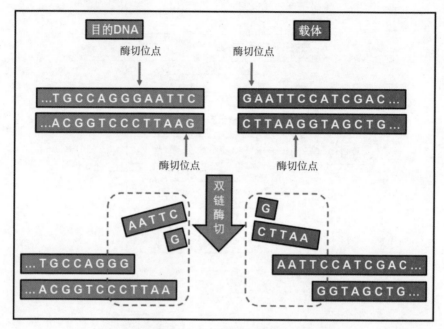

图 3-13 限制性内切酶酶切原理示意图

（2）表 3-6 中为总体系 20μL 时，标准酶切体系各组分以及建议体积。

表 3-6 标准酶切体系配制表

组分名称	体积（μL）
目的 DNA 片段 / 质粒载体	1.0μg
限制性内切酶 A	1.0
限制性内切酶 B	1.0
10× 缓冲液	2.0
ddH₂O	补至总体积 20.0

（3）注意事项：①DNA 纯度、温度条件及限制性内切酶储存条件等均可影响限制性内切酶活性。②缓冲液：若使用两种限制性内切酶时，需注意两种酶的最适缓冲液浓度。若两者可用同一缓冲液，则可同时水解。若需要不同的浓度缓冲液，则必须先使用低盐浓度限制性内切酶，随后调节缓冲液浓度，使用高浓度限制性内切酶水解。③酶量建议：20μL 酶切体系时，酶总量不超

过 1μL；50μL 酶切体系时，酶总量不超过 2μL。④虽然大部分限制性内切酶不受 RNA 或单链 DNA 的影响，但仍需注意防止限制性内切酶污染。⑤标准酶切反应体系配制时最后加入酶，轻微混匀。⑥质粒量要控制在一定范围内。⑦酶切时间至少 2h，此时选择水浴法。如果需要过夜，建议放置于 37℃培养箱中。

4. DNA 琼脂糖凝胶电泳 PCR 反应结束后，进行 0.8%~1.2% 琼脂糖凝胶电泳，凝胶成像仪观察目的片段电泳结果。注意事项：①电泳上样时每个样品之间要隔开，否则易导致片段之间的污染。②电泳一定要充分，使得片段充分分离。③设置未酶切实验对照组与酶切后实验组。

5. 胶回收

（1）实验原理：琼脂糖凝胶电泳后，切取目的片段凝胶并打碎溶解，用盐溶液将 DNA 片段从凝胶中析出，沉淀后可得到较纯的目的片段。

（2）主要步骤：①切胶并称重：在蓝光灯下用干净的刀片切胶。尽量去除多余的凝胶，并称量凝胶块的重量（不超过 400mg）。②熔胶：向管中加入 3 倍凝胶体积的缓冲液，50℃放置 10min，每 2~3min 涡旋一次。若使用 >2% 浓度的琼脂糖凝胶，则加入 6 倍体积的缓冲液。待凝胶彻底熔化后，密切观察混合溶液的颜色是不是黄色，若颜色为黄色，冷却至室温。③加入同等体积的异丙醇，并充分混匀。④吸附 DNA：将已平衡的吸附柱装在新 2mL 收集管中，把③中溶液缓慢加入吸附柱中，停留吸附 2min，13000rcf，离心 2min。弃废液，并把吸附柱重新套回 2mL 收集管中，重复上述步骤直至中所有的溶液离心完。⑤洗柱子。在离心柱中加 750μL 漂洗缓冲液，停留 2min，13000rcf 离心 2min。⑥洗脱 DNA：把吸附柱装在新 1.5mL 离心管中，向柱子中间膜部位缓慢加入 20~30μL 洗脱缓冲液，停留 3~5min，13000rcf，离心 4min，离心管中的溶液就是纯化回收的 DNA 产物，保存于 −20℃备用。

6. 连接

（1）基本原理：目的 DNA 片段与质粒载体通过 DNA 连接酶连接是分子克隆过程中的重要环节。DNA 连接酶可通过 ATP 和 Mg^{2+}，催化双链 DNA 的 3'-羟基和 5'- 磷酸切口形成磷酸二酯键。

（2）实验步骤：①将目的 DNA、质粒载体以及目的 DNA 片段、质粒载体、DNA 连接酶放置冰上融化。②标准酶切体系配制（以 10μL 总体系为例），各组分与体积见表 3–7。③将配制好的混合体系置于 16℃孵育过夜或 4℃

孵育 24h。

表 3-7 标准酶切体系配制表

组分名称	体积（μL）
目的 DNA 片段	5.0
质粒载体	3.0
DNA 连接酶	1.0
10× 连接酶缓冲液	1.0

（3）注意事项：①连接反应温度：低温利于黏性末端接触，但影响 DNA 连接酶活性；DNA 连接酶最适宜温度为 37℃，但会造成黏性末端识别、结合不稳定。因此，双黏末端时，室温连接 2h，或 16℃孵育过夜；平末端时，推荐 16℃孵育过夜；目的 DNA 或载体片段较大时，应降低反应温度，延长反应时间。②浓度：黏性末端连接反应效率高于平末端连接效率。因此，在连接平末端分子时底物与酶的浓度均高于黏性末端分子连接反应的 DNA 浓度。③为了避免 DNA 自身连接问题，可对质粒载体进行碱性磷酸酶去磷酸化处理，去除其 5'- 磷酸基团防止环化。④连接反应后，反应液在 0℃储存数天，–80℃储存 2 个月，但是在 –20℃保存将会降低转化效率。

7. 重组 DNA 分子转化

（1）基本原理：重组 DNA 分子构建成功后，可通过化学方法，人工诱导细菌细胞进入敏感的感受态，以便导入外源 DNA 进行大量复制、增殖和表达，这就是分子克隆技术中另一核心技术——转化。自然状态下，大肠杆菌转化简便易行，实验室常用商品化大肠杆菌感受态细胞。

（2）主要步骤：①准备工作：从 –80℃冰箱中取出 DH5α 感受态细胞，迅速置于冰上缓慢解冻并分装。②设置实验分组：DH5α 感受态细胞（阴性对照组）、DH5α 感受态细胞 + 标准 DNA 质粒（阳性对照组）以及 DH5α 感受态细胞 + 目的重组 DNA 分子（实验组）。③将重组 DNA 分子加入分装的感受态中（每 50μL 感受态细胞中最多加入 10ng 重组 DNA 分子），置于冰上孵育 30min。④42℃热激 45~90s，立刻置于冰上孵育 3~5min，加入 1mL 无药物添加的 LB 肉汤培养基，置于 37℃摇床中，220rcf 培养 1h。⑤从摇床中取出菌液，

4000rcf 离心 1min，弃去 900μL 上清液体，剩余 100μL 左右重悬混匀，分别按体积梯度：20μL、30μL、50μL 均匀涂布于 LB 琼脂平板（含 100μg/mL 氨苄青霉素），放置 37℃培养 12~16h 后观察菌落结果。

（3）注意事项：①转化实验中应设有阴性对照（仅有感受态，此平板上应无菌落生长）与阳性对照（已知带氨苄青霉素抗性的 DNA 质粒，此平板上会有菌落生长），排除杂菌污染、确定转化效率。②根据插入目的 DNA 片段和质粒载体末端不同，会产生各种连接产物，包括线性和环化载体、线性插入片段、二聚体和环状载体等，均会干扰重组 DNA 进入感受态细胞的效率。为了避免这种情况，每个转化实验中重组 DNA 不超过 10ng。③配制抗性琼脂平板时应注意琼脂温度，避免过热导致抗生素失效。④整个操作应在经紫外照射后的超净台或生物安全柜中进行，避免杂菌污染。

8. 重组 DNA 分子克隆鉴定

（1）基本原理：在被转化的宿主细胞中，不同的单个细胞（在平板上表现为单个菌落，亦称克隆）中可能含有不同的重组质粒或非重组质粒，可根据质粒载体的性质，通过抗生素抗性或互补现象，最终筛选出目的重组 DNA 分子。本部分重点介绍实验室常用抗生素筛选法。

（2）主要步骤：①12h 后取出培养箱中 LB 琼脂平板，观察是否有菌落长出。②待菌落长至一定大小时，从 LB 琼脂平板上挑取 3~5 个单个菌落，分别加到 5mL LB 液体培养基中并做好标记，置于 37℃摇床中，220rcf 培养 12~16h，观察菌液结果。③收集菌液，进行菌液 PCR 以及琼脂糖凝胶电泳，观察目的片段大小位置并确定有无阳性克隆条带。④PCR 阳性克隆菌液送测序，比对标准品与样品序列，最终确定重组 DNA 分子是否构建成功。⑤菌液保存：将细菌保存于 25%~30% 甘油中，−80℃冰箱贮存。

二、重组 DNA 质粒提取

1. **基本原理** 实验室常用离心柱型质粒 DNA 提取试剂盒：首先通过 SDS-碱裂解法裂解细胞，在高盐、低 pH 状态下离心吸附柱内的硅基质膜可选择性吸附溶液中的质粒 DNA，再通过加入漂洗液除去其他杂质，最后通过低盐、高 pH 值洗脱缓冲液将质粒 DNA 从硅基质膜上洗脱。质粒 DNA 提取试剂盒中各缓冲液组分和作用，详见表 3-8。

表 3-8　质粒 DNA 提取试剂盒中各缓冲液组分与作用

	组分	作用
RNase	10μg/mL RNase	去除溶液中 RNA
悬浮缓冲液	25mM Tris-HCl（pH8.0），10mM EDTA，50mM 葡萄糖	维持菌体沉淀悬浮；增加溶液黏度；维持反应体系 pH；抑制 DNA 酶活性
裂解缓冲液	250mM NaOH，1% SDS	充分裂解菌体细胞
中和缓冲液	3M 醋酸钾，5M 醋酸	中和裂解液中强碱；清除蛋白质等杂质
去盐缓冲液	10mM Tris-HCl（pH7.5），无水乙醇	去除溶液中多余盐离子
洗脱缓冲液	10mM Tris-HCl（pH7.5）	洗脱吸附柱上 DNA 样品
平衡缓冲液	750mM NaCl，50 mM KCl，15% 异丙醇，pH7.0	减少吸附柱填充物空隙、pH、电荷影响

2. 主要步骤

（1）菌体收集与重悬：①挑取单克隆菌落，加入 5mL 肉汤培养基（含 1‰浓度抗生素）中，置于 37℃，220rcf 摇床中培养 8h。② 12000rcf 离心 5min 收集菌体细胞，尽量去除上清液，加入 500μL 悬浮缓冲液（使用前检查是否加入 RNase），用移液器充分重悬混匀菌体细胞。注意：培养时间不要超过 12h，防止抗生素失效，长出杂菌。菌液较多时可多次离心将沉淀收集到离心管中，菌体量以能够充分裂解为佳，防止菌体过多裂解不充分导致质粒的提取效率与纯度降低。

（2）裂解：加入 500μL 裂解缓冲液，轻柔上下翻转 8~10 次使菌体细胞充分裂解，室温静置 5min。注意：裂解后的菌液呈清亮黏稠状，如果菌液仍浑浊，可能是菌体过多未充分裂解。裂解反应应控制在 5min 内。不要剧烈振荡涡旋，否则会导致质粒断裂。

（3）中和：加入 700μL 中和缓冲液，轻柔上下翻转 8~10 次，充分混匀，冰上静置 5min（可看到离心管中出现白色沉淀，沉淀中包含基因组 DNA、蛋白质、细胞碎片等），12000rcf 离心 10min，收集上清液。注意：加入中和缓冲液后应立即充分混合，避免局部沉淀产生。如果上清液中仍有白色沉淀可再次离心，收集上清液时尽量不要碰到沉淀。

（4）过柱：①向吸附柱（吸附柱下方放置收集管）中加入 500μL 平衡缓冲

液，12000rcf 离心 1min，倒掉收集管中废液，处理过的吸附柱备用。②将收集的上清液缓慢加入吸附柱（吸附柱下方放置收集管），12000 rcf 离心 1min。③向吸附柱中加入 600μL 去盐缓冲液，12000rcf 离心 1min，倒掉收集管中的废液。④将吸附柱放入收集管中，重复该操作步骤 1 次，将吸附柱放入收集管中，12000rcf 离心 2min，开盖置于室温晾干，充分去除吸附柱中残余缓冲液。注意：去盐漂洗液中乙醇的残留会影响质粒质量，从而影响后续实验（酶切、PCR 等），因此需彻底晾干吸附柱中残余漂洗液。

（5）洗脱：将吸附柱置于一个干净的离心管中，向吸附膜的中间部位悬空滴加 100~300μL 洗脱缓冲液，置于室温 5min，12000rcf 离心 2min，将质粒溶液收集到离心管中。注意：洗脱缓冲液体积不应少于 50μL，防止体积过小影响回收效率。洗脱效率受 pH 影响较大，若后续做测序，需使用超纯水作为洗脱液，并保证其 pH 值在 7.0~8.5 范围内。为了增加质粒的回收率，可将得到的溶液重新加入吸附柱中，室温放置 5min 后 12000rcf 离心 2min，将质粒溶液再次收集到干净离心管中。

（6）用超微量核酸测定仪检测 DNA 浓度，记录浓度及 A260/A280 值。

（7）DNA 琼脂糖凝胶电泳：吸取质粒 DNA 溶液进行电泳，电泳结束后观察 DNA 条带，分析 DNA 质量。注意：按质粒双链断链情况将质粒 DNA 条带分为三种带型：半开环、线性以及共价闭合环状 DNA 分子，泳动速度按顺序从慢到快。质粒 DNA 提取简要流程见图 3-14。

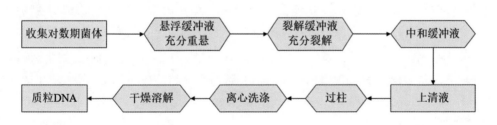

图 3-14　质粒 DNA 提取流程图

3. 常见问题以及注意事项

（1）质粒提取量少：菌体量少；菌体重悬不彻底、裂解不完全；菌株保存过久已老化。对策：增加摇菌体系；在加入重悬缓冲液和裂解缓冲液时注意使用移液器充分混匀溶液；当菌体较多时可分为多管重悬、裂解；应尽量使用新鲜菌液。

（2）质粒的不同类型也会影响最终提取效率。根据质粒在细菌内的复制类型可分为两类：①松弛型：质粒在整个细胞生长周期中随时都可以复制，在染色体复制已经停止时质粒仍能继续复制，细胞中拷贝数较高。②严谨型：质粒只能在宿主细胞周期的一定阶段进行复制，因此拷贝数低，往往一个细胞内只有一份或几份拷贝。若为低拷贝严谨型质粒，在菌体收集准备时可分多管摇菌或者加大摇菌体系，同时按照比例增加各缓冲液的体积并延长吸附和洗脱时间。

（3）质粒断裂：加入裂解缓冲液时动作剧烈，有些操作者这步会用涡旋振荡器剧烈涡旋，可改为移液器轻柔吹打混匀菌体；加入裂解液时间不超过5min，避免时间过长影响质粒完整性。

（4）RNA 残留：悬浮缓冲液使用前需加入 RNase（RNase 稳定性差，需低温 4℃保存。）

（5）暂时不使用的 DNA 产物应保存在 –20℃，防止降解。

（刘静茹）

第三节　基因转染技术

基因转染是指将已克隆得到的重组 DNA 分子（或目的基因片段）采用分子生物学技术导入受体细胞，观察其在细胞中的表达情况，以便进一步研究该基因的生物学特性与功能。基因转染技术是分子生物学中研究基因表达、结构以及功能的重要研究方法。根据目的基因是否与受体细胞染色体发生整合、产生永久表达将基因转染分为瞬时转染与稳定转染。

一、基本原理

瞬时转染时，外源性 DNA/RNA 没有与受体细胞染色体整合，而是在目的细胞中可存在多个拷贝数，呈现暂时性短暂但高水平的表达，会随着时间推移而逐渐减弱或消失，无法持续进行重组蛋白生产。当需要短期内分析大量样品时，瞬时转染是优先选择的方法。通常情况下，进行瞬时转染后 1~4d 可收集细胞检测目的基因。转染的核酸类型比较广泛，如质粒 DNA、siRNA、miRNA 以及 mRNA 都可进行瞬时转染。

稳定转染常用于构建稳定克隆细胞系，转染的核酸多为质粒 DNA。稳定转染时，目的基因可整合于细胞染色体上，不会随着细胞传代而消失，能够长期、稳定生产重组蛋白。由于稳定转染的效率会低于瞬时转染 1~2 个数量级，因此可采用可选择的遗传标记（该标记一般存在于携带目的基因的重组载体上）从大量未转染的细胞中分离出稳定转染体，纯化扩增。

二、转染方法

随着分子生物学和细胞生物学研究的不断发展，基因转染方法多种多样，例如：电穿孔法、磷酸钙共沉淀法、DEAE- 葡聚糖介导法、阳离子脂质体法、聚乙烯亚胺（PEI）转染法以及病毒介导法等。目前针对细胞类型、核酸种类以及应用已有多种成熟的商品化转染试剂，因此在实验开始之前，选择适合自己研究目的的转染方法和试剂尤为重要。表 3-9 中对一些常见转染方法的基本原理以及应用等进行总结。

表 3-9　几种常见转染方法比较

转染方法	基本原理	应用	特点
电穿孔法	当细胞在瞬时的高电场的环境中时，细胞膜的表面会出现很多小孔，通透性大大增加，便于外源分子（例如蛋白质、DNA、糖类等）进入细胞	瞬时转染稳定转染	适用性广泛；安全风险低；操作简单；不改变细胞的生物结构或功能但细胞致死率高
磷酸钙共沉淀法	磷酸钙可促进目的质粒与目的细胞表面结合，当磷酸钙 - 目的质粒复合物黏附到真核细胞膜时，可通过内吞作用进入细胞	瞬时转染稳定转染	常用于贴壁细胞，不适用于原代细胞；操作简单但重复性差；成本低
阳离子脂质体法	阳离子脂质体包裹目的质粒（重组 DNA 分子或目的基因片段），吸附至带负电的细胞膜表面，最后通过细胞内吞作用进入胞内	瞬时转染稳定转染	适用性广泛；细胞毒性和免疫原性低；对所有核酸类型操作方案相同；安全风险低；转染效果随细胞类型变化，在原代和悬浮细胞中易发生改变

转染方法	基本原理	应用	特点
PEI 转染法	带正电荷阳离子聚合物与核酸中带负电的磷酸基团形成带正电复合物后，再与细胞表面带负电的蛋白多糖相互作用，通过内吞作用进入细胞	瞬时转染 稳定转染	细胞毒性低；操作简单；重复性好
腺病毒介导法	通过侵染宿主细胞将目的基因整合到目的细胞染色体中	瞬时转染	转染较容易但效率低；需考虑安全因素
慢病毒介导法	通过侵染宿主细胞将目的基因整合到目的细胞染色体中	瞬时转染 稳定转染	可以用于难转染的细胞，如原代细胞；携带基因不能太大（<8kb）；需考虑安全因素

（一）阳离子脂质体介导转染法

1.**实验步骤** ①提前 1 天计数目的细胞（培养皿大小不同，细胞密度不同），使其在转染实验当天生长密度达到 80%~90%。②配制目的质粒 - 阳离子脂质体复合物：提前取出 Opti-MEM 培养基恢复至室温，制备 A 管与 B 管（以 6 孔板和 10cm 培养皿为例，各组分见表 3-10），根据质粒浓度计算体积，将配制好的 A 管和 B 管充分混匀，室温孵育 15~20min。③从培养箱中取出目的细胞，吸去培养基，用 PBS 或无血清培养基洗涤细胞 2 次，将目的质粒 - 阳离子脂质体复合物轻柔缓慢地加入每孔中，前后晃动培养基使其充分混匀，将细胞置于 37℃培养箱中孵育 6h，取出细胞，更换为完全培养基。④ 24~72h 后取出细胞，可通过倒置荧光显微镜观察荧光，估算转染效率。

表 3-10　质粒 - 阳离子脂质体复合物配制表

	组成	6 孔板 / 孔	10cm 培养皿
A 管	Opti-MEM 培养基	250.0 μL	1.5 mL
	阳离子脂质体	7.0 μL	41.0 μL
B 管	Opti-MEM 培养基	250.0 μL	1.5 mL
	目的质粒	2.0 μg	10.0 μg

注：上述表格参照 Lipofectamine 3000 试剂盒说明书。

2. **注意事项** ①细胞状态一定要好，转染前一天以合适密度传代细胞，使细胞在转染时处于对数生长期（以细胞密度达到 80%~90% 为宜）。②应在

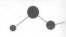

30min 内将 A、B 两管混合，室温放置时间过长会降低阳离子脂质体活性，影响转染效率。③混合溶液可能会出现浑浊现象，但不会影响后续转染。④向目的细胞中加入 DNA–脂质体复合物时，动作应轻柔，并充分混匀。⑤用于转染的培养基与转染前进行细胞铺板所用的培养基中均不能添加抗生素。这是因为阳离子脂质体试剂会增加细胞通透性，抗生素可以进入细胞，损伤细胞的活性，导致转染效率低。⑥阳离子脂质体应该在 4℃保存，可进行多管分装，注意避免多次反复长时间开盖。⑦目的质粒的内毒素会严重影响转染效率，因此在提取过程中应去除内毒素。

（二）电穿孔转染法

1. 主要步骤 ①提前 1d 计数目的细胞（培养皿大小不同，细胞密度不同），使其在转染实验当天生长密度达到 80%~90%。②根据细胞密度和数量收集细胞，2400rcf 离心 5min，弃上清，再用 PBS 洗 1 次，为了确保将细胞彻底洗涤干净，可用电转缓冲液洗细胞 1 次。③弃掉细胞上清液，加入适量电转缓冲液和目的质粒，反复吹打使细胞、质粒和电转缓冲液充分混匀，计数并调整细胞数量为 2×10^6~2×10^7。④设置好电转参数，吸取适量的细胞混合液加入洁净的电极杯，充分混匀，但注意避免气泡，将电极杯放入电击卡槽里，放置电极杯时一定要使电极杯金属面和卡槽电极紧贴，关上盖子，打开开关。⑤电击完成后取出电极杯，用细长的吸头吸出样品转入提前预热好的培养基内。⑥做好相关的标记，将细胞置 37℃，5% CO_2 培养箱培养。⑦关闭仪器电源并清洗电极杯，清洗顺序：清水蒸馏水，乙醇，干燥。⑧ 24~72h 后取出细胞，倒置荧光显微镜观察荧光，估算转染效率。

2. 注意事项 ①细胞电转仪提前开机预运行 1~2min。②参数设置：不同实验与细胞类型，例如所需的具体电压、电击时间和电击次数等参数必须做预实验摸索。③细胞状态一定要好，转染前一天以合适密度（以 70%~90% 为宜）传代细胞，使细胞在转染时处于对数生长期。

（三）磷酸钙共沉淀法

1. 实验步骤 以 6cm 培养皿，500 μL 体系为例：①提前 1d 计数目的细胞（培养皿大小不同，细胞密度不同），使其在转染实验当天生长密度达到 80%~90%。②制备磷酸钙–目的质粒复合物：在无菌 ddH_2O 中加入质粒 DNA（总量 4~10μg，可根据实验的实际情况摸索最佳质粒 DNA 总量），再加入 31μL 2M CaCl$_2$，使三者总体积达到 250μL，充分混匀，准备等体积 2×HBS 缓冲液，逐滴加入上述 CaCl$_2$– 目的质粒混合液，每滴加入后立刻混匀。整个过程需缓慢进行，至少需持续 1~2min，室温静置 30min。③向目的细胞中逐滴加入制备好的磷酸钙 – 目的质粒混合液，一边滴加，一边轻轻摇动培养皿，充分混匀，若转染的细胞不用转染促进剂处理，将细胞放回培养箱中，16h 后换为完全培养基。④ 24~72h 取出细胞，倒置荧光显微镜观察荧光，估算转染效率。

2. 注意事项　①在整个转染过程中都应无菌操作，配制缓冲液后应进行无菌处理。②目的质粒应不含蛋白质和酚，否则会影响转染效率。③ CaCl$_2$– 目的质粒沉淀物的大小和质量对于转染的成功至关重要。在磷酸盐溶液中加入 CaCl$_2$– 目的质粒混合液时应充分混匀，以确保形成尽可能细小的沉淀物，因为成团的 DNA 不能有效地黏附和进入细胞导致转染效率大大降低。④实验前务必校准磷酸盐缓冲液 pH 值，保证溶液质量。⑤不可过度振荡 CaCl$_2$– 目的质粒混合液，目的质粒容易断裂。

（四）PEI 转染法

1. 实验步骤　①提前 1d 计数目的细胞（培养皿大小不同，细胞密度不同），使其在转染实验当天生长密度达到 80%~90%。转染前 1h 更换成预热的 Opti-MEM 培养基。②制备 PEI– 目的质粒混合物：建议转染所需 PEI 与目的质粒转染质量比为 2.5 : 1。提前取出 Opti-MEM 培养基恢复至室温，制备 A 管与 B 管，A 管：用 1×HBS 缓冲液将 100μM PEI 储存液稀释成 10μM（每次用 100μM 的 PEI 储存液前都需要先将其充分混匀，保证所取的浓度一致）；B 管分别加入 Opti-MEM 培养基与目的质粒，配制好后室温静置 5min。③将 A 管缓慢加到 B 管中并充分混匀（可使用涡旋振荡器边加边振荡）。然后室温放置 20min。④取出目的细胞，将已经形成的复合物均匀逐滴加到培养皿中，一边滴加一边"十字形"晃动细胞，再将细胞放入培养箱中，6h 后换为完全培养基。⑤ 24~72h 后取出细胞，倒置荧光显微镜观察荧光，估算转染效率。

2. 注意事项　①目的质粒的内毒素会严重影响转染效率，因此在提取过程中应去除内毒素。②转染时建议加样顺序：把 PEI 加入目的质粒中并充分混匀。③ PEI 的细胞毒性很大，转染后 6h 应及时更换为完全培养基。④如果后续实验涉及稳定筛选，可把培养基中血清浓度适当提高。

（五）病毒介导转染法

除了使用 DNA 瞬时转染法实现目的细胞表达目的蛋白外，还可以利用病毒载体将目的基因克隆到特定的病毒体系中，使之能够携带外源目的基因和相关的病毒元件，并被包装成病毒颗粒，最终病毒感染目的细胞，使携带的外源基因在目的细胞中长期、稳定表达。病毒转染法比常规真核表达载体转染效率高很多，常被用于难以转染的原代细胞。

1. 基本原理　①腺病毒基因组携带的外源基因不会整合入宿主细胞的基因组中，而是游离于宿主基因组外独立表达，因此仅可实现目的基因瞬时但高表达。腺病毒载体几乎可以感染所有细胞类型，感染效率高，易操作。②实验室常用的慢病毒载体可将携带的外源基因稳定整合入宿主细胞的基因组中，实现目的基因长期、稳定的表达，应用广泛。

2. 实验步骤　本部分重点介绍实验室常见慢病毒载体介导转染法。

（1）病毒包装：①提前 1d 计数 293T 细胞铺板（建议尽量选择 10 代以内低代数细胞株），使其在转染实验当天生长密度达到 95%。293T 细胞为贴壁细胞，注意细胞铺板时分布均匀。②制备目的质粒－脂质体复合物：慢病毒包装质粒 psPAX2 能转录出慢病毒外壳的质粒，其表达产物可通过黏附机制更易穿过细胞膜；pMD2.G 为慢病毒的膜蛋白质粒。建议质粒浓度在 1000ng/μL 左右，通过阳离子脂质体（如 Lipofectamine 3000）转染法进行三质粒共转入病毒包装细胞的基因组中。将 Opti-MEM 培养基恢复至室温，制备 A 管和 B 管（各组分及体积见表 3-11），将 A 管和 B 管混匀，室温孵育 15~20min。③取出细胞，将培养基吸弃 1mL，轻轻沿壁加入 500μL 目的质粒－脂质体复合物，将细胞放培养箱中，6h 后将 293T 完全培养基更换为预热的病毒包装培养基，将细胞放回培养箱中。④ 24h 后收集细胞上清液（病毒上清液），将预热的病毒包装培养基沿壁轻轻加入，继续将细胞放回培养箱中。可以设置 2 孔 293T 细胞，加入终浓度 10μg/mL 的助染剂 polybrene 和 300μL 收集的病毒上清液，用于验证病毒包装效果。其余病毒上清液置于 4℃冰箱保存。⑤ 48~52h 后，继续收集细胞上清液；24h 后可用倒置荧光显微镜观察 293T 细胞的荧光，验证病毒感染效果。⑥将所有上清液放置于室温，2000rcf，离心 10min，去除细胞碎片，再经 0.45μm 滤膜过滤。⑦将病毒上清液分装于 1.5mL 离心管，封口膜封口，保存至 -80℃冰箱中（病毒不可反复冻融，否则会降低病毒滴度）。⑧ 293T 细胞感染 48h 后用倒置荧光显微镜观察荧光并收集细胞分别从 mRNA 与蛋白水平检测目的基因表达情况。

表 3-11　质粒 - 阳离子脂质体复合物配制表

	组成	6孔板	10cm 培养皿
A 管	Opti-MEM 培养基	250.0 μL	1.5mL
	Lipofectamine 3000	7.0 μL	41.0 μL
B 管	Opti-MEM 培养基	250.0 μL	1.5mL
	P3000	6.0 μL	35.0 μL
	目的质粒 / 空载质粒	2.0 μg	10.0 μg
	psPAX2	1.5 μg	7.5 μg
	pMD2.G	0.5 μg	2.5 μg

（2）慢病毒感染目的细胞：①以 6 孔板为例：提前 1d 计数目的细胞，使其在转染实验当天生长密度达到 80%~90%。②提前取出之前分装冻存的病毒上清液，冰上融化。③取出目的细胞依次加入 polybrene、400 μL 病毒上清液（若为悬浮细胞可将 6 孔板小心放入平角离心机中，500g 离心 30min，使细胞贴住孔板底部，提高转染效率），将细胞放回培养箱中。④24h 后将培养液更换为完全培养基。⑤感染 48h 后，若重组质粒载体带有荧光标记，可在倒置荧光显微镜下观察感染效率。⑥感染 48h 后，即可利用抗生素抗性筛选出阳性细胞。病毒加入量应在首次实验时进行摸索。病毒液在一定程度上会影响细胞的活性，因此需设置不同体积梯度的病毒液，选择感染效率最高，细胞活性最好的病毒液使用量。

3. 试剂浓度选择

（1）如何确定 polybrene 助染剂浓度：推荐 polybrene 的浓度为 8~10 μg/mL，可设置一定的浓度梯度加入细胞中，终浓度为 0、5、6、7、8、9、10 μg/mL，观察 24h 后，选取细胞状态不受影响时对应的 polybrene 最大浓度。

（2）如何确定感染后筛选抗生素浓度：一般重组质粒载体都带有抗生素抗性筛选基因，在病毒感染目的细胞之前确定浓度，最常用的有嘌呤霉素和新霉素。嘌呤霉素：作用时间为 1~3d，将细胞接种至 6 孔板，设置不同药物浓度梯度，用完全培养基稀释，加入细胞中，3d 内让细胞全部死亡的最小药物浓度。新霉素：作用时间为 7~10d。将细胞接种至 6 孔板，设定浓度梯度，用完全培养基稀释新霉素，加入细胞中，7d 内让细胞全部死亡的最小药物浓度。

4. 注意事项 ①病毒转染相关实验应在生物安全柜（BSL–2 级别）中操作，应穿长袖实验服，不要暴露手臂皮肤，实验结束应清洗双手。操作病毒时应小心病毒溅出。如果操作时生物安全柜有病毒污染，请立即用 75% 乙醇加 1% 的 SDS 溶液擦拭干净。接触过病毒的枪头、离心管、培养板和培养液应使用含氯消毒液浸泡后统一处理。病毒相关的废弃物需要特殊收集，统一经高温灭菌处理。②如需要离心，应使用密封性好的离心管，如有必要请用封口膜封口后离心。③病毒可暂放于 4℃保存（尽量一周内用完）；如需长期保存，应分装后放置于 –80℃。在病毒使用过程中应尽量避免反复冻融，收到病毒后直接分装再放置 –80℃保存。如果病毒储存时间超过 6 个月，建议在使用前重新测定病毒滴度。

三、影响转染效率的因素

影响转染效率的因素有很多，如细胞类型与培养条件，转染目的质粒包括 DNA 或 RNA 的质量，转染方法，转染试剂的选择等。

1. 转染方法与试剂 目前已经有许多成熟商品化转染试剂，不同转染试剂针对不同的转染方法，虽然大同小异，但是转染实验时应根据具体转染试剂推荐的方法，但也要注意，因不同实验室培养的细胞性质不同，质粒定量差异，操作手法上的差异等，其转染效果可能不同，应根据实验室的具体条件提前做预实验确定最佳转染条件。

2. 细胞

（1）代数：一般低的细胞代数可确保基因型不变，最适合转染的细胞是经过几次传代后达到指数生长期的细胞，细胞生长旺盛，最容易转染。尤其是细胞系保存数月和数年后可能会出现突变，影响转染效率。因此，如果发现转染效率降低，可以试着选择新鲜低代数细胞。

（2）密度：细胞密度对转染效率有一定的影响。例如，阳离子脂质体具有微量的细胞毒性因而要求细胞密度高。不同的实验目的也会影响转染时的铺板密度，比如研究细胞周期相关基因等表达周期长的基因，就需要较低的铺板密度。

（3）培养基：①血清：商品化转染试剂的不断改革使得血清已经不会影响

转染效率，甚至还有助于提高转染效率。但是要注意：对于 RNA 转染，需要注意血清中 RNase 污染。此外，转染时培养基提前预热对实验很有帮助。②抗生素：细胞培养基中添加抗生素（例如青霉素和链霉素）可防止污染，虽然这些抗生素一般对于真核细胞无毒，但有些转染试剂会增加细胞的通透性，使抗生素进入细胞，间接导致细胞死亡，造成转染效率低。

3. 目的 DNA 质量 DNA 质量对转染效率影响非常大。当 DNA 被盐离子、蛋白和代谢物等污染时，将严重影响转染复合物的有效形成及转染效果。此外，在质粒抽提过程中应去除脂多糖分子和内毒素污染以保证最佳转染效果。

4. 载体 不同载体的形态以及大小对特定宿主细胞感染效率影响不同，选择载体时要考虑宿主细胞的类型、周期等。同时在转染实验时，应设置空载体及相应的阴性和阳性对照组。

（刘静茹）

第四节　基因工程技术

基因过表达以及敲除 / 敲降是分子克隆研究基因功能的常用技术，如 RNA 干扰技术、CRISPR/Cas9 技术等。本节简要介绍几种常见基因工程技术基本原理及应用。

一、RNA 干扰技术

（一）基本原理

RNA 干扰（RNA interference，RNAi）技术又称转录后基因沉默。当外源性基因随机整合到宿主细胞基因组内，并利用宿主细胞进行转录时，常产生一些双链 RNA（double-stranded RNA，dsRNA）。宿主细胞核酸内切酶 Dicer 将 dsRNA 切割成多个具有特定长度（21~23bp）和结构的 siRNA。siRNA 在宿主细胞内 RNA 解旋酶的作用下与体内一些酶（包括内切酶、外切酶、解旋酶等）结合形成 RNA 诱导的沉默复合物（RNA-induced silencing complex，RISC)。RISC 具有核酸酶功能，可与外源性基因表达的 mRNA 的同源区进行特异性结合，在 siRNA 反义链的指导下（即靶序列识别），在结合部位切割 mRNA，从而诱发宿主细胞针对这些 mRNA 的降解反应（见图 3-15）。由于 RNAi 具有高效性、特异性以及稳定遗传性等特点目前广泛应用于基因敲降研究中，迅速成为基因组功能研究的有力工具。

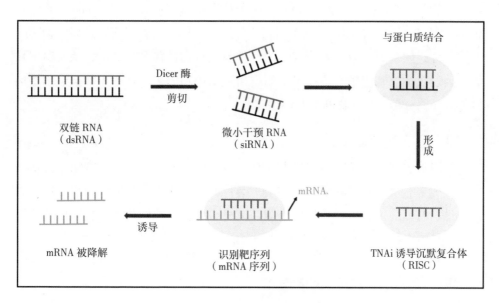

图 3-15　RNAi 技术基本原理示意图

（二）RNAi 技术基本流程

1. 确定干扰基因，设计并合成 siRNA　①实验组：序列以 A 或 G 开始，大小为 19~21nt，从 mRNA 的 "AUG" 开始寻找 "AA" 二连序列作为潜在 RNAi 靶位点。优先选择 GC 含量 30%~50% 的序列，通过 BLAST 比对基因序列确保序列设计特异性。②阴性对照组：可将特异性 siRNA 中的碱基进行随机排列，并且进行 BLAST 基因比对；也可向特异性 siRNA 中引入 1~2 个错配碱基。注意：siRNA 容易降解，需放置 -80℃低温保存。

2. 瞬时转染，检测 RNAi 效果　细胞培养，优化转染条件，常用 RT-qPCR、Western-blot 等方法确定干预效果最佳的 siRNA。

3. 功能检测　常用病毒转染法进行稳定转染，最后筛选出转染成功的细胞株。根据研究目的选择合适方法探究 siRNA 对细胞生物学行为、蛋白或基因功能的影响。

二、基因过表达技术

（一）基本原理

基因过表达的基本原理是将目的基因蛋白质编码区（sequence coding for aminoacids in protein，CDS）克隆到相应的质粒载体上，利用载体骨架上构建的调控元件，使基因可以在人为控制的条件下实现大量转录和翻译，从而实现目的基因过表达。基因过表达技术常用于研究基因功能、药物靶点筛选、细胞信号传导通路分析、疾病诊断及基因治疗。

（二）主要步骤

基因过表达技术实验步骤与普通重组载体构建相似：实验室常用过表达载体（一般含有增强基因转录的启动子）与目的基因相连，重组质粒构建成功后再通过瞬时或稳定转染导入目的细胞，最终通过载体抗性筛选出转染成功的细胞株。具体内容详见本章第二节与第三节。

三、CRISPR/Cas9 技术

（一）基本原理

CRISPR/Cas9 技术是一种能够对基因组的特定位点进行精确编辑的技术。其原理为：首先，根据目的基因设计一条向导 RNA（guide RNA，gRNA），将其与含有核酸内切酶 Cas9 蛋白编码基因的质粒一同转入细胞中，gRNA 通过碱基互补配对可以靶向识别目的基因中相对保守的 PAM 序列（NGG），引导 Cas9 蛋白剪切目的基因形成 DNA 双链缺口（DNA double-strand breaks，DSB）。细胞中存在非同源末端连接（non-homologous end joining，NHEJ）和同源重组（homologous recombination，HR）两种 DSB 修复机制，其中 NHEJ 修复是一种易错修复，易造成目的基因 Indel 突变，以此可实现目的基因的敲除；而如果人为设计一段高度同源的 DNA 修复模板，则可启动 HR 修复机制，以此可实现外源 DNA 的敲入或定点突变（图 3-16）。

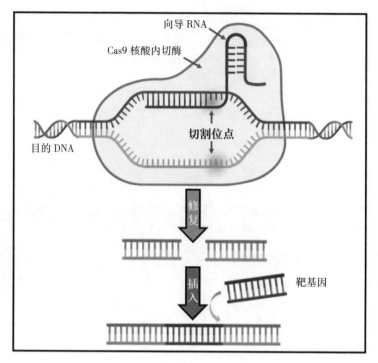

图 3-16 CRISPR/Cas9 技术实现外源 DNA 敲入的示意图

（二）CRISPR/Cas9 技术特点

1. 基因敲除 RNAi 干扰技术是从 mRNA 水平对目的基因进行敲除，而 CRISPR/Cas9 是从基因组水平对基因进行敲除，可完全消除目的基因在细胞内的表达，靶蛋白的功能也因此完全丧失。表 3-12 对 RNAi 技术与 CRISPR/Cas9 在作用水平、靶点范围等方面进行比较。

表 3-12 RNAi 技术与 CRISPR/Cas9 技术比较

比较	RNAi 技术	CRISPR/Cas9 技术
作用水平	mRNA 水平	基因组水平
靶点范围	仅限转录本	所有基因组序列，包括外显子、内含子、启动子等
目的蛋白表达	降低	缺失
目的蛋白功能	部分丧失	完全丧失

2.基因过表达 传统过表达技术受限于载体的容量,所操作基因长度有限,而 CRISPR/Cas9 技术不受目的基因片段大小限制。除此之外,CRISPR/Cas9 技术还可实现多基因,甚至全基因组规模上的基因上调。

(刘静茹)

第五节 蛋白质检测技术

蛋白质是细胞的基本有机物,是生命活动的物质基础。随着人类对基因组研究的不断深入,生命科学研究已经步入后基因组时代,即蛋白质组学。以蛋白质的结构与功能为基础,从分子水平上认识生命现象能更深层次揭露生命活动的规律。除了免疫印迹法、免疫组化法以及酶联免疫吸附试验等传统蛋白质检测方法之外,流式细胞术、蛋白芯片等新型检测技术的发展功不可没,极大地促进了蛋白组学的发展。

一、蛋白质提取

蛋白质提取是蛋白组学研究的重要环节,蛋白质分离质量好坏将直接影响到后续研究。蛋白质制备主要分为细胞破碎、蛋白质的提取以及纯化三大方面。不同生物体或同一生物体不同的组织,由于细胞破坏难易不一,可通过机械匀浆法、超声波破碎法、RIPA 裂解液提取法、循环冻融法,使其充分释放到溶液中。除了采用不同溶剂提取分离和纯化蛋白质之外,还可以通过电泳、超速离心等物理学作用使蛋白质分离。但所有方法必须注意确保生物大分子的完整性,防止因高温、剧烈机械作用等因素而导致蛋白质失活。

(一)蛋白提取

1.机械匀浆法

(1)基本原理:通过机械剪切力、匀浆器充分破碎组织和细胞,使蛋白进入溶液。由于匀浆过程中蛋白质被蛋白酶降解的可能性较小,所以机械匀浆法是一种简便、迅速以及风险小的组织破碎方法。

（2）主要步骤：①用组织剪或手术刀迅速将清洗后的组织分离成适宜的小块，如1cm^3。②每体积湿重组织通常加3~5倍体积预冷的匀浆缓冲液至匀浆容器内。③制备匀浆：手动玻璃匀浆器匀浆10~20次；使用商品化电动玻璃匀浆器，速度设定为500~1500rcf，匀浆3~6次，每次5~10s。

（3）注意事项：①手动玻璃匀浆器常用于细胞和脑组织等的匀浆；电动玻璃匀浆器常用于肝、心、肌肉等软组织的匀浆。②匀浆过程应注意维持低温，防止高温对蛋白质破坏。一般可放置冰上匀浆，使用前预冷匀浆工具。③不同条件下匀浆时所需匀浆缓冲液的体积不同，应做预实验确定条件。④匀浆效果可以通过相差显微镜观察组织细胞状况评估。

2. 超声波破碎法

（1）基本原理：超声波作用细胞悬液时，会产生气泡，从而引起冲击波和剪切力使细胞裂解。超声破碎的效率取决于声频、声能、时间、细胞浓度及细胞类型等。

（2）主要步骤：①样本准备：细胞样品弃掉培养基，用PBS洗1次，充分重悬细胞；组织样品将PBS洗涤后的组织用剪刀切碎成小块，用2倍体积PBS充分悬浮；细菌样品用2倍体积PBS充分悬浮。②将超声探头垂直没入混悬液内，进行超声破碎，超声3~6次，每次10~20s，间隔期间应立刻将样品放置冰上冷却。

（3）注意事项：①超声破碎常用于多种细菌和脑组织匀浆。超声时间不宜过长，不同条件样本量不同，应做预实验确定超声功率、时间等实验条件。②超声探头要保持低于混悬液表面。③超声效果可以通过相差显微镜观察组织细胞状况评估。

3. RIPA 裂解液提取法

（1）基本原理：RIPA裂解液是一种表面活性剂，对细胞胞膜、核膜均有较强裂解作用，主要适用于提取动物组织和细胞中的可溶性蛋白。

（2）主要步骤：①样本准备：对于悬浮细胞，800rcf，离心3min收集，弃上清液，再用预冷的PBS洗2次，小心吸掉上层液体；对于贴壁细胞，去除培养基再用预冷的PBS洗2次；对于组织样品，把组织剪切成1cm^{3}左右的细小碎片放入研钵中加入少量液氮快速研磨至组织变软。②配制RIPA裂解液：

1mL RIPA 裂解液 +10μL PMSF（丝氨酸蛋白酶抑制剂）+10μL 磷酸酶抑制剂 +10μL 蛋白酶抑制剂，建议现配现用。③加样：悬浮细胞，一般加入 100μL/ 管 RIPA 裂解液；贴壁细胞，可按照 6 孔板 150~250μL/ 孔的比例直接加入裂解液（裂解液可根据细胞数量适量增减），用枪吹打数下，使裂解液和细胞充分接触；组织样品，每 20mg 组织加入 150~250μL 裂解液。再用玻璃匀浆器匀浆，直至组织充分裂解。④将细胞放置 4℃或冰上 30min，其间每隔 10min 振荡一次使裂解液与细胞充分混匀。⑤将裂解后的样品 10000~14000rcf，离心 3~5min（若观察到沉淀过多可重复离心多次），收集上清液。

（3）注意事项：①对于贴壁细胞，不建议使用胰酶消化细胞后再裂解，因为有些蛋白可被胰酶消化；可根据蛋白定位、实验用途选择是否超声。② RIPA 裂解液应放置在 4℃保存。如果产生沉淀，可 50℃温浴 5min，使其充分溶解。③蛋白质提取过程需置于冰上进行。

4. 循环冻融法

（1）基本原理与步骤：将细胞在 –20℃以下冰冻，室温融解，反复几次，在显微镜下观察大部分细胞胀破即可。由于细胞内冰晶形成和剩余细胞液的盐浓度增高引起溶胀，使细胞结构破碎，蛋白释放出来。

（2）注意事项：这种方法简单方便，但要注意那些对温度变化敏感的蛋白质不宜采用此法。

（二）蛋白纯化

蛋白纯化是将目的蛋白从细胞裂解液的全部组分中分离出来，同时仍保留蛋白的生物学活性及化学完整性。其原理为：不同蛋白质的氨基酸序列及空间结构不同，使其在物理、化学、生物学等性质上存在差异，利用这些差异，可将目的蛋白纯化出来。蛋白的纯化大致分为粗分离和精细纯化这两个阶段。粗分离阶段主要将目的蛋白和其他细胞成分如 RNA、DNA 等分开，常用的方法为硫酸铵沉淀法。精细纯化的目的是把目的蛋白与其他大小及理化性质接近的蛋白区分开来，常通过层析法分离，例如离子交换层析、疏水层析以及亲和层析等。

（三）蛋白浓度测定

蛋白质测定的方法种类多样，根据蛋白质不同性质可有紫外分光光度法、双缩脲法、Lowry 法、BCA 法、荧光法、考马斯亮蓝染色法等。每种方法都有其特点与局限性，其中 BCA 法最为常用，其试剂稳定，抗干扰能力较强，结果可靠，灵敏度高。本部分重点介绍 BCA 蛋白浓度测定法。

1. 基本原理　BCA 与硫酸铜混合时呈绿色，碱性条件下，蛋白质可与硫酸铜中的 Cu^{2+} 络合并将 Cu^{2+} 还原为 Cu^+，随即 BCA 与 Cu^+ 结合形成复合物，溶液变成蓝紫色。该复合物在 562nm 处有较高的吸光值，并与蛋白质浓度呈线性正比，通过绘制标准曲线，检测蛋白的 OD_{562} 值，即可得到蛋白质浓度。BCA 蛋白质测定方法灵敏度高，操作简单，试剂及其形成的颜色复合物稳定性俱佳。

2. 主要步骤　①配制 BCA 工作液：工作液总体积 =（标准品个数 + 待测样品个数 +1）×（每个样品所需工作液体积），建议现配现用，BCA 与硫酸铜比例为 50 : 1。硫酸铜加入 BCA 中可得到绿色澄清的工作液。②用 PBS 梯度稀释牛血清白蛋白（BSA）标准品。③将各个稀释浓度的蛋白质标准品和待测蛋白质样品加入酶标孔中，分别加入 BCA 工作液混匀。④盖好密封条后，将酶标板放置 37℃ 无 CO_2 温箱中孵育 30min。⑤ 30min 后取出酶标板，冷却至室温，用酶标仪检测样品 OD_{562} 值。⑥根据标准品 OD 值绘制标准曲线，将待测样品 OD 值代入标准曲线公式中，计算待测样品蛋白浓度。注意：标准曲线中趋势线的 R^2 值越接近 1 代表标准曲线越好（R^2 一般要求大于 0.99），根据标准曲线带入的样品 OD 值测出的蛋白浓度也越准确。

3. 注意事项　①由于 BCA 法并没有达到真正的终点，在冷却至室温后依然会继续显色，因此应尽早完成酶标仪检测（时间控制在 10min 内），避免出现明显误差。②表 3-13 中列出 BCA 法常见问题及解决方案。

表 3-13　BCA 法常见问题及解决方案

出现的问题	可能的原因	解决方案
样品未显色或显色很浅	样品中有 Cu^{2+} 螯合剂如 EDTA 或者还原性物质如 β - 巯基乙醇等	对样品进行纯化或稀释；增加 BCA 工作液中铜离子浓度
样品显色过深	蛋白浓度太高；样品含有脂蛋白	稀释样品；在样品中添加 SDS 去除脂蛋白干扰

二、蛋白免疫印迹技术

（一）基本原理

蛋白免疫印迹（western blot，WB）是实验室最常见的一种蛋白质检测技术。通过 SDS-PAGE 电泳将样品中蛋白质分子按不同分子量分开；然后，利用电转移的方法将蛋白转移到固相载体上，通过封闭试剂封闭载体膜上未吸附蛋白质的区域，再以固相膜上的蛋白质作为抗原，与对应抗体特异性结合；最后经过底物显色或荧光成像等方法分析特定的蛋白质表达水平（见图 3-17）。抗体分为一抗和二抗，一抗可以与目的蛋白特异性结合；二抗则可以与一抗结合（即抗体的抗体），一般带有辣根过氧化物酶（horseradish peroxidase，HRP）等检测标记，主要作用是与发光反应底物结合，放大一抗的信号。WB 操作简要流程图见图 3-18。

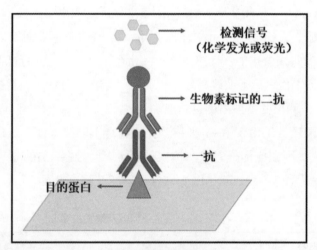

图 3-17　蛋白免疫印迹法基本原理

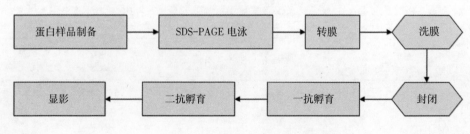

图 3-18　蛋白检测流程图

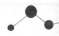

（二）主要步骤

1. SDS-PAGE 电泳

（1）配胶：根据目的蛋白的分子量大小，选择合适的分离胶和浓缩胶浓度。原则：小分子蛋白选择高浓度胶，大分子蛋白选择低浓度胶。以10%分离胶与5%浓缩胶为例，各组分配制见表3-14（总体积为2块凝胶），其中各组分作用见表3-15。可提前配制分离胶和浓缩胶，4℃可保存4~5d。

表3-14　分离胶与浓缩胶配制表

10% 分离胶		5% 浓缩胶	
ddH₂O	4.0mL	去离子水	2.0mL
1.5M Tris-HCl（pH=8.0）	2.5mL	1.0M Tris-HCL（pH=6.8）	0.5mL
30% Acr-Bis	3.3mL	30% Acr-Bis	0.5mL
10% APS	100μL	10% APS	30μL
10% SDS	100μL	10% SDS	40μL
TEMED	4.0μL	TEMED	4.0μL
总体积	10mL	总体积	3.0mL

表3-15　SDS-PAGE 各成分作用

成分	作用
Tris-HCl	提高电泳速率
Acr-Bis	凝集后形成多孔结构，便于蛋白质穿梭分离
APS	催化剂
SDS	使蛋白质解体变性，消除蛋白质自身净电荷
TEMED	促凝剂，加速APS催化作用，但易挥发，有强神经毒性

1）准备胶板：分别用自来水和蒸馏水冲洗玻璃板和梳子，自然晾干。将玻璃板底端对齐，短板朝外、厚板朝内，垂直放入夹板架中卡紧（见图3-19中A-C）。操作时要注意将两玻璃板底部对齐，以免漏胶。

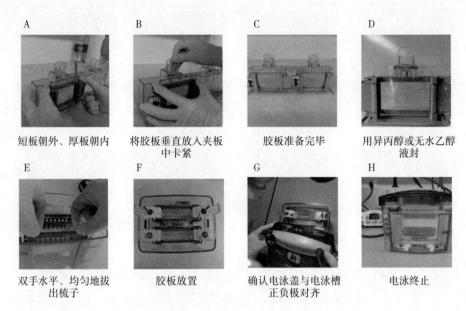

A	B	C	D
短板朝外、厚板朝内	将胶板垂直放入夹板中卡紧	胶板准备完毕	用异丙醇或无水乙醇液封

E	F	G	H
双手水平、均匀地拔出梳子	胶板放置	确认电泳盖与电泳槽正负极对齐	电泳终止

图 3-19　胶板制备示意图

2）按比例配制分离胶，加入 TEMED 后立即混匀倒入胶板中，注意动作轻柔，避免产生气泡，倒完用异丙醇或无水乙醇液封压平胶面（缓慢液封，防止胶被冲击变形）。30min 后可看到胶平面出现一条线（见图 3-19-D），说明分离胶已凝固，弃去上层液体并用吸水纸吸干。

3）按比例配制浓缩胶，加入 TEMED 后立即混匀倒入胶板中，注意动作轻柔，避免产生气泡，再将梳子垂直向下插入浓缩胶中。10min 后浓缩胶凝固，水平均匀、轻柔地拔起梳子（见图 3-19-E）。

（2）配制电泳液：称取 1.0g SDS，18.8g Glycine，3.03g Tris-HCl，溶于 850mL ddH$_2$O 中，充分搅拌溶解后调整 pH 至 8.3，加 ddH$_2$O 定容至 1.0L，放置室温备用。Tris-HCl 可与 Glycine 构成电泳缓冲体系，稳定电泳过程中的 pH。

（3）将胶板插入电泳槽中（见图 3-19-F），小玻璃板向内，大玻璃板向外。先向内槽中加入电泳液，观察是否漏液，如果漏液，要检查胶板是否插好后再向外槽中加入电泳液。电泳液至少漫过内槽并赶走气泡，内槽加入新鲜电泳液，外槽可加回收的电泳液。

（4）上样：取出已处理好的蛋白样品，室温融化，上样前涡旋混匀（上样速度不能太快，防止样品溢出加样孔）。

（5）电泳：设置电泳参数，浓缩胶 80V，约 30min，分离胶 120V，约

50min。当电泳至溴酚兰刚跑至底部即可终止电泳，进行转膜。注意电泳盖子的正负极安装（见图 3-19 中 G、H）。

2. 转膜

（1）配制转膜液：称取 14.4g Glycine，3.03g Tris-HCl，加 ddH₂O 定容至 800mL，放置 4℃冰箱或冰上备用。由于甲醇易挥发，可待接电源前再加入 200mL。

（2）提前将剪好的 PVDF 膜浸泡在甲醇中 5min。目的：为了激活 PVDF 膜上的正电荷，能与带负电的蛋白更容易结合。注意不能直接用手碰 PVDF 膜（戴手套也不可），可用塑料镊子进行夹取。再将其与海绵垫、滤纸一起浸泡转膜液中。

（3）取出胶板，对照 Marker 将目的条带切下来置于滤纸上，盖上 PVDF 膜，再盖上滤纸，形成类似"三明治"结构（见图 3-20）。膜与凝胶一旦接触尽量不要再移动，有气泡时，可用滚轮赶出气泡。注意：膜与胶之间一定不能存在气泡；膜两边的滤纸不能相互接触，接触后会发生短路。可在 PVDF 膜上做标记，区分电转之后蛋白正反面。

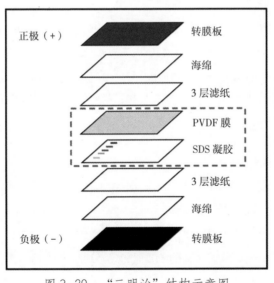

图 3-20　"三明治"结构示意图

（4）关上转移夹，安上锁扣，放入转膜架中，加入转膜液。根据蛋白分子量的大小设置转膜参数，例如 60~70kDa 蛋白，300mA，60min。由于电转产热较多，必须冰浴转膜。

3. 洗膜

（1）配制TBST：TBST由Tris缓冲盐溶液与Tween-20两部分组成，称取4.39g NaCl，1.21g Tris-HCl，500μL Tween-20，加ddH$_2$O定容至500mL。TBST可将非特异性结合的抗体洗掉，防止曝光时背景太高。或使用商品化的TBS，稀释后只需加入Tween-20即可，Tween-20的含量可根据实际情况调整，一般浓度为0.1%~0.4%。

（2）电转结束后，可用TBST洗PVDF膜，室温环境放置于摇床上，80~90rcf，5min，洗3次。注意：加入TBST时，尽量不要直接对着膜；每次加入TBST量不宜太多，使膜刚好能浮起来即可。

4. 封闭

①称取2g脱脂奶粉，加入40mL TBST配成5%脱脂牛奶。②用5%脱脂牛奶封闭PVDF膜，室温环境置于摇床，50~60rcf，孵育1~3h。注意：由于脱脂牛奶含有酪蛋白，因此磷酸化蛋白的检测不能用脱脂牛奶封闭，否则会出现高背景，可选用5% BSA（TBST配制）替代。

5. 孵一抗

按抗体的说明书用一抗稀释液稀释一抗，将PVDF膜平放在孵育盒中，室温环境放置于摇床，50~60rcf，1h后置于4℃孵育过夜。第二天回收一抗，重复TBST洗膜步骤。

6. 孵二抗

根据一抗来源，选择相对应的二抗以及二抗稀释液，室温环境放置于摇床，50~60rcf，1h后重复TBST洗膜步骤。

7. 显影

加入超敏发光液，利用化学发光仪显影（若不能及时曝光，可将膜暂时放在4℃条件下，时间不可过长）。整个曝光过程注意PVDF膜要保持湿润，否则会导致背景加深。

（三）注意事项

（1）蛋白浓度、pH值、是否降解都会对最终结果有直接影响，因此在蛋白质抽提与纯化时应注意质控。

（2）浓缩胶的pH值为6.8，分离胶的pH值为8.8，准确的pH值不仅可防止电泳液中的甘氨酸不电离，也可保证充分浓缩样品。配胶前应检测两种Tris-HCl缓冲液的pH值。

（3）上样时，可使用枪头轻轻将样品加到孔的底部，避免样品与电泳液混合，防止电泳液pH值影响样品，从而影响浓缩。

（4）电泳缓冲液建议"现配现用"，这可保证缓冲液pH值和离子强度的稳定。

（5）小电压会使胶的分子筛效应得到充分发挥。电压越小，条带越漂亮。

（6）膜的选择主要从实验目的和实验要求来考虑。例如，分子量小于20kDa的小蛋白，若使用0.45μm NC膜会使得蛋白因透过膜孔而造成膜结合的目的蛋白量不确定，从而影响到最终结果的可靠性。而如果所分离的蛋白需要进行测序，则需使用PVDF膜。

（7）无论一抗还是二抗，需确认来源种属（鼠/兔）以及抗体类型是IgG还是IgM。

（8）洗膜过程尽量遵循"短时多次"原则。

（四）常见问题及解决方法

几种常见WB条带示意图见图3-21，相应解决方法见表3-16。

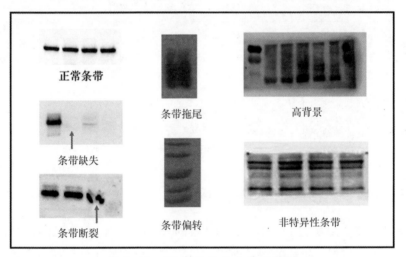

图3-21 WB常见几种条带示意图

表3-16 WB条带可能存在的原因及解决方法

常见问题	可能原因	解决方法
无目的条带	蛋白降解	蛋白应变性后放置-80℃保存；提取蛋白时保持低温环境；提蛋白时加入蛋白酶抑制剂
	样本中目的蛋白低表达	富集低表达样本
	抗体失活；抗体不匹配	确认抗体种属；正确保存抗体
	转膜失败	检查"三明治"装置顺序；丽春红染色确认转膜体系是否正确

常见问题	可能原因	解决方法
高背景	封闭不充分	选择适合的封闭液（BSA/脱脂牛奶）；优化封闭条件：时间与温度
	抗体孵育浓度过高、时间久	优化抗体孵育浓度与时间
	TBST 洗膜不充分	可延长洗膜次数与时间
	PVDF 膜晾干、污染	确保实验过程中 PVDF 膜始终湿润状态且整洁，使用镊子
	显影时间过长	优化曝光/显影条件
非特异性条带	一抗非特异性结合；一抗浓度过高	更换一抗；优化实验条件
条带偏移、扭曲	胶界面不平；条带迁移过快；凝胶凝固不均匀；电压不均衡；样本中盐离子浓度过高干扰电泳	优化电压条件；重新配制凝胶；优化样本蛋白提取
条带拖尾	样品不纯；上样量过大；凝胶浓度不适合；电泳液重复使用多次	优化样本蛋白提取；降低上样量；重新配制适宜浓度的凝胶；配制新鲜电泳液

三、酶联免疫吸附实验技术

酶联免疫吸附实验（enzyme linked immunosorbent assay，ELISA）是以免疫反应为基础，将抗原抗体的特异性反应与酶对底物高催化作用相结合的一种高敏感性技术，常用于检测细胞因子、激素、蛋白质等。

（一）基本原理

将已知的抗原或抗体包被在固相载体——聚苯乙烯微量反应板（酶标板）表面，使酶标记的抗原抗体反应在固相表面进行，通过洗涤除去液相中游离成分，加入相应的酶底物后发生颜色反应，最后通过检测底物颜色来反映待测样本中相应抗原或抗体含量。ELISA 方法有多种，例如：用于检测抗体的间接法、用于检测抗原的双抗体夹心法以及用于检测小分子抗原或半抗原的抗原竞争法等。本部分重点介绍双抗体夹心法（图 3-22）。

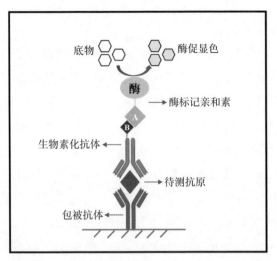

图 3-22　ELISA 双抗体夹心法基本原理示意图

（二）主要步骤

①包被：有些商品化 ELISA 试剂盒抗体已包被在酶标板上，可直接加入待测样品，也可以根据实验需要进行抗体包被。②加样：分别设置标准品组、实验组（待测样本应提前做稀释倍数滴定预实验）、阴性以及阳性对照组。按分组向各反应孔中分别加入 100 μL 样本，置于 37℃培养箱孵育 1h，洗涤，拍干。③加入酶标抗体：向各反应孔中加入 100 μL 酶标抗体（注意抗体种属），置于 37℃培养箱孵育 1h，洗涤，拍干。④显色：向各反应孔中加入 100 μL 新鲜配制的 TMB 底物溶液，置于 37℃培养箱孵育 30min，可观察到孔中呈蓝紫色。⑤终止：取出酶标板，每孔加入 50 μL 终止液终止反应，可看到反应孔内出现颜色变化，15min 内通过酶标仪检测样品 OD_{450} 值（不同底物对应检测波长不同）。根据标准品 OD 值绘制标准曲线，将待测样品 OD 值代入标准曲线公式中，计算待测样品抗原浓度（图 3-23）。

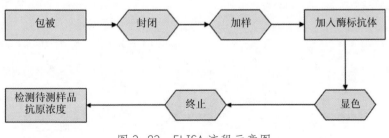

图 3-23　ELISA 流程示意图

（三）注意事项

①固相载体可选择性多，但任何固相载体在使用前均可进行筛选：用等量抗原包被，在同一实验条件下进行反应，观察其显色反应是否均一，确认其吸附性能是否良好。②血液样本应避免溶血；样本应尽早检测，5d内检测的血清样本可置于4℃保存，长期不检测的血清样本应分装后置于−80℃保存，避免反复冻融。③严格控制加样体积，尽可能减少误差，可选用排枪；待测样本应做稀释倍数预实验。④确保酶标板洗涤干净，避免假阳性；每次洗涤后要将ELISA板尽可能拍干后再进行下一步操作。⑤显色液建议"现配现用"，混匀后立刻加入反应孔中。⑥必须设置阴性与阳性对照组，排除假阴性与假阳性，做好实验质控，定量ELISA实验中同一批次样本必须绘制标准曲线。

（四）常见问题及解决方法

详见表3-17。

表3-17 ELISA常见问题及解决方法

常见问题	可能原因	解决方法
显色浅，灵敏度低	试剂盒过期；酶活性降低；试剂开启时间过长，污染；不同批号试剂混用	试剂盒应置于4℃保存；未使用的酶标板条要密封保存；不同批号试剂不能混用
	孵育时间不够，温度未达到37℃	严格按照说明书操作；保证孵育温度稳定，稳定在37℃±5℃
	加样量不足	矫正移液器，移液不宜过快
	试剂、待测样品未恢复至室温	提前取出试剂复温后再操作
背景高，显色深	加样、酶标抗体时污染	当可能造成污染时，一定要更换枪头，勿抱有侥幸心理
	孵育温度过高	保证孵育温度稳定，稳定在37℃±5℃
	操作时间过长，未及时终止反应	尽量不要积累多块板子操作（尤其是手工操作时），尽可能在短时间内完成检测；显色时间到了立即加入终止液
	洗板不充分	不能随意减少洗板次数，适当延长洗涤液浸泡时间

四、免疫组织化学技术

免疫组织化学（immunohistochemistry，IHC）技术将免疫学、传统的组织化学以及形态学三个重要领域相结合，具有较高的灵敏性和特异性，是利用标记抗体的显色剂（例如酶、荧光素等），通过抗原抗体特异性结合和组织化学的呈色反应（图 3-24），最终可对组织细胞原位的目的抗原进行定性、定位、定量检测的一项技术。

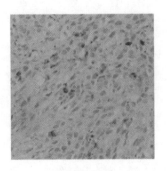
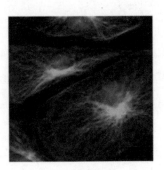

免疫酶标　　　　　　　　　　免疫荧光

图 3-24　免疫酶标与免疫荧光实物图

（一）两种常见 IHC 方法及原理

1. 免疫酶标法　免疫酶标法是目前最常用的免疫组化技术，利用酶标记的已知抗体与待测组织或细胞标本中的目的抗原特异性结合，再加入酶的底物，从而生成有色不可溶性产物或具有一定电子密度的颗粒，最后通过光镜或电镜，对细胞或组织内的相应抗原进行定位或定性研究。免疫酶标法定位准确，样本可长期保存。免疫酶标法发展十分迅速，方法多样，例如：如卵白素 – 生物素 –过氧化物酶复合物（ABC）法、链霉菌抗生物素蛋白 – 过氧化物酶（SP）法等，其中 SP 法是最常用的方法。

2. 免疫荧光法　利用荧光素标记的已知抗体作为探针，可与待测组织或细胞标本中的目的抗原特异性结合，形成带有荧光素的抗原抗体复合物，最后通过荧光显微镜确定组织中目的抗原的定位，进而进行定量分析。

（二）主要步骤

1. 样本类型　实验常用样本主要为组织和细胞两大类，如果样本是细胞，先对干净无菌的载玻片（或盖玻片）进行预处理：包被一层带电荷的聚合物（如多聚赖氨酸）或细胞外基质蛋白（如层粘连蛋白、纤维粘连蛋白等），可增强细胞附着。将玻片放入细胞培养板底部，贴壁细胞可直接在玻片上生长；悬浮细胞可通过离心浓缩后涂布于载玻片上。

2. 免疫酶标法主要步骤

（1）石蜡切片制作：①固定：取组织，用 PBS 洗涤，10% 中性甲醛固定 12~24h。骨组织应添加一个脱钙的过程：采用 5%~10% 硝酸水溶液脱钙 1~3d，需每天换液。②脱水：弃去固定液，用 ddH$_2$O 洗涤 1 次，70% 乙醇 1h，80% 乙醇 1h，95% 乙醇 2h，无水乙醇 3h。③透明：二甲苯Ⅰ 45min，二甲苯Ⅱ 45min，二甲苯Ⅱ 45min。④浸蜡：石蜡Ⅰ 1h，石蜡Ⅱ 1h，石蜡Ⅲ 1h。⑤包埋：将组织包埋成蜡块。⑥切片：包埋后的组织块经修整后，用切片机切成 3–55–7 μm 的石蜡带切片。⑦贴片：将石蜡切片在 50℃温水中展片，然后用干净的防脱载玻片捞片，使组织带均匀贴在载玻片上。⑧洗片：1% HCl 浸泡 12h，ddH$_2$O 冲洗 1 次，95% 乙醇浸泡 2h 后擦干。⑨涂胶：载玻片涂上防脱剂多聚赖氨酸。⑩烤片：68℃恒温箱内烤片 2h。蜡块及切片制备完毕后可置于 4℃保存。

（2）SP 法染色：①脱蜡：脱蜡前应将组织切片在室温中放置 60min 或 60℃烘烤 30min（骨组织和其他组织烘烤时间不同，骨组织应加长烘烤时间至 2h，第一次二甲苯浸泡 5min；放入另一新二甲苯中再次浸泡 5min。②水化：无水乙醇 2min，95% 乙醇 2min，80% 乙醇 2min，70% 乙醇 2min。③流水冲洗 20min。④抗原修复：使用高压热修复法。配制枸橼酸钠抗原修复液，待高压锅煮沸，将装有修复液的切片置于高压锅中，盖上盖子，待高压锅开始喷气后，继续煮 100s（抗原修复很关键，修复时间需要在实验过程中摸索），取出自然冷却。⑤ PBS 冲洗 2~3 次，每次 3min。⑥阻断：加入 3% 过氧化氢液，室温孵育 10min，阻断内源性过氧化物酶。⑦一抗：37℃复温，1∶100 稀释，4℃过夜，PBS 冲洗 2~3 次，每次 3min。⑧二抗：加入 HRP 标记的二抗 40~50 μL，37℃孵育 1h；PBS 冲洗 2~3 次，每次 3min。⑨滴加 SP：37℃孵育 30min；PBS 冲洗 2~3 次，每次 5min。⑩ DAB 显色：3~8min，在显微镜下掌握染色程度（胞浆呈棕色者判定为阳性细胞），流动水冲洗 10~15min。⑪复染：苏木精复染 2min，HCl–乙醇分化，自来水冲洗 10~15min。⑫常规脱水、透明、封片（用中性树胶滴在组织旁边，再用盖玻片盖上）、镜检。⑬结果分析：每张切片选择 5 个高倍镜视野（400×）观察，由两位资深病理科医师行双盲法进行阅片评估：其表达强度结果按染色强度和染色细胞数比例进行综合评判。免疫酶标法简要操作流程见图3-25。

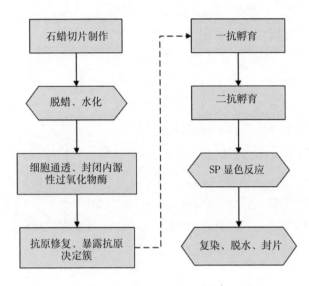

图 3-25　免疫酶标法简要操作流程

3. 免疫荧光法（间接法）主要步骤　①—⑤同SP法。⑥封闭：加入2%BSA室温封闭30min。⑦孵一抗：吸水纸吸掉封闭液，不洗，在每张玻片上滴加稀释好的一抗（约50μL），将玻片放入湿盒后置于4℃冰箱孵育过夜（或37℃，30~60min）。⑧孵荧光二抗：取出孵育过夜的玻片，PBST（含0.5%Tween-20的PBS）洗涤3次，每次3min，吸水纸吸干多余抗体后，避光滴加稀释好的荧光二抗，孵育1h；需要强调的是，从加荧光二抗起，后面所有步骤都尽量避光。⑨DAPI染色：PBST洗涤3次，每次3min，滴加DAPI避光孵育1min，对标本进行染核。⑩封片：PBST洗涤3次，每次5min，洗去多余的DAPI，吸水纸吸干，用含荧光淬灭剂的封闭液封片。⑪采集图像与分析：在倒置荧光显微镜下观察采集图像。此外，还可以通过制备单细胞悬液，经流式荧光抗体染色，最后利用流式细胞仪检测目的抗原。

（三）注意事项

1. 样本选择　①大小：用于免疫组化的组织建议大小为1.0cm×1.0cm×0.5cm。取材时应剔除脂肪和钙化，避免假阳性或假阴性结果。②样本新鲜：一般建议2h内完成样本处理，时间过久，组织会由于不同程度自溶导致其抗原变性甚至消失。取材后，将组织放入 PBS 中洗涤，去除血渍。③取材部位：应选取病灶或含待检抗原部位以及病灶与正常交界处，尽量避开坏死区域。④避免挤压：取材时组织受挤压会影响边缘部细胞形态并加深非特异着色，取材时应注意边缘的完整性。⑤设置阴性、阳性对照组。

2. 抗原修复　抗原修复是指应用物理或化学的方法将组织固定过程中封闭的抗原决定簇暴露的过程。对于不同组织、不同抗原、不同抗体，所采用的方法应不一样，可进行高压热修复、胰酶消化等。修复过程中应避免切片干涸与过度修复，导致染色异常或定位不准确。

3. 抗体选择　①单克隆抗体可以与单一抗原特异性结合，但亲和力低；而多克隆抗体可识别多个抗原，亲和力强，灵敏度高但特异性较低，容易出现非特异性染色。②实验前确认抗体是 IgM 还是 IgG，此外，应根据一抗种属选择二抗。③石蜡切片抗体基本都可以用于检测冰冻切片，但冰冻切片的抗体不一定能检测石蜡切片中的抗原。④免疫荧光标记的抗体浓度过低，会导致产生的荧光过弱，影响结果的观察。

4. 固定剂　固定不当对抗原性有很大的影响，主要表现在三个方面：一是组织过大固定时间不够，使组织中心部位的抗原溶解、弥散或丢失；二是在甲醛中固定时间过长，因醛 - 氨基交联而降低抗原性；三是固定液的种类、浓度和温度对一些特殊抗原有很大的破坏作用。常用的固定剂主要有甲醛、多聚甲醛、戊二醛、丙酮等。

5. 骨组织脱钙　应注意骨组织未能完全脱钙会导致切片不良与 HE 过度嗜碱性染色。

（四）常见问题及解决方法

详见表 3-18。

表 3-18　免疫组化结果常见问题及解决方法

常见问题	可能原因	解决方法
无染色 / 染色弱	切片陈旧	建议使用新鲜切片，若需保存可放于 4℃
	组织干化	染色过程中保持组织浸泡于缓冲液中
	脱蜡异常	使用新鲜的二甲苯并延长脱蜡时间

续表

常见问题	可能原因	解决方法
高背景	洗涤不充分	PBS 洗涤应至少洗 3 次
	固定不充分	优化固定时间
	弥散染色，组织损伤	保持组织边缘完整
	切片薄厚不一，染色不均匀	显色剂应混匀；切片厚度均一
	固定剂影响	优化 pH，孵育时间与温度
染色不均	组织存在气泡、水分	充分甩干切片；排气泡或重新切片
	抗体分布不均匀	轻轻摇匀覆盖于切片上的抗体
	切片上残留石蜡或二甲苯	使用新鲜的二甲苯并延长脱蜡时间
镜下观察到霉菌	一抗、检测系统、缓冲液储存不当	及时更换试剂或清洗试剂瓶
组织边缘不着色	抗体表面张力自然向组织中央收缩	滴加抗体后摇晃湿盒使其分布均匀
	片子残留缓冲液过多	PBS 洗涤应至少洗 3 次
	切片边缘干燥	染色过程中保持组织浸泡于缓冲液中
背景发黄	DAB 浓度过高	降低浓度，用 PBS 等比例稀释，找出最佳稀释比
	一抗浓度与检测系统不匹配	进行预实验，摸索适宜实验条件
	抗体孵育时间过长	进行预实验，摸索适宜实验条件

五、流式细胞术

　　流式细胞术是一种对单个细胞（或微球、细菌等微小生物）的分子表达、大小以及类型等多个参数快速定量分析和分选的技术，被广泛运用于基础研究与临床检验等领域，在各学科中发挥着重要的作用。随着单克隆抗体技术与流式细胞仪的日臻完善，流式细胞术已从荧光流式进阶为通过金属同位素标记抗体，检测靶标范围和深度更广的质谱流式，成为细胞学研究领域中无可替代的重要技术。

（一）荧光流式细胞术

1. 基本原理　荧光流式细胞术是利用流式细胞分析仪对荧光标记的细胞进行定量分析检测的技术。流式细胞分析仪主要由液流系统、光学系统以及电子系统三大系统所组成。以细胞为例，待测样品制备成单细胞悬液后，经荧光抗体染色，在一定压力下，被鞘液包裹排成单列的细胞与入射激光束相交，与荧光抗体结合的细胞可被激发产生不同波长的荧光，利用散射光检测器收集前向与侧向散射光，分别代表细胞的大小和颗粒度，多道脉冲高度分析器处理荧光脉冲信号，最后通过电子系统将检测结果用单参数直方图、双参数散点图、三维立体图和等高线图表示。流式细胞分选仪则在分析仪的三大系统上增加了细胞分选系统，通过充电电路对需要分选的目的细胞液滴进行充电，当带电液滴通过静电场时会发生偏转而分离，从而达到分类收集细胞的目的（图3-26）。

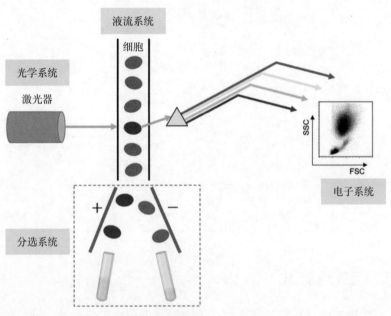

图 3-26　流式细胞仪工作原理示意图

2. 单细胞悬液制备　样本制备包括单细胞悬液制备、抗体标记以及荧光染色这3个方面，其中单细胞悬液制备是流式细胞术中非常重要的环节，直接影响后续染色以及结果分析，单细胞悬液主要来源于单层细胞、血液、脱落细胞、实体组织等，制备方法及注意事项见表3-19。

表 3-19　单细胞悬液制备方法及注意事项

分类	方法	注意事项
贴壁细胞	经胰酶消化后离心收集	防止胰酶消化过度损伤细胞，若检测凋亡应使用不含 EDTA 的胰酶消化
悬浮细胞	直接离心收集	
实体组织	胶原酶、蛋白酶等酶消化法	影响酶活性因素：pH 值、消化时间与温度等
	研磨、剪碎等机械法	易造成细胞损伤，出现大量细胞碎片
	EDTA 化学试剂法	易造成细胞活性较低
血液	单个核细胞梯度离心分离	离心后可分为 4 层：上层为血浆层，中层为淋巴细胞，底层为红细胞（红细胞上为粒细胞）
	红细胞裂解	裂红液作用时间不宜过长
石蜡包埋组织	切片，脱蜡，水化，消化，过滤，离心收集	石蜡应洗脱干净；注意消化时间；切片薄厚适宜

3. 抗体与标记方法的选择　流式细胞术可检测细胞表面蛋白、凋亡、周期以及胞内蛋白、离子浓度等生物学特性与功能等指标，实验前应确认待测指标所需抗体以及对应标记方法。

（1）直接染色：荧光标记的单克隆或多克隆抗体（如 FITC、PE 等）与待测抗原特异性结合称为直接染色，由于直标抗体操作方便，影响因素较少，结果准确，是目前流式细胞术中最常见方法。

（2）间接染色：在间接染色中，一抗未用荧光标记，而是通过荧光或生物素标记的二抗与一抗耦联进行检测，可大大增加靶标蛋白检测范围。

（3）细胞内染色：细胞内染色时需要先对细胞进行破膜与内部蛋白固定，再选择直接或间接染色检测。

（4）分泌型蛋白检测：分泌蛋白的检测是流式细胞术中较难的一类实验，有些蛋白（如 γ- 干扰素）在细胞静息状态时不分泌或分泌微量且从细胞中释放出来时会快速降解。因此检测时应先进行体外激活，加入刺激剂，使得蛋白分泌量增加，再加入阻断剂，蛋白可在胞内大量聚集从而染色信号增强，提高检出率。

（5）常见荧光染料的相对强度从亮到暗依次为：PE ＞ APC ＞ PeCrCP-Cy5.5 ＞ FITC。荧光染料的选择遵循"强弱搭配"原则，即对于表达较弱的抗原可选择相对强度较亮的荧光染料，例如：PE、APC；反之，抗原表达强或分群明显的建议选择最常用的弱荧光，例如 FITC。可在预实验时对抗体使用量进行滴定。随着荧光抗体产品不断革新，Alexa Fluor、eFlour 以及 Pacific Blue 等染料稳定性更好且荧光强度和敏感性更优化，现已广泛用于流式细胞术。

（6）同型对照：同型对照抗体的来源、Ig 分型、标记方法以及浓度应与一抗完全相同。

4. 几种常见流式细胞实验

（1）细胞表面染色：

1）主要步骤：①收集细胞：制备单细胞悬液，取细胞总数为 1×10^6 $\sim 5 \times 10^6$，1400rcf 离心 5min，弃去上清液，100 μL PBS 重悬。②死活细胞染色：每管中加入 2~5 μL 死活染料，涡旋混匀，室温避光孵育 10~15min，加入 1mL PBS，1400rcf 离心 5min，弃去上清液。③封闭 Fc 受体：每 1×10^6 细胞中加入 1 μg 封闭液，涡旋混匀，室温避光孵育 10~15min，加入 1mL PBS，1400rcf 离心 5min，弃去上清液。④分组：PBS 重悬细胞，设置阴性对照组、单染组以及实验组。⑤染色：按照分组分别加入直标抗体，涡旋混匀，4℃避光孵育 30min，加入 1mL PBS，1400rcf 离心 5min，弃去上清液，500 μL PBS 重悬，300 目滤网过滤，流式细胞仪检测。

2）注意事项：①细胞活性要好，否则易发生非特异性荧光染色。②设置阴性对照组与补偿组。③染色时间不宜过长，30~40min 即可。

（2）细胞内染色：

1）主要步骤：收集细胞，每管加入 1mL 固定剂，涡旋混匀，4℃避光孵育 1h，每管直接加入破膜剂 1mL，涡旋混匀，1400rcf 离心 5min，弃去上清液，加入破膜剂重复洗 1 遍，分组，按照分组分别加入直标抗体，涡旋混匀，4℃避光孵育 1h，加入 1mL PBS，1400rcf 离心 5min，弃去上清液，500 μL PBS 重悬，300 目滤网过滤，流式细胞仪检测。

2）注意事项：①靠近细胞膜的抗原以及可溶性胞浆抗原适用温和的破膜液处理，无需固定。②对于细胞骨架、病毒和某些酶抗原，可用高浓度丙酮、乙醇或甲醛固定。③根据抗原类型，选择适宜的固定和破膜（细胞膜和核膜）方法，确保抗原表位充分暴露。④若需同时检测胞内和胞外抗原，建议先进行胞外染色后再胞内染色。

（3）细胞周期检测：

1）基本原理：细胞分裂期（M 期）与 DNA 复制合成时期（S 期）是细胞整个周期的两大关键环节，G1 和 G2 期通过合成大量特定蛋白质，储存能量及其他物质，细胞体积增大，促进细胞生长，分别为 DNA 复制和细胞分裂做好准备。利用 DNA 染料（如 DAPI、7AAD、PI 等）进行染色，DNA 含量多，荧光强度高，DNA 含量少，荧光强度低，因此可以根据 DNA 荧光强度的变化，来判断细胞处于哪个时期。

2）主要步骤：以 PI 染色为例，收集细胞，加入 1mL 预冷的 70% 乙醇，涡旋混匀，4℃固定 12h（4℃固定可保存 1 周，−20℃固定可保存一个月，建议尽早检测），1400 rcf 离心 5min，弃去上清液，PBS 重复洗 1 次，每管加入 5 μL PI 工作液，涡旋混匀，室温避光孵育 10~15min，500 μL PBS 重悬，300 目滤网过滤，1h 内通过流式细胞仪检测 G0/G1、S、G2/M 各期细胞的百分比。

3）注意事项：①细胞周期实验中很重要的一步就是固定，直接加入 70%~75% 乙醇很容易导致细胞聚团，很难重悬成单细胞，影响固定效果，甚至容易导致固定后无细胞沉淀的现象。为了减少细胞聚集，加样顺序应该是：向细胞悬液中逐滴加入无水乙醇至终浓度为 70% 乙醇。②固定之后的细胞容易破碎，因此在操作时应轻柔缓慢混匀。③周期实验上机之前一定要用 300 目滤网过滤，避免碎片堵塞流式细胞仪。④胞核染料荧光易衰减，操作时注意避光，尽量在 1h 内完成检测。⑤由于流式细胞仪的流速会影响图形分辨率，对最终结果分析有一定影响，所以做周期 PI 染色时，一定要低速收样。

（4）CFSE 活细胞染色：

1）基本原理：CFSE 是一种可以结合细胞内蛋白质的荧光染料，能够轻易穿透细胞膜，被细胞内酯酶水解发出绿色荧光。CFSE 进入细胞后，在细胞核的荧光最强。在细胞分裂增殖过程中，其荧光强度会随着细胞的分裂而逐级递减，标记荧光可平均分配至两个子代细胞中，因此其荧光强度是亲代细胞的一半，根据这一特性，一方面，它可应用于流式细胞术检测细胞增殖能力；另一方面，CFSE 荧光可以维持长达数周，可用于追踪细胞在活体内的分裂增殖过程。CFSE 标记的细胞的激发和发射波长分别为 500nm 和 520nm。

2）主要步骤：配制 CFSE 工作液（工作浓度为 0.5~25 μM），收集细胞，加入 CFSE，轻柔上下颠倒混匀，将细胞种回培养皿，置于 37℃孵育，72h 后收集细胞，加入 5 倍体积含 10%胎牛血清的培养基，在冰上孵育 5min，终止染色，将细胞用培养基洗涤 3 次（清除上清液中游离 CFSE），根据实验目的选择是否进行体外细胞培养或进行细胞移植，收集细胞，利用流式细胞仪 488nm 激光器、FITC 通道进行流式分析。

3）注意事项：提前预实验滴定最佳的 CFSE 用量，使增殖分析的染色最优化，因为如果 CFSE 太少会限制细胞分裂代数的检测，如果 CFSE 太多会有细胞毒性，影响细胞活性和分裂。

（5）细胞凋亡检测：

1）基本原理：Annexin V 是一种 Ca^{2+} 依赖的磷脂结合蛋白，与细胞膜上的双层磷酯酰丝氨酸（PS）有高度的亲和性。细胞发生早期凋亡时，PS 外翻，Annexin V 可与其结合。而细胞在凋亡中晚期或坏死时，胞膜完整性破坏，此时可利用细胞核荧光染料（如 PI、7AAD 等）标记细胞核。因此，通过 Annexin V 与细胞核荧光染料匹配双染，就可以将凋亡早晚期的细胞以及死细胞区分开来。

2）主要步骤：以 Annexin V/PI 双染法为例：收集细胞，加入 100 μL 1 × 结合缓冲液，涡旋混匀后重悬（建议细胞浓度：1×10^6/ 管），每管加入 5 μL Annexin V 与 5 μL PI，室温避光孵育 10~15min，加入 400 μL PBS 重悬（总体积为 500 μL），300 目滤网过滤，1h 内通过流式细胞仪检测，Annexin V/PI 双染结果分析如图 3-27 所示。

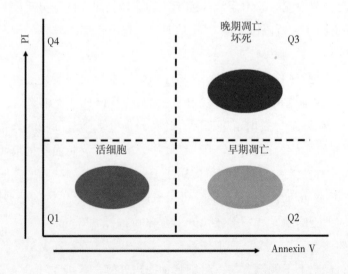

图 3-27　Annexin V/PI 双染结果分析示意图

3）注意事项：①由于 Annexin V 具有 Ca^{2+} 依赖性，消化与重悬细胞时应避免使用 EDTA 等含 Ca^{2+} 螯合剂。②必须活细胞检测，不能用会破坏细胞膜完整性的固定剂和破膜剂。③整个操作过程轻柔，勿用力吹打细胞，避免细胞碎片太多影响最终分析结果。④胞核染料荧光易衰减，操作时注意避光，尽量在 1h 内完成检测。⑤必须设置阴性对照与阳性对照。做补偿单染管时，可对细胞进行热激处理（可将细胞置于 60℃水浴 2min），便于出现阴性与阳性双峰群。

5. 荧光补偿 荧光补偿是指由于荧光分子在被激发后都会发射特定波长范围的光，这些波长相近的发射光之间会有光谱重叠，导致流式细胞仪的各个通道，尤其是相邻通道会同时接收到来自 2~3 个通道的荧光现象（图 3-28 为 FITC 与 PE 双染荧光补偿示意图）。调节荧光补偿可纠正荧光素发射光谱重叠，即从一个检测荧光信号中减掉溢漏过来的其他荧光。例如：（$FITC+PE_{重叠}$）－（$PE_{重叠}$）= FITC 信号强度的准确数值。因此，调节荧光补偿是荧光流式细胞术多色检测中的一个关键环节。

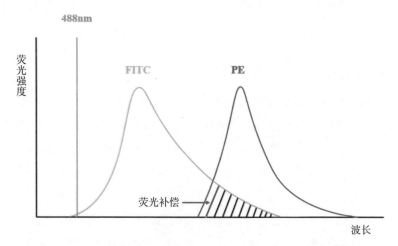

图 3-28 重叠阴影部分即为 FITC 与 PE 的荧光补偿

（1）注意事项：①调节补偿时设置实验分组为：阴性管（不加抗体）、单染管（只加入一种抗体）以及阳性管（加入实验所需多个抗体）。②样本必须同时染出阴性群与阳性群（凋亡实验调补偿时可对细胞进行热激诱导细胞凋亡），否则无法计算平均荧光强度。③可使用同一荧光的另一抗体替换目的抗体，以表达强度高为优先选择。④调节补偿的抗体必须与实验用的抗体荧光素一样。⑤若抗体更换了厂家或批号时需要再次调节补偿。⑥荧光补偿应避免调节过度，否则会导致目的通道荧光消失。

（2）主要步骤：以 FITC 与 PE 双染时补偿调节为例：阴性对照管调节电压，使阴性群落在 FITC 和 PE 双阴性区，FITC 单染管横坐标选择 FITC，纵坐标选择 PE，调节补偿（PE-FITC），两群细胞呈"横平，竖直"（图 3-29），PE 单染管的操作同上，保存并应用补偿。

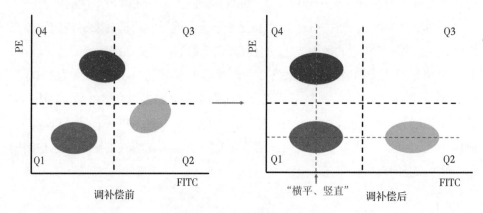

图 3-29　荧光补偿调节示意图

（二）质谱流式

荧光流式细胞术基于对荧光发射光谱的检测，一方面现有的激光器与滤光片限制了其检测通道数量；另一方面，由于光谱重叠，多色实验时往往会出现复杂的荧光补偿。这些因素使得荧光流式细胞仪在一些复杂的深层次研究受到限制。为了解决这些问题，质谱流式技术应运而生。质谱流式细胞仪通过金属同位素标记的抗体，既丰富了检测的通道数，又有效避免检测通道间的干扰。质谱流式多元化的分析方法，大大提升了数据可靠性，为单细胞组学与蛋白质组学的发展提供了新型研究手段，是流式细胞技术领域的一次"新革命"。

1. **基本原理**　质谱流式与传统荧光流式细胞技术样本制备基本相同，均要求样本经处理后制备成一定浓度的单细胞悬液，不同的是，质谱流式通过金属标签替代荧光标签，再利用元素 - 电感耦合等离子体质谱（ICP-MS）来定量金属同位素标签，从而反映出待测细胞的数量以及功能等特性（图 3-30）。目前市面上质谱流式细胞仪检测通道已达到 120 个，往往可以同时检测 30 余种甚至更多的金属标签，最大程度避免了通道间的信号干扰。

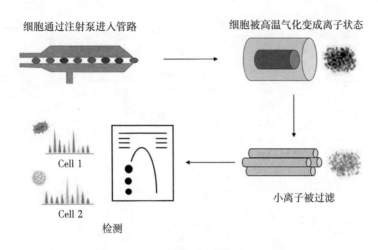

图 3-30　质谱流式基本原理示意图

2. 注意事项

（1）单细胞悬液制备时，避免使用含 Ca^{2+}、Mg^{2+} 的 PBS 重悬，防止同一主族元素 Ba 的污染。过程中所有玻璃试剂瓶应注意不含 Pb 和使用无粉手套，避免外源金属元素干扰。

（2）建议细胞数范围：（1.0~3.0）× 10^6，活细胞比例在 85% 以上。可提前进行细胞计数与台盼蓝染色，避免死细胞带来的细胞粘连和非特异信号。

（3）购买商品化的标记好金属标签的流式细胞抗体，如果目标蛋白没有金属标记好的单克隆抗体时，需要自行分别购买目标蛋白的抗体以及抗体的金属标记试剂盒，对未偶联标记物的抗体进行标记，并使用对应的标准品细胞上机，完成对抗体浓度滴定。

（三）荧光流式细胞术与质谱流式比较

详见表 3-20。

表 3-20　荧光流式细胞术与质谱流式细胞术比较

	传统荧光流式细胞术	质谱流式
基本原理	光谱检测	元素 - 电感耦合等离子体质谱
操作	便捷	仪器成本较高，使用复杂
检测通道	5 激光系统可最多检测 50 个通道	虽检测通道数达到 120 个，但目前用来标记抗体的金属标签仅有 30 余种

续表

	传统荧光流式细胞术	质谱流式
抗体	荧光标记	金属标记
灵敏度	高	多元化分析，灵敏度较高
特点	灵活度高，成本低；需要调补偿	试剂成本高；检测速度快；无补偿或补偿非常微小

（刘静茹）

第六节　生物分子相互作用检测技术

细胞的各项生命活动都离不开蛋白质、核酸、DNA 以及 RNA 等生物分子的参与。这些生物分子间相互作用是调控细胞信号转导、细胞迁移、基因表达以及核转运等过程的重要方式。了解生物分子间相互作用过程以及熟练掌握分子间相互作用的检测技术将有助于提高对生命活动的认识。

一、蛋白质与蛋白质相互作用

蛋白质是促进细胞中大多数生物过程形成的主力军，是生命活动的重要执行者。虽然部分蛋白质以单体形式发挥功能，但超过 80% 的蛋白质是通过蛋白间相互作用或形成蛋白复合物来发挥作用。因此，蛋白质间相互作用是细胞生化反应网络体系的重要组成部分，是细胞内生物信息调控的主要实现方式，是生命现象发生的基础。目前，研究分子间相互作用的技术众多，包括酵母双杂交系统、免疫共沉淀技术、GST Pull-down 技术等，这些方法可以帮助我们实现对蛋白质、小分子、抗体以及 Fab 片段等相互作用的定性定量分析。除了这些传统且经典的方法外，具有高灵敏度、高通量特征的新技术也在不断涌现，帮助我们不断加深对蛋白质相互作用的认识。因此，应该根据研究目的不同以及目标蛋白的差异选择合适的检测方法。然而，"尺有所短，寸有所长"，如何获得更加可靠的检测结果，就需要充分了解各种方法的优缺点，巧妙地联合利用不同原理的技术方法来弥补单种技术的不足，做出综合判断。

（一）酵母双杂交系统

1. **技术原理**　酵母双杂交系统是一种鉴定和检测活细胞内蛋白质相互作用的研究方法，是将待研究的两种蛋白质分别克隆到酵母表达质粒的转录激活因子（如 Gal4 等）的 DNA 结合结构域（binding domain，BD）和转录激活域（activating domain，AD）上，构建成融合表达载体，从表达产物分析两种蛋白质相互作用的系统。在利用 Gal4 系统筛选 cDNA 文库或研究蛋白间相互作用时，BD 与靶蛋白即"诱饵"融合，AD 与文库蛋白或要验证的蛋白融合。一般情况下，单独的 BD 可以与 Gal4 效应基因的上游激活序列（upstream activation sequence，UAS）结合但不能激活转录，单独的 AD 则不能与 UAS 结合；只有当 BD 与 AD 分别表达的融合蛋白由于相互作用而导致两者在空间上相互靠近时，BD 与 AD 才能重新呈现完整的 GAL4 转录因子活性，与 UAS 结合并且激活报告基因（如 *LacZ* 或 *HIS3* 基因）的转录，以此验证两个蛋白之间的相互作用（图 3-31）。该技术可用来研究哺乳动物基因组编码的蛋白质之间的相互作用，现已被应用于多个研究领域。

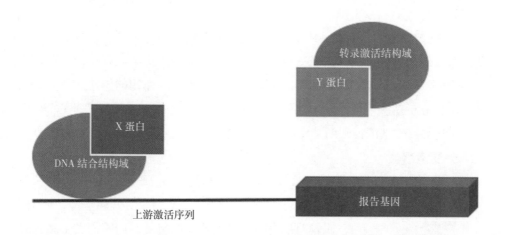

图 3-31　酵母双杂交原理示意图

2. **技术流程**　包括两个部分：①文库构建：从组织或细胞中提取 mRNA，逆转录合成 cDNA，将 cDNA 与酵母双杂交载体连接后进行转化扩增获得 cDNA 文库。②双杂筛选：构建诱导质粒并进行毒性活检，随后将诱导质粒和空载共转化感受态酵母，进行文库筛选并鉴定阳性克隆，将筛选结果进行回转验证并进行点对点验证。

3. 技术特点

（1）酵母双杂交系统检测的优点：①高灵敏性：采用高拷贝以及强启动子的表达载体能够使融合蛋白过量表达；激活结构域和结合结构域结合形成转录起始复合物，之后又与启动子结合，此复合体使融合蛋白更趋于稳定；mRNA 的形成可使信号放大以便于检测；检测结果是基因表达产物的累积效应，有利于检测蛋白质间弱或暂时的相互作用。②高真实性：检测在活细胞内进行，作用条件与作用力可代表细胞内真实情况。③高简洁性：融合蛋白相互作用可减少制备抗体和纯化蛋白质的烦琐步骤。④高广泛性：能利用来源于不同组织器官以及不同分化时期的细胞构建 cDNA 文库以分析不同蛋白质的功能。

（2）酵母双杂交系统存在的局限性：①许多蛋白间的相互作用依赖于翻译后修饰，例如糖基化、二硫键形成等，这些反应在细胞核内无法进行，而酵母双杂交系统分析蛋白间的相互作用定位于细胞核内。②部分蛋白质的正确折叠和功能有赖于非酵母蛋白的辅助，这限制了某些胞外蛋白以及细胞膜受体蛋白的研究。

4. 技术应用

双杂交系统可分析已知蛋白质之间的相互作用；分析蛋白质功能域，例如可将待测蛋白质进行点突变或缺失突变再进行双杂交；用已知功能蛋白质筛选双杂交 cDNA 文库，研究蛋白质之间相互作用的传递途径，发现新基因；分析新基因的生物学功能，即利用功能未知的新基因去筛选文库，再根据筛选的已知基因推测新基因功能；绘制蛋白质相互作用系统图谱。

5. 注意事项

（1）对照的设定：常规的酵母双杂交操作时会设定阳性对照、阴性对照以及显色系统对照。阳性对照是指已经明确在酵母细胞内能够发生结合并启动报告基因表达的两种蛋白。阴性对照是指已经明确在酵母细胞内不能发生结合的两种蛋白。系统显色对照是指表达质粒转入酵母细胞就能引起半乳糖苷酶的分泌，从而检测显色系统是否有问题。

（2）假阳性现象：多种原因可能造成假阳性结果，例如，筛选的文库蛋白自身具有转录活性，能够启动报告基因的表达，这种情况需要对筛选的候选蛋白进行自激活验证；酵母细胞内可能同时含有不止一种文库蛋白，其中一种文库蛋白可以与诱饵蛋白相互作用及结合，这种情况需要对阳性克隆再次划板，以确保每一个酵母克隆中只含有一种文库蛋白和诱饵蛋白。另外划板的次数也不宜过多，否则会出现蛋白表达质粒丢失的情况。

6. 常见问题解析

（1）转化效率过低怎么办？尽量使用新鲜培养基以及新鲜的、直径大小在2~3mm的酵母克隆以确保酵母活性；可将用于转化的质粒在使用前进行乙醇沉淀以提高质粒的纯度和浓度。

（2）如何提高杂交效率？部分融合蛋白表达后对酵母细胞有毒性，可将在液体培养基中生长不好的酵母换到琼脂糖固体培养板上进行共转化试验；或将单转的酵母克隆分别铺到5块10mm的培养板上，待克隆长出来以后，刮取所有克隆于5mL 0.5×酵母浸出粉胨葡萄糖培养基（Yeast Extract Peptone Dextrose Medium，YPDA）中。重悬后再按照常规杂交操作步骤进行操作。

（3）背景过高怎么办？当使用 *HIS3* 作为报告基因时，由于 *HIS3* 基因具有一定程度的泄漏表达，会造成背景过高，可使用适量的 *HIS3* 蛋白竞争性抑制剂 3-AT 以降低背景，或利用其他更加严格的报告基因的如 *Ade* 进行筛选。

（4）怎样避免诱饵蛋白具有自激活现象？可采用克隆突变的方法将产生自激活的一段氨基酸序列敲除或突变，但这种方法存在破坏两蛋白之间相互作用的可能性。

（二）免疫共沉淀技术

1. 技术原理 免疫共沉淀（co-immunoprecipitation，Co-IP）技术主要以抗体和抗原之间的专一性作用为基础，特异性富集目的蛋白，是研究蛋白质相互作用的经典方法。Co-IP能够检测生理状态下细胞内两种蛋白的结合，符合体内实际情况。该技术的主要原理是当细胞在非变性条件下被裂解时，细胞内存在的许多蛋白与蛋白间的相互作用能被完整保留下来。如图所示，抗体结合于琼脂糖球珠上的 Protein-A/G，当抗体免疫沉淀抗原蛋白时，与抗原蛋白结合的目的蛋白一并被沉淀下来，形成"目标蛋白＋抗原蛋白＋抗体＋Protein-A/G"免疫复合物，随后通过免疫印迹或质谱可检测出目的蛋白（图3-32）。

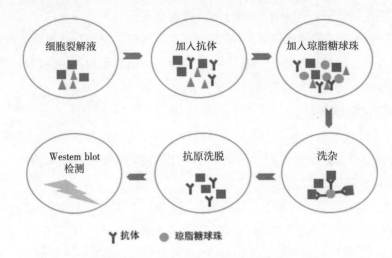

图 3-32　免疫共沉淀原理示意图

2. 技术流程

（1）准备蛋白样品：对于贴壁细胞，吸除细胞培养皿或培养瓶中的细胞培养液，用 PBS 洗涤 2 次，用预冷的细胞刮将细胞从培养皿上刮下，加入 500μL~2mL 细胞裂解液裂解细胞，随后把细胞悬液转到离心管中，冰上裂解 30min。裂解后 14000rcf 4℃离心 15min，随后立即将上清液转移到一个新的离心管中。

（2）抗原抗体的结合：取少量裂解液以备蛋白印迹分析，将抗体与含有目的蛋白的剩余裂解液混合，4℃缓慢摇晃孵育过夜。该步骤孵育时间取决于抗原与抗体的结合效率以及抗原的稳定性，需根据具体情况进行优化。抗体的加入量需参考后续加入琼脂糖珠的量，抗体加入量过多会导致抗原-抗体混合物与琼脂糖球珠的结合。推荐抗体加入量为琼脂糖珠 80% 的最大载量。

（3）树脂准备：取适量树脂（配基偶联有琼脂糖珠）加入离心管中，500rcf 离心 1min 后吸弃上清液。随后加入 0.5mL 结合溶液重悬树脂，500rcf 离心 1min 后吸弃上清液。继续此步骤 2 次。

（4）抗原-抗体混合物的吸附：将抗原-抗体混合物加入已处理的树脂中，混匀，置于 4℃翻转混合仪轻轻翻转 2~4h，使其充分接触并吸附，500rcf 离心 1min 后吸弃上清液。

（5）洗杂：向上述离心管中加入 0.5mL 洗杂缓冲液，重悬树脂，去除非特异性结合，500rcf 离心 1min 后吸弃上清液。重复此步骤 2 次。

（6）抗原洗脱：根据后续检测的不同有两种洗脱方法。

1）变性洗脱：该方法适于 SDS-PAGE 检测。向上述离心管中加入 25 μL 1×SDS-PAGE 上样缓冲液混匀，95℃加热 5min。500rcf 离心 1min 后收集上清液进行后续蛋白印迹分析。

2）非变性洗脱：该方法适于后续功能分析。具体做法是向上述沉淀反应得到的琼脂糖珠 – 抗体 – 抗原复合物中加入 5 倍体积的洗脱溶液，用移液器轻轻吹打数次，室温下手动颠倒混匀或置于翻转混合仪轻轻翻转 10min，500rcf 离心 1min 后吸取上清液，收集洗脱组分，即为目标抗原，将其收集至新的离心管中，立即加入 1/10 体积的中和液，将洗脱组分 pH 调至 7.0~8.0，备用。

3. 技术特点　Co-IP 检测的优点是：①可以检测经过翻译后修饰的蛋白质。②可以检测天然状态的相互作用蛋白质复合物，避免人为影响。Co-IP 存在的局限性是：①可能检测不到低亲和力以及瞬间结合的蛋白质 – 蛋白质相互作用。②两种蛋白质的结合可能不是直接结合，而是第三者在中间起到桥梁作用，产生假阳性。③必须在实验前预测目的蛋白是什么以选择检测抗体。

4. 技术应用　Co-IP 检测可分析两种目标蛋白质是否结合；确定一种特定蛋白质新的相互作用蛋白；分离得到天然状态的相互作用蛋白复合物。

5. 注意事项

（1）对照的设定：为了确保最终得到的结果是天然状态下的相互作用，而不是由于某些方面造成的人工相互作用，在 Co-IP 的实验设计过程中，需要设置阳性对照、阴性对照以及过表达对照。阳性对照组为直接利用某蛋白抗体对细胞裂解液进行蛋白印迹检测，以验证细胞裂解液中存在该蛋白。阴性对照组至少包括两种对照，即只加入琼脂糖珠不加入 IP 抗体的对照，及加入 IgG 抗体作为 IP 抗体的对照。某些 Co-IP 实验在进行内性 Co-IP 验证两个蛋白是否存在相互作用时，还会做过表达 Co-IP 作为对照，即过表达对照。

（2）单克隆抗体的选择：为了确保共沉淀的蛋白是由所加入的抗体沉淀得到的，而并非外源性非特异蛋白，可选择具有特异性强、可大量生产、易标准化等优点的单克隆抗体。

（3）抗体的特异性：要注意确保抗体的特异性，如果抗体不能和细胞溶解物中的抗原结合，则不能引起免疫共沉淀反应。

（4）避免细胞溶解：细胞溶解会造成实验结果假阳性，因此，要确定蛋白间的相互作用是发生在细胞中，而不是由于细胞溶解产生。

（5）变性洗脱时，洗脱的内容物中除了捕获的蛋白，还有变性的 IP 抗体 IgG 重链（约 55kDa）和轻链（约 25kDa），当 IP 抗体与 WB 一抗为同种属时，轻重链可与 WB 二抗发生反应，WB 所检测蛋白与 IgG 重链、轻链分子量相近的会对结果解读造成干扰，此时应使用与 IP 抗体同种属来源的 WB 一抗。

6. 常见问题解析

（1）目的蛋白高背景产生的原因及处理方法有哪些？非特异性蛋白结合或转移膜上的非特异性吸附都能造成目的蛋白高背景。对样品进行预纯化可以降低非特异性蛋白结合的干扰。在实验过程中注意戴手套，用镊子夹取转移膜，避免接触转移膜转移面等操作能减少转移膜的非特异性吸附。

（2）实验中没有检测到与目的蛋白相互作用的蛋白或检测得到的信号太弱怎么办？裂解液中去垢剂浓度过高或者配方太强烈会影响相互作用蛋白质的检测，应选择恰当的裂解液配方；蛋白和蛋白之间的相互作用太弱或不稳定也能造成检测信号太弱。

（3）免疫共沉淀实验如何避免假阳性？通过抗体滴度实验选择合适的抗体浓度以及选择特异性高的抗体。

（4）免疫共沉淀实验成败的关键因素包括哪些？①抗体的特异性是实验成功的关键。②溶解抗原的缓冲液必须加蛋白酶抑制剂，全程注意冰上操作，以防止蛋白质的降解。③选择合适的抗体 / 缓冲液比例，抗体过少则不能检测出抗原，抗体过多则不能完全沉降在琼脂糖球珠上，上清液中会有残存；缓冲剂太少则不能溶解抗原，缓冲剂过多则稀释抗原；这些问题都会影响最终实验结果。④可以结合蛋白质定位相关实验来确定蛋白间的相互作用是发生在细胞中，而不是细胞溶解的结果。

（5）免疫共沉淀实验失败的原因及处理方法有哪些？①样品被蛋白酶降解时，裂解液中需加入蛋白酶抑制剂，全程注意冰上操作，避免蛋白样品反复冻融。②抗体浓度太低时应该提高抗体浓度，必要时设立浓度梯度以摸索最佳反应浓度。③抗体亲和力低时应选用更合适的抗体。④选择合适的琼脂糖珠，正确保存琼脂糖珠以防止变质或干燥。⑤ Tag 未暴露在融合蛋白构象的表面时应设计变大融合部位，以便于检测。

（三）GST Pull-down 技术

1. 技术原理　GST Pull-down 实验的基本原理是将谷胱甘肽（glutathione，

GSH）固定于琼脂糖珠上形成 GSH- 琼脂糖珠，将已知蛋白 X 与谷胱甘肽 –S-转移酶蛋白（glutathione–S–transferase，GST）融合表达获得 GST–X。因 GSH 可与 GST 发生结合，若环境中存在与 X 蛋白相互作用的蛋白 Y，则会形成"琼脂糖珠 –GSH–GST–X–Y"复合物，与 X 蛋白相互作用的蛋白即可被分离并检测（图3-33）。GST Pull-down 的成功应用取决于是否有足够多的可溶性 GST 重组融合蛋白。

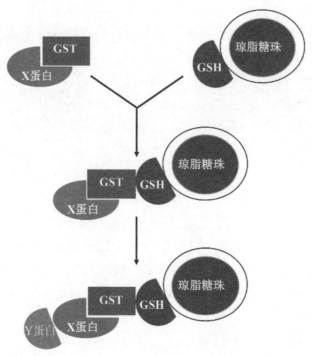

图 3-33　GST Pull-down 原理示意图

2. 技术流程

（1）IPTG 诱导融合蛋白表达：①将表达载体进行转化并挑取平板上的单克隆接种于含有 50μg/mL 氨苄青霉素的 3mL 细菌培养液中，37℃摇菌过夜，制备种子液。②次日按 1：100 接种于含有 50μg/mL 氨苄青霉素的 30mL 细菌培养液中，37℃摇至菌体 OD_{600} 为 0.8，随后向菌液中加入异丙基硫代 –β–半乳糖苷至终浓度为 0.5mM，11~28℃摇床培养 4~8h，诱导融合蛋白表达。③将菌液离心弃上清液，用 PBS 重悬菌体沉淀，超声波破碎，离心取上清液，吸取少量上清液用于 SDS–PAGE 检测目的蛋白表达情况。

（2）细胞破碎及蛋白纯化：可采用超声破碎、GST 柱亲和纯化及 Ni 柱亲和纯化的方法获得纯化后的目的蛋白。

1）GST 柱纯化：①利用低压层析系统，细胞裂解上清液上样至 GST 结合溶液预平衡的 GST 亲和层析柱。②用 GST 结合溶液冲洗层析柱，至流出液 OD_{280} 值到达基线。③用 GST 洗脱溶液洗脱目的蛋白，收集流出液。④收集的蛋白溶液加入透析袋中，使用 Tris-HCl 透析过夜。⑤进行 WB 分析。

2）Ni 柱纯化：①利用低压层析系统，细胞裂解上清液上样至 Ni-IDA 结合溶液预平衡的 Ni-IDA-Sepharose Cl-6B 亲和层析柱。②用 Ni-IDA 结合溶液冲洗层析柱，至流出液 OD_{280} 值到达基线。③用 Ni-IDA 洗脱溶液冲洗层析柱，至流出液 OD_{280} 值到达基线。④用 Ni-IDA 溶解溶液洗脱目的蛋白，收集流出液。⑤收集的蛋白溶液加入透析袋中，使用 Tris-HCl 进行透析过夜。⑥进行 SDS-PAGE 分析。

（3）GST-Pull down 实验：

1）平衡树脂：①混匀固定化的 GSH，彻底重悬树脂。②各取 100 μL 50% 树脂悬浮液到离心管中，1250r/min 离心 2min 后弃上清液。③用 500 μL PBS 重悬树脂，1250r/min 离心 2min 后弃上清液，重复此步骤 3 次。

2）蛋白互作：①分别将 A-GST 蛋白和 B 蛋白加入 GSH 亲和树脂中，将混合物在 4℃ 旋转混匀孵育过夜。②1250r/min 离心 5min 后弃上清液（上清液要取净）。③用 500 μL PBS 重悬树脂。1250r/min 离心 2min 后弃上清液。重复此步骤 3 次。

3）诱饵蛋白和靶蛋白复合物的洗脱：①每管加入 50 μL 溶解溶液。② 4℃ 旋转混匀孵育 20min。③ 1250r/min 离心 2min 后弃上清液，取 20 μL 离心下来的样品进行 SDS-PAGE 检测。

3. 技术特点　GST Pull-down 技术优、缺点同 Co-IP，同时 GST Pull-down 的局限性体现在融合表达的 GST 标签肽链较长，可能会改变原目的蛋白的折叠结构。

4. 技术应用　证明两种已知蛋白间可能存在的相互作用；寻找与已知蛋白发生相互作用的未知分子。

5. 注意事项

（1）载体的选择：载体的选择对融合蛋白有很大影响。pGEX 载体所带的 GST 标签能够使融合蛋白易于表达纯化，是目前构建 GST 融合蛋白最常用的原核表达载体。该载体已经改造出不同的亚型，可以根据不同实验目的选择对应的载体。

（2）融合蛋白的诱导温度：不同诱导温度会影响融合蛋白的存在形式。大多数可溶蛋白是在低温条件下诱饵得来，低温有利于促进蛋白质的正确折叠，然而，温度并非越低越好，温度太低会使细菌生长速度减慢，甚至停止生长，从而影响融合蛋白的表达。高温诱导只适用于温度敏感型表达载体。普通载体温度过高会导致包涵体的形成。

（3）融合蛋白的诱导时间：诱导时间分为加入诱导物的时机和加入诱导物后的诱导时间。对于加入诱导物的时机，一般选择细菌对数生长期，即通常所说的菌液吸光值 OD_{600}=0.6~0.8 时选择加入诱导物。这个时期细菌生长速度快，生命活力比较旺盛，此时加入诱导物能获得较多的可溶性融合蛋白。但这个范围并不适合所有的表达系统，根据获取的融合蛋白的不同，具体的加入时机还要根据实验来确定。

（4）诱导物浓度：诱导 pGEX 系列载体表达时所用的诱导物多为 IPTG，因其不会被细菌代谢而保持稳定浓度被广泛选用。但因其具有细胞毒性，使用时浓度不宜过高。IPTG 终浓度过高时会在短时间内诱导出大量融合蛋白，导致蛋白质折叠不正确形成包涵体。因此在实验中通常采用低浓度、长时间诱导的方式以获取足够量的可溶性融合蛋白。

6. 常见问题解析

（1）GST标签对实验结果有何影响？ GST 标签可能会影响蛋白的正确折叠。因此我们需要对融合蛋白进行质量控制使实验结果更加可信。例如，我们可以对折叠中的标签蛋白用磁共振的方法进行检测，以确定其结构是否发生变化；应用 X 射线晶体分析法检测标签蛋白结构上有无变化；对其他已知能发生相互作用的标签蛋白进行功能验证，以检测其结构或功能是否发生了变化。这些方法均可提高结果可信度。

（2）GST Pull-down 和 Co-IP 有何区别？ GST Pull-down 可以确定目的蛋白和检测蛋白是否发生直接相互作用，但无法反映体内真实结合情况。Co-IP 反映的是体内自然状态下的蛋白质相互作用。

二、蛋白质与核酸相互作用

蛋白质和核酸是构成生物体最重要的两类生物大分子。

蛋白质与核酸的相互作用存在于生物体内基因表达的整个过程,涉及转录、翻译、基因表达调控、染色体重塑和核糖体形成等。核酸结合蛋白的共同特征是具有识别和操纵 DNA 或 RNA 的能力,蛋白质能以序列特异性或二级结构依赖性方式与主要或次要螺旋槽中的核酸发生相互作用,诱导核酸发生巨大结构变化。因此,明确序列特异性相互作用将为基因调控和药物发现研究提供关键信息,加深对生命现象的认识。

(一)EMSA 技术

1. 技术原理 电泳迁移率实验(electrophoretic mobility shift assay, EMSA)是一种研究 DNA 结合蛋白和其相关的 DNA 结合序列相互作用的技术,可用于定性和定量分析。这一技术最初用于研究 DNA 结合蛋白,目前也应用于研究 RNA 结合蛋白和特定的 RNA 序列的相互作用。本技术的基本原理是将纯化蛋白、细胞粗提液、^{32}P 同位素标记的 DNA 或 RNA 探针一同保温,在非变性聚丙烯凝胶电泳上,分离复合物和非结合的探针。DNA 复合物或 RNA 复合物比非结合的探针移动得慢(图 3-34)。核素标记的探针根据研究的结合蛋白的不同可以是双链或者单链。当检测对象为转录调控因子等 DNA 结合蛋白时,可用纯化或部分纯化的蛋白或细胞核抽提液;在检测对象为 RNA 结合蛋白时,根据目的蛋白位置的不同,可用纯化或部分纯化的蛋白、细胞核提取液以及细胞质抽提液。竞争性实验中可以采用含蛋白结合序列的 DNA 或 RNA 片段、寡核苷酸片段(特异)以及其他非特异性片段来确定 DNA 或 RNA 结合蛋白的特异性。

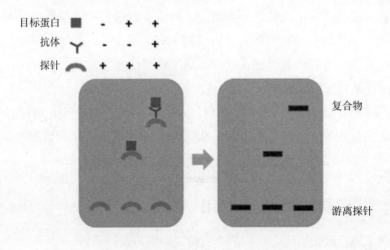

图 3-34 EMSA 原理示意图

2.技术流程

（1）标记探针：①在离心管中加入待标记探针、核素和T4多聚核苷酸激酶，使用水浴或 PCR 仪，37℃反应 10min，之后加入 1μL 探针标记终止液终止探针标记反应。②加入 89μL TE 缓冲液混匀，此时可取少量探针用于检测标记效率，通常标记效率在 30% 以上。③标记好的探针应立即使用或在 -20℃保存（不超过 3 天）。

（2）纯化探针：①在 100μL 标记好的探针中加入 25μL 5M 醋酸铵，再加入 200μL 无水乙醇，混匀，在 -80℃沉淀 1h 或在 -20℃沉淀过夜。② 4℃，12000~16000r/min 离心 30min 后小心弃上清液，小心吸去残余液体，晾干沉淀（不宜过分干燥），加入 100μL TE 缓冲液溶解沉淀。

（3）配制 EMSA 胶：配制 20mL 4% 聚丙烯酰胺凝胶并马上加入制胶模具中，避免产生气泡，并加上梳齿。为了避免成大量气泡，可以将制胶的玻璃板进行硅烷化处理。

（4）EMSA 结合反应：①按照 EMSA 结合反应体系依次加入细胞核蛋白或纯化的转录因子、标记好的探针、结合缓冲液等试剂，在加入标记好的探针前先混匀，室温放置 10min，从而消除可能发生的探针和蛋白的非特异性结合，或者让冷探针（与探针序列相同，不含修饰基团的 DNA 片段）优先反应，随后加入标记好的探针，混匀，室温放置 20min。②加入 1μL 上样缓冲液，混匀后立即上样。建议尽量使用无色的上样缓冲液避免溴酚兰影响蛋白和 DNA 的结合（如果使用无色上样缓冲液在上样时不好观察，可以在无色上样缓冲液里面添加极少量的蓝色上样缓冲液至能观察到蓝色即可）。

（5）电泳分析：①用 TBE 作为电泳液，按照 10V/cm 的电压预电泳 10min。预电泳时如果有空余上样孔，可加入少量 1× 蓝色上样缓冲液以观察电压是否正常进行。②把混合了上样缓冲液的样品加入上样孔内，按照 10V/cm 的电压进行电泳，电泳至上样缓冲液中溴酚兰至胶的下缘 1/4 处时停止。③剪一片大小和 EMSA 胶大小相近或略大的比较厚实的滤纸，小心取下夹有 EMSA 胶的胶板，用吸水纸擦干胶板边缘的电泳液，小心打开两块胶板中上面一块(注：通常选择先移走硅烷化的那块玻璃板)，把滤纸从 EMSA 胶的一侧逐渐覆盖住整个 EMSA 胶，轻轻把滤纸和胶压紧，滤纸被胶微微浸湿后(约不足 1min)揭起滤纸，EMSA 胶会被滤纸一起揭起来。把滤纸侧向下，放平，在 EMSA 胶的上面覆盖一层保鲜膜，确保保鲜膜和胶之间没有气泡。④干胶仪器上干燥 EMSA 胶，随后用 X 线片压片检测或用其他适当仪器设备检测。

3. 技术特点　EMSA 既可研究 DNA 结合蛋白和其相关的 DNA 结合序列的相互作用及 DNA 定性、定量分析；也可研究 RNA 结合蛋白和其相关的 RNA 结合序列的相互作用。EMSA 存在的局限性如下：对于低亲和力结合很难进行鉴定；难以比较不同片断之间亲和力大小的差异；对于蛋白复合体与 DNA 的结合无法鉴定；由于体外环境和体内环境存在巨大的差异，EMSA 很难真正重建体内蛋白质与 DNA 之间结合过程。

4. 注意事项

（1）优化因素：凝胶迁移实验的过程中需要优化一些参数，这些参数包括：抽提液的制备（核酸酶和磷酸酶污染会使探针降解）、结合蛋白浓度、探针浓度、非特异性探针浓度、缓冲液配方和 pH、聚丙烯酰胺凝胶电泳条件、载体蛋白以及是否有辅助因子等（比如锌或镉等金属离子或激素）。

（2）探针：目的 DNA 长度应小于 300bp，有利于非结合探针和蛋白质 –DNA 复合物的电泳分离。双链合成的寡核苷酸和限制性酶切片段可在凝胶迁移实验中用作探针。如目的蛋白已被鉴定，则应用短的寡核苷酸片段（约为 25bp），这样结合位点可和其他因子结合位点区别开。长的限制性酶切片段可用于对推定的启动子 / 增强子区域内的蛋白结合位点定位。随后可用 DNase I 印迹对蛋白结合的特异区域在 DNA 序列水平上作出分析。

（3）蛋白质：需优化结合蛋白和探针所用的纯化蛋白、部分纯化蛋白、粗制核抽提液，一般所用纯化蛋白的量在 20~2000ng，可将蛋白质：DNA 的摩尔比调整为 5。用粗制核抽提液时需要 1~20μg 蛋白质形成特异复合物，加入 50000~200000cpm ^{32}P– 标记的探针（高特异活性），反应体积为 1~5μL。无论是探针或是结合蛋白应避免多次冻融。

（4）污染：色素会导致不稳定复合物的解离，所以应用不含考马斯亮蓝和二甲苯蓝的上样缓冲液。当带型不紧密出现拖尾时，表明复合物存在解离。凝胶必须完全聚合以避免带型拖尾。如果复合物不进入凝胶则表明所用蛋白质或探针过量，或盐的浓度过量，不适用于这一反应。在含抽提液的带中不含游离探针或复合物，但只含探针的带中有探针表明抽提物有核酸或磷酸酶污染，应在抽提液中和结合反应中加入相应抑制剂。

5. 常见问题解析

（1）EMSA 实验设置多组对照实验的目的是什么？①阴性对照反应（标记

探针），确定探针里面是否有杂质，当反应中只含有探针不含有其他成分时，探针位置应位于最下方。②探针冷竞争反应（含激活的目的转录因子的核蛋白＋标记探针＋标记探针 100 倍量的未标记探针）：由于探针和蛋白的结合未必是特异性结合，或者蛋白本身含有生物素，二者均能造成实验结果假阳性。因此可以在探针与蛋白质混合液中加入大量冷探针，冷探针含有和探针相同的 DNA 序列，会干扰探针与蛋白的结合，在电泳图的相应位置处导致电泳带信号减弱或消失。如果冷探针可以竞争结合，阻碍了标记探针，说明常规反应中的结合是特异的。探针冷竞争反应的目的在于排除实验假阳性，增加结果准确性。③超迁移（super-shift）反应（含激活的目的转录因子的核蛋白＋标记探针＋目的转录因子的特异抗体），当蛋白 - 探针复合物被抗体识别并结合时，该复合物在凝胶电泳中的迁移速率会增大，电泳带出现在蛋白 - 探针复合物的上方，这样可以验证探针是否和蛋白结合、该结合是否存在特异性以及与探针结合的蛋白是否为预期的蛋白质。

（2）看不到迁移带的原因有哪些？①探针量太少或探针有降解。②某些蛋白和探针的结合条件较特殊，需要优化结合体系。③蛋白样本中蛋白降解或样本提取量不足。④样本中没有可以与探针结合的蛋白。⑤探针与蛋白无特异性相互作用。⑥转膜效率低导致蛋白或探针未转移到膜上。⑦曝光或成像时间过短。

（3）实验背景高的原因有哪些？①蛋白杂质多。②转膜时使用 WB 设备，没有清洗干净。③TBE 溶液中有悬浮物。④曝光或者成像时间过长。⑤封闭时间不足。⑥洗涤效果不佳。⑦实验过程中膜没有处于湿润状态。

（4）WB 和 EMSA 检测目的有何区别？WB 通过免疫性鉴定蛋白分子表达量；EMSA 反映了蛋白分子与靶序列核酸的结合量，代表该分子的生物学活性。

（5）EMSA 非放射性探针设计需要注意哪些问题？①防止错位配对、封闭成环，注意排除目标序列以外的结合位点。②防止产生空间位阻。③注意 AT/GC 比例。④EMSA 探针不宜太长（一般是几十碱基对），太长会产生过多结合位点导致结果分析困难，还会引起超螺旋结构的产生而掩盖结合部位。⑤建议采用生物素或红外荧光标记，尽量不要采用地高辛标记（灵敏度较弱），探针两端都有标记可提高灵敏度。

（二）CHIP 技术

1. 技术原理 染色质免疫沉淀技术（chromatin immunoprecipitation assay，CHIP）是研究体内蛋白质与 DNA 相互作用的重要方法。该方法的基本原理是在活细胞状态下固定蛋白质 –DNA 复合物并将其随机切断为一定长度范围内的染色质小片段，随后利用免疫学方法沉淀此复合物并特异性富集目的蛋白结合的 DNA 片段。通过对目的片段的纯化和检测，可以获得蛋白质和 DNA 相互作用的信息（图 3-35）。

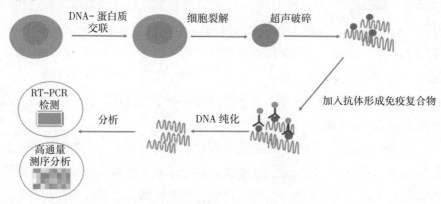

图 3-35　CHIP 原理示意图

CHIP 技术不仅可以检测体内反式因子与 DNA 的动态作用，还可以用来研究组蛋白的各种共价修饰以及转录因子与基因表达的关系。在研究中，将 CHIP 与其他技术方法联合应用可以扩大其应用范围。例如，将 CHIP 与基因芯片相结合建立的 CHIP-CHIP 方法已广泛用于特定反式作用因子靶基因的高通量筛选；将 CHIP 与体内足迹法相结合，可以用来寻找反式作用因子的体内结合位点；RNA-CHIP 能够研究 RNA 在基因表达调控中的作用。由此可见，随着 CHIP 技术的进一步完善，它必将会在基因表达调控研究中发挥越来越重要的作用。

2. 技术流程

（1）甲醛交联与染色质片段化：①在细胞培养基中加入 37% 甲醛使得甲醛终浓度为 1%，37℃孵育 10min。②加甘氨酸至终浓度为 0.125mol，混匀后，在室温下放置 5min 终止交联。③吸尽培养基，用冰 PBS 洗涤细胞 2 次。④细胞刮收集细胞，2000rcf 离心 5min 后弃上清液，按照细胞量加入 SDS Lysis Buffer（含有蛋白酶抑制剂），使得细胞终浓度为每 $100\mu L$ 含 1×10^6 个细胞。⑤超声破碎。

（2）抗体孵育：①10000r/min离心10min后去除不溶物质。留取300μL做实验，其余保存于-80℃。300μL样品中，取100μL加抗体作为实验组；取100μL不加抗体作为对照组；取100μL加入4μL 5mol NaCl（NaCl终浓度为0.2M），65℃处理3h解交联，利用琼脂糖凝胶电泳检测超声破碎效果。②在100μl的超声破碎产物中，加入900μL CHIP溶解溶液和20μL的50×蛋白酶抑制剂。再各加入60μL Protein-A Agarose/鲑鱼精DNA溶液，4℃颠转混匀1h。③1h后，在4℃静置10min沉淀，700rcf离心1min后取上清，各留取20μL作为input。一管中加入1μL抗体，另一管中则不加抗体，4℃混匀仪颠转过夜。

（3）免疫复合物的沉淀及洗涤：①孵育过夜后，每管中加入60μL Protein-A Agarose/鲑鱼精DNA溶液。4℃混匀仪颠转2h后冰上静置10min，700rcf离心1min后弃上清液，依次用低盐洗涤液、高盐洗涤液、氯化锂洗涤液以及TE buffer洗涤沉淀复合物。洗涤步骤主要是加入溶液，在4℃混匀仪上下颠转10min，冰上静置10min沉淀，700 rcf离心1min后弃上清液。②洗涤完毕后开始洗脱。每管加入250μL洗脱液，室温下混匀仪颠转15min，静置离心后收集上清液。重复洗涤一次。最终洗脱液为每管500μL。③每管中加入20μL 5M NaCl（NaCl终浓度为0.2M），混匀，65℃解交联过夜。

（4）DNA回收和纯化：①解交联结束后，每管加入1μL RNaseA，37℃孵育1h。②每管加入10μL 0.5MEDTA，20μL 1M Tris-HCl（pH6.5），2μL 10mg/mL 蛋白酶K，45℃处理2h。③利用PCR纯化试剂盒回收DNA片段。

（5）分析DNA: 通过qPCR、杂交阵列(CHIP-CHIP)或新一代测序(CHIP-seq)分析纯化的DNA，以识别并定量已被免疫沉淀的序列。这些序列能定位到基因组以确定目的蛋白结合的基因和区域。

3. 技术特点 CHIP技术能在体外捕获转录因子和靶基因的相互作用；能同时快速提供一种或者多种基因的调控机制。不足之处是：①需要抗目的蛋白或特殊修饰标签的高度特异性抗体。②假阴性信号可能源于无效的抗体结合或者交联过程中抗原受到干扰。③甲醛固定可能是暂时的，甚至是非特异的，可能导致相邻蛋白形成假阳性信号。④难以同时得到多个蛋白对同一序列结合的信息。

4. 技术应用

（1）转录因子检测：通过检测特定转录因子在基因组中的结合位置和时间，

我们可以确定转录因子特异性结合位点和序列，精确定位下游基因激活情况并揭示转录因子的全基因组调控程序。如果将 CHIP 和其他方法联合应用可以进一步揭示转录因子在疾病病理学中所发挥的调控作用，证明了转录因子参与了癌症、自身免疫性疾病、过敏和许多其他疾病的表观遗传失调。通过识别这些主调控因子及其下游的遗传程序，CHIP 为多种疾病的诊断和治疗策略提供了新靶标。

（2）转录机制研究：CHIP 能够检测 RNA 聚合酶 II 及其他转录组分的结合位点，揭示启动子和增强子序列以及转录调控的新机制。

（3）染色质结构研究：CHIP 在组蛋白密码的发现中起着关键作用。通过绘制特定组蛋白修饰的结合位置，并与已知的基因激活状态进行比较，可以记录特定组蛋白残基上的乙酰化或甲基化是如何影响基因激活或沉默以及影响高阶染色质结构。通过 CHIP，这些组蛋白修饰特征可以用来预测表观遗传调控在特定基因组区域的特性。随着新组蛋白修饰和染色质调控元件的发现，在基因组调控中 CHIP 仍是揭示这些元件功能及其相互作用复杂性的重要工具。

（4）组合分析：将多种蛋白质的 CHIP 分析结合起来是构建基因组调控全貌的有效方法。通过该方法，能够研究不同类型的蛋白及蛋白复合物在特定基因或基因组上的特定位点进行的相互作用，从而调控基因转录。

（5）表观遗传学研究：CHIP 有助于在多种维度上分析表观遗传机制，精确性极佳。通过比较不同细胞状态、条件和时间点的 CHIP 结果，能够发现生物学过程中涉及的表观遗传调控和失调的基本机制；通过对比不同组织，CHIP 能够揭示负责分化和细胞特异性功能的表观遗传程序和基因；通过对比疾病与健康细胞，CHIP 能够识别出失调的关键基因和程序，揭示潜在的疾病病理靶点和新的诊疗靶标；通过对比治疗和未治疗状态，CHIP 能够揭示某些治疗或状况是否可以有效纠正构成疾病病理基础的表观遗传失调。

5. 注意事项

（1）细胞：细胞的生长状态直接影响细胞内部的基因表达调控网络，也有可能影响所研究的转录因子与其靶基因启动子的结合效率。一般而言，细胞密度应为 75%~80%。

（2）抗体：选择合适的 CHIP 级抗体对成功地进行 CHIP 实验而言至关重要。CHIP 级抗体能识别目的蛋白的立体表位并和目的蛋白有足够强的相互作用，能够耐受高盐、低盐及多种去垢剂（比如 0.1% SDS、1% Triton X-100 或 NP-40）

的洗涤。单抗与多抗的选择各有利弊，需要慎重考虑。单抗特异性强，背景低，但识别位点单一。在 CHIP 甲醛交联过程中，当单一位点被其他蛋白或核酸结合而封闭时，单抗不能有效识别靶蛋白；多抗的不足之处在于多抗特异性较差，背景偏高。一般而言，选择多抗更加稳妥。

（3）交联与超声破碎：染色质交联后需要通过超声或酶切的办法将染色质片段化。以超声为例，打断后的 DNA 片段大小以 200~1000bp 为宜。DNA 片段如果太大，不仅会影响 IP 效率，还会影响 CHIP 分辨率；DNA 片段如果太小会影响后续的 RT-qPCR 和建库。需要注意的是，超声是通过物理作用力将 DNA 共价键打断，从而实现染色质片段化。利用超声破碎 DNA 的同时，会在一定程度上破坏目的蛋白以及目的蛋白和 DNA 之间的相互作用。所以，超声摸索应遵循适可而止的原则。

除超声仪外，样品制备过程中有 3 个因素会对超声效果产生影响：①超声用的溶液中 SDS 浓度越高，DNA 越容易被打断。同时盐离子和其他去垢剂浓度也会对超声结果产生影响，一般认为盐离子或去垢剂浓度越高，DNA 越容易被打断。②超声时细胞密度越高，DNA 越不容易被打断，建议裂解液细胞密度应小于 1×10^7 cells/mL。③不同细胞类型的超声效果差异也很大。相对于常用的肿瘤细胞系，原代培养的细胞以及组织细胞的染色质超声破碎会更困难，一般需要先检测超声效果，确定 DNA 片段大小合适以后再做后续 IP 实验。

（4）甲醛交联：甲醛交联用到的甲醛浓度和交联时间都有严格要求。一般的甲醛交联选用 1% 甲醛浓度，室温固定 10~15min，时间太短会导致交联反应进行不彻底，蛋白与 DNA 的结合不牢固；交联时间太长会导致后续超声困难，而增加超声时间或功率会破坏目的蛋白本身的结构，进而导致 CHIP 结果不理想。为了尽可能保存细胞原始状态下目的蛋白在染色质上的定位，在甲醛交联之前，细胞需要尽可能减少人为处理。如果条件允许，直接将甲醛加入培养基或将细胞培养基吸弃并换成含有 1% 甲醛的 PBS 交联会比胰酶消化细胞以后再交联效果更佳。甲醛交联反应结束后，需立即加入相对甲醛过量的甘氨酸（一般甘氨酸终浓度为 125mM）与甲醛反应，终止交联反应。终止交联之后，样本需要经过 PBS 洗涤（如果细胞数量较少，可在 PBS 中加入 0.1%~0.5% NP-40，防止细胞转移时粘在管壁或培养皿上），细胞沉淀可直接用液氮速冻并置于 –80℃冰箱长期保存。

（5）解交联：解交联时间可为 4h 至过夜（更充分）。注意过夜解交联时需要在离心管口封上封口膜。

6. 常见问题解析

（1）利用 CHIP 研究转录因子结合的 DNA 与组蛋白结合的 DNA 在操作上有何区别？组蛋白在染色质中的表达相对较高且较稳定，一般需要 $10^5 \sim 10^6$ 个细胞即可完成一个染色质免疫共沉淀反应；转录因子往往结合多个核小体，因此在染色质断裂时，不适宜使用酶法处理（酶法消化位点均一，多在核小体连接处，断裂核小体的同时会影响转录因子与 DNA 的结合），建议使用超声断裂染色质。

（2）染色质为什么要片段化？片段化过度或不足对实验结果有何影响？染色质片段化的目的是确保高分子量染色质的蛋白质 /DNA 复合物是可溶的，能被 CHIP 抗体接近。为确保 CHIP 实验有良好精度，一般片段化大小在 200~1000bp。每个核小体结合 DNA 的序列长度为 175bp，加上不同核小体间的 linker DNA 序列，每个核小体结合 DNA 的最小序列大概在 200bp，如果片段化小于 200bp，蛋白结合位点很有可能被打断；如果片段长度大于 1000bp，将会分离获得包含目标序列的 DNA，但所要研究的蛋白可能会离目标序列有 700bp 的距离。因此，染色质过度片段化会破坏抗原表位降低 PCR 效率，片段化不全则会导致样本丢失，获得假阴性结果。

（3）在免疫沉淀的时候，样本、抗体和磁珠加样以及反应顺序对实验结果有何影响？一般有 3 种反应顺序：染色质样本 + 抗体先反应，然后加磁珠；抗体 + 磁珠先反应，然后加染色质抗体；染色质样本 + 抗体 + 磁珠三者同时反应。无论选择哪种微珠，使用磁珠或琼脂糖珠的顺序可能影响 CHIP 信号。第一种方法先将微珠与捕获抗体共同孵育（室温下几个小时，或 4℃过夜），随后加入染色质（样本）继续孵育（4℃振荡孵育 1h 至过夜）。增加孵育时间有可能增加背景和 CHIP 信号；然而，与靶点亲和力低的抗体即使延长（过夜）孵育，也不产生明显的 CHIP 信号。第二种方法将抗体与染色质样本先共同孵育，再加入微珠也能获得和第一种反应顺序相似的结果，均能较好地进行免疫沉淀反应。但是不建议同时加入这三个组分进行免疫沉淀反应，有实验验证显示同时加入三个组分虽然能减少开展整个反应所需的时间，但是和上述两种方法相比，结果较差。

（4）CHIP 实验中 DNA 的检测在何种情况下用 PCR 反应或测序？当已知蛋白结合的 DNA 序列的时候，可以使用 PCR 反应进行检测，PCR 可以使用

End point PCR 和 RT–qPCR 方法，在 PCR 的时候除了样本组外，还需要设置 input 对照、阴性对照和空白对照。PCR 扩增片段长度 200~400bp 最佳。但当蛋白结合的 DNA 序列未知时，需要使用 CHIP 结合测序方法检测，即 CHIP–seq，一般包括 3 个步骤：CHIP 反应、文库构建和测序。一般有两种方法操作，一种使用普通 CHIP 试剂盒，获得纯化 DNA，由测序公司进行文库构建和测序。也可使用 CHIP–seq 试剂盒，将构建好的文库交给公司进行测序。

（三）RIP 技术

1. 技术原理 随着表观遗传学和 RNA 生物学领域对不同 RNA 作用和功能认识的不断增加，越来越多的研究人员发现 RNA 的功能远不止转录和翻译。例如，RNA 与蛋白质可以发生相互作用并调控 mRNA 和非编码 RNA 的功能。对 RNA 这一新功能认识的增加带动了新技术的发展，RNA 结合蛋白免疫沉淀（RNA binding protein immunoprecipitation，RIP）技术随之诞生。

RIP 技术是研究细胞内 RNA 与蛋白结合情况的技术，有助于了解转录后调控网络的动态过程以及发现 miRNA 的调节靶点，应用领域包括转录后调控以及表观遗传调控等。RIP 主要利用针对目标蛋白的抗体把相应的 RNA– 蛋白质复合物沉淀下来，再通过分离纯化就可以对结合在复合物上的 RNA 进行 q-PCR 验证或者测序分析（图 3–36）。RIP 可以看成是普遍使用的染色质免疫沉淀

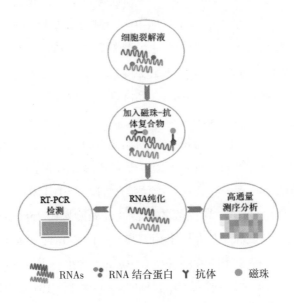

图 3–36 RIP 原理示意图

CHIP 技术的类似应用，但由于研究对象是 RNA– 蛋白复合物而不是 DNA– 蛋白复合物，RIP 实验的优化条件与 CHIP 实验不太相同。例如：复合物不需要固定，RIP 反应体系中的试剂和抗体绝对不能含有 RNase，抗体需要经过 RIP 实验验证等。RIP 技术结合下游 microarray 技术被称为 RIP–CHIP，可以帮助我们更高通量地了解癌症以及其他疾病整体水平的 RNA 变化。

2. 技术流程

（1）细胞收集和裂解：用预冷的 PBS 洗涤培养皿或培养瓶中的细胞 2 次，随后加入预冷的 PBS 并用细胞刮将细胞刮下来，收集至离心管中；1500rcf 离心 5min 后弃上清液，收集细胞；用与细胞等体积的 RIP 裂解液重悬细胞，吹打均匀后于冰上静置 5min，每管分装 200 μL，贮存于 –80℃。

（2）准备磁珠：标记实验所需的离心管，样品包括目的样品、阴性对照与阳性对照。吸取 50 μL 重悬后的磁珠悬液于每个离心管中，每管加入 500 μL RIP 洗涤溶液，涡旋振荡，将离心管置于磁力架上并左右转动 15°，使磁珠吸附成一条直线，弃上清液，重复一次。随后用 100 μL RIP 洗涤溶液重悬磁珠，室温孵育 30min，将离心管置于磁力架上，弃上清液；加入 500 μL RIP 洗涤溶液，涡旋振荡后弃上清液，重复一次。最后加入 500 μL RIP 洗涤溶液，涡旋振荡后置于冰上。

（3）RNA 免疫沉淀：将上步离心管放置磁力架上，弃上清液，每管加入 900 μL RIP 免疫沉淀缓冲液。迅速解冻第一步制备的细胞裂解液，14000rcf 离心 10min 后，吸取 100 μL 上清液加入上一步的磁珠 – 抗体复合物中，使得总体积为 1mL；4℃轻柔搅动孵育 3h（或者过夜）；孵育后短暂离心，将离心管放在磁力架上，弃上清液；加入 500 μL RIP 洗涤液，涡旋振荡后将离心管放在磁力架上，弃上清液，重复洗涤 6 次。

（4）RNA 纯化及分析：①每个样品用 150 μL 蛋白酶 K 溶液重悬上述磁珠 – 抗体复合物，55℃孵育 30min。②孵育完之后，将离心管置于磁力架上，将上清液吸入新的离心管中。③每管上清液中加入 250 μL RIP 洗涤液，随后加入 400 μL 含有苯酚、氯仿、异戊醇的混合液，涡旋振荡 15s，室温下 14000rcf 离心 10min，小心吸取 350 μL 上层水相，吸入新的离心管。④每管加入 400 μL 氯仿，涡旋振荡 15s，室温下 14000rcf 离心 10min。⑤小心吸取 300 μL 上层水相，吸入另一个离心管中，每管加入 50 μL Salt Solution Ⅰ、15 μL Salt Solution Ⅱ、5 μL Precipitate Enhancer、850 μL 无水乙醇（无 RNase），混合，–80℃保持

1h 至过夜；14000rcf 离心 30min 后小心弃上清液，用 80% 乙醇冲洗 1 次。⑥ 14000rcf 离心 15min 后弃上清液，于空气中晾干并用 10~20 μL DEPC 水溶解。⑦分光光度法测定 RNA 浓度并对其纯度进行评价，样品可于 −80℃保存，亦可将样品逆转录成 cDNA，用 PCR 方法测定转录本水平。

3. 技术特点　RIP 可以直接揭示与 RNA 结合的蛋白质，研究 mRNA 的表达调控情况及 RNA 的整体变化。RIP 存在的局限性：纯化过程中核糖体 RNA 的存在会干扰实验结果；无法对检测到的非特异性 RNA- 蛋白质关联程度进行量化，需要借助 PCR、微阵列和测序等方法验证；由于核糖核蛋白可以在细胞裂解后重新结合，因此无法准确复制体内相互作用情况。

4. 技术应用　RNA 对染色质的调节是基因组功能的重要调节方式。RNA 能够通过将染色质修饰酶引导至不同的基因组位点从而影响 DNA 和组蛋白的复杂修饰以及染色质的结构和基因表达。RIP 结合质谱法有助于获取新的结合蛋白；RIP 与深层次测序相结合有助于识别与目的蛋白质相互作用的 lncRNA 序列。

5. 注意事项

（1）低效免疫沉淀：当使用兔多克隆抗体时，推荐使用使用 Protein-A 包被的磁珠；在使用小鼠单克隆抗体时，推荐使用 Protein-G 琼脂糖珠；如果样品中 RNA 不易降解，可适当延长细胞裂解物与抗体的孵育时间，增加复合物有效沉淀。

（2）高水平非特异性 RNA 的结合：不含抗体的非免疫血清或纯 Protein-A 琼脂糖珠可作为控制 RNA 水平的阴性对照组。为了降低非特异性 RNA 的结合，可使用更严格的洗涤条件。例如，将尿素 (0.5~3M)、SDS(最多 0.1%)、脱氧胆酸钠等添加到裂解缓冲液中。在裂解缓冲液中加入 EDTA 不仅能够降低噪声水平，还能促进核糖体和核糖核蛋白解离，从而增强抗原抗体相互作用特异性。

（3）少量 RNA 的分离：首先必须确保细胞中有足够量的蛋白质。推荐使用 WB 测定沉淀蛋白的量，如果未能检测到目的蛋白，说明细胞中抗体表位存在不可及的可能性。在这种情况下，RNA 结合蛋白的沉淀可以使用表位标签的 RNA 结合蛋白进行。同时，在少量 RNA 分离过程中需要防止 RNA 蛋白复合物的降解，推荐在实验操作过程中的所有阶段添加核糖核酸酶和蛋白酶抑制剂。除此之外，RIP 的实际操作过程中要根据研究对象的不同、抗体的特异性、细胞中蛋白质定位、RNA 分析方法的不同选择合适的缓冲液、细胞提取物的制备方法以及提取物与抗体孵育的持续时间等。

6. 常见问题解析

（1）RIP 技术与 CHIP 技术的区别是什么？研究对象不同，即 RNA 技术的研究对象是 RNA– 蛋白复合物，CHIP 技术的研究对象是 DNA– 蛋白复合物；实验条件不同，例如，RIP 中复合物不需要固定，RIP 反应体系中的试剂和抗体不能含有 RNase，抗体需经 RIP 实验验证等。

（2）抗体无法沉淀 RIP 裂解液中的目标蛋白怎么办？可以利用 IP 或者 WB 实验检测抗体是否能与目标 RNA 结合蛋白相结合；更换抗体，另选一个能与抗原其他表位结合的抗体；对抗体进行浓度梯度稀释从而进行 IP 测试，检测 IP 效率；4℃过夜孵育抗体与 RIP 裂解液，延长抗体孵育时间，促进结合；确定抗体类型与 Protein–A/G 的匹配程度。

（3）提取 RNA 时，如何避免蛋白酶 K 失活？蛋白酶 K 消化时，水浴温度应设置在 55℃左右，长期 65℃以上孵育会导致蛋白酶 K 失活。

（4）提取 RNA 后，A260/A280 值偏离 1.8~2.2 区域时如何解决？需要缩短酚氯仿提取 RNA 的时间间隔；测试提纯后 RNA 中若存在 RNase 会导致 RNA 发生降解。

（5）RIP 是否可以抽提核浆的 RNA– 蛋白质复合物？理论上，可以采用商品化试剂盒先分离样本中核浆蛋白，再进行 RIP 实验。但注意试剂盒中所有试剂不能含有 RNase 以及 DNA 酶，以及确保试剂能与下游的抗体进行孵育兼容。

三、其他分子相互作用技术

（一）荧光素酶报告基因实验

1. 技术原理 荧光素酶报告基因实验的基本原理是将靶基因的转录调控元件或 5' 启动子区克隆在荧光素酶基因的上游，或把 3'-UTR 区或 lncRNA 结合序列克隆在荧光素酶基因的下游，以荧光素为底物，荧光素酶可以催化荧光素氧化，使其发出生物荧光，我们可以通过荧光测定仪测定产生的荧光（数值大小即表示荧光素酶表达量的多少），监控、证实微观层面上分子间相互作用，以研究启动子的强弱和转录因子对启动子的作用或 miRNA 对目的基因或 lncRNA 的调控作用（图 3-37）。双荧光素酶报告基因检测系统通常以萤火虫荧光素酶为报告基因，以海肾荧光素酶为内参基因，具备可定量、高灵敏度及

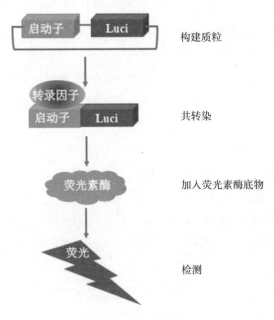

图 3-37　荧光素酶报告基因实验原理示意图

低背景等特点。

2.技术流程

（1）细胞处理：构建相应载体并进行细胞转染；对于贴壁细胞，吸尽细胞培养液后加入细胞裂解液，轻轻旋转培养皿或者培养板使裂解液完全覆盖细胞；对于悬浮细胞，离心弃上清液后加入细胞裂解液。将样品置于冰上孵育 5 min 以充分裂解细胞，随后 10000~16000rcf 离心 1min 后取上清液。注意，细胞裂解产物可室温保存6h，4℃保存16h，-80℃长期存放（裂解产物不能多次反复冻融）。

（2）荧光检测：将荧光测定仪打开，设定参数，测定时间为10s，测定间隔为2s。取 20μL 裂解液加入测量管中，加入 100μL 萤火虫荧光素酶检测试剂，震板混匀 2~3 次，充分混匀后测定萤火虫荧光素酶相对光单位（relative light unit，RLU）。双荧光素酶报告基因检测系统，还需取出测试板，加入 10μL 海肾荧光素酶检测试剂测定海肾荧光素酶 RLU。

（3）分析数据：①设置对照组：为了保证实验准确性，每个培养板中都应设置对照组、实验组和空白对照组。理论上，每个实验组（包括对照组）都应减去空白对照组的萤火虫荧光素酶的发光测量值；空白对照组（未转染细胞＋萤火虫荧光素酶检测试剂）的样品量必须与实验组样品量相同，包含与实验组样品相同的培养基/血清组合并加上完全相同的检测试剂；实验组为转染细胞经实验处理，对照组为转染细胞不经处理，用以标准化结果。②计算结果：实验组＝实验组－空白对照组，对照组＝对照组－空白对照组，表达倍数＝实验组/对照组。双荧光素酶报告基因实验进行数据处理时，应首先计算出每管萤火虫荧光素酶和海肾荧光素酶荧光值的比值，再以对照组的该比值为单位1，即可得到实验组的相对萤火虫荧光素酶活性。

3. 技术特点 荧光素酶报告基因实验灵敏度高，检测方便快捷，检测结果不易受细胞内其他物质影响，线性范围广（在10^{-16}至10^{-8}M范围内，光强度与荧光素酶浓度成正比），哺乳动物无内源性表达。荧光素酶报告基因实验存在的局限性是，载体状态、细胞状态、转染量、转染效率、裂解效率、加样精度等因素会影响实验结果，细胞需要长时间培养才能转录和翻译。

4. 技术应用

（1）蛋白质相互作用研究：荧光素酶报告基因实验可以巧妙地把荧光素酶基因分成两段，其中一段截短序列融合到蛋白质A上，另外一段融合到蛋白质B上。当这两种蛋白相互作用时，荧光素酶的两部分相互靠近形成有活性的荧光素酶，使底物发生生物荧光。这一方法普遍适用于研究配体诱导的蛋白质相互作用，例如G蛋白偶联受体、受体酪氨酸激酶和核激素受体等，具有高度特异性。

（2）RNAi研究：RNAi技术结合荧光素酶报告基因，可用于优化与筛选shRNA或siRNA。将RNAi的靶片段与荧光素酶发光相偶联：当RNAi有效时，转录的荧光素酶RNA将被降解，无发光反应；当RNAi无效时，转录的荧光素酶RNA将翻译为荧光素酶，并参与发光反应，通过检测发光即可反应RNAi的效果。

（3）筛选药物研究：利用基于报告基因的功能性新药筛选方法进行先导化合物的筛选可以使小分子有机化合物替代生物大分子成为药物。荧光素酶报告基因实验在药物筛选的研究中满足高敏感性、特异靶点、高通量的要求。可以利用基于报告基因的功能性新药筛选方法进行先导化合物的筛选，明显提高药物筛选的流通量并在筛选过程中得到细胞内功能性反应的信息。

（4）基因表达研究：基因表达研究主要是利用分子生物学克隆技术，将荧光素酶基因插到预期分析的细胞染色体内，随后通过单克隆细胞技术的筛选培养出稳定表达荧光素酶的细胞株。

5. 注意事项

（1）复孔的设置：由于报告基因检测受多种因素影响，实验一般需要做3

个或 3 个以上复孔，并且引入另一个报告基因作为内参。

（2）细胞培养时间：细胞培养时间过长会导致细胞难以裂解，影响实验结果。因此，细胞培养时间为 6~12h。

（3）载体的选择：萤火虫荧光素酶建议选取 pGL-3 或 pGL-4 的载体；海肾荧光素酶建议选取 phRL-TK 或 pGL-4 代载体。建议海肾载体不使用强启动子（如 SV40、CMV），而选用中等强度的启动子（如 TK）。

（4）载体的比例：载体的比例需根据实验具体情况加以调整。建议做预实验来调整载体比例（萤火虫载体与海肾载体比例分别用 1∶10、1∶20、1∶50、1∶100），萤火虫荧光素酶检测发光值应大于海肾荧光素酶发光值。

（5）反应温度：反应的最适温度为 20℃~22℃。反应发生前，细胞裂解产物、底物工作液等都需要调整到室温。

（6）反应体积：细胞裂解产物的反应体积为 20μL、萤火虫荧光素酶底物的反应体积为 100μL、海肾荧光素酶底物的反应体积为 100μL，样品量可根据实际情况调整，但一定要保证样品过量，不然易造成检测结果偏差。

（7）细胞裂解产物存放：常温条件下不超过 6h；-20℃可保存一个月；-80℃可保存半年。

（8）裂解产物与底物混合：手动加样时要求快速混合并且混合时间一致，避免荧光素酶发生衰变影响实验结果。

（9）发光半衰期：单荧光素酶检测试剂盒，萤火虫荧光素酶的发光半衰期约 12min；双荧光素酶检测试剂盒，萤火虫荧光素酶的发光半衰期约 9min，海肾荧光素酶的发光半衰期约 2min。

（10）检测结果：检测前应检测孔板或空管的发光值，作为仪器发光背景值，多功能检测仪的仪器背景值应小于 100；样品检测发光值应该远大于仪器背景值，例如 10000。如果样品发光值过于接近仪器背景值，说明样品中荧光素酶过少，需要考虑转染量、转染效率、裂解效率等因素。

6. 常见问题解析

（1）双荧光素酶报告基因实验转染效率很低怎么办？首先确保细胞是否处于良好状态，通常选择对数分裂期细胞；另外，选择过表达的荧光蛋白质粒设置阳性对照组；可对 DNA 进行酶切验证以保证 DNA 质量合格；转染试剂可以选择 Lipofectamine 3000，或选择更换其他具有更高转染效率的转染试剂。

（2）如何解决复孔重复性差的问题？通常确保复孔差异在一个数量级之内

即可。如果差异超出这个范围，可以通过保持样本的均一性以及控制准确加样来改善实验结果。具体的操作包括裂解后离心取上清液，保证样本均一性；保证加样的准确性；样品和底物混合后到检测前的时间以及检测时间应该控制在相同的时间内。

（3）样品裂解效率低怎么办？首先要确保加入足够量的裂解液；其次是细胞培养时间最好不要超过36h，培养时间过长会加大细胞裂解难度；当细胞难以裂解时，可在离心管中加入液氮和预冷的小钢珠进行研磨，使裂解更加充分。

（4）怎样避免底物失效？底物保存要注意避光低温保存，尤其是腔肠素，推荐 –80℃保存；反应工作液建议现配现用。

（二）生物分子相互作用定量技术

1. 技术原理与特点　目前已开发出多种可以量化生物分子相互作用的技术，其中最常用的是表面等离子体共振（surface plasmon resonance，SPR）、局域表面等离子体共振（localized surface plasmon resonance，LSPR）、生物膜干涉技术（biolayer interferometry，BLI）、微量热泳动技术（microscale thermophoresis，MST）和等温滴定量热法（isothermal titration calorimetry，ITC），每种技术都有其优点和缺点。

（1）SPR 技术：是一种实时无标记分子互作检测技术，通常由一个由金薄膜组成的传感器和入射光组成，入射光共同激发金膜中导带的电子并产生相干等离子体振荡或共振，可以通过记录共振位移以表面敏感的方式监测改变局部折射率的过程，例如生物分子吸附到金传感器层上，然后可以使用共振位移来确定动力学常数，可广泛用于药物学、抗体疫苗筛选、蛋白研究等。①优点：无标签检测、实时数据采集、高通量、灵敏度高、结果重现性好、测量范围广（分子量最低检测限为100Da）、样品消耗量相对较小。②缺点：需要固定结合伙伴之一，仪器操作复杂且价格昂贵，光路系统相对复杂使得维护成本较高，需要专业技术人员进行操作。

（2）LSPR 技术：采用革新性的纳米金颗粒而不是传统 SPR 中使用的连续金薄膜，通过测量吸光度最大值位置的变化，而不是传统 SPR 中的反射角检测分子间相互作用，是实现了"零技术门槛"的下一代 SPR 技术。①优点：仪器价格经济实惠，操作简单，检测速度快，测量范围广（分子量最低检测限为90Da），仪器易维护且检测不受温度及缓冲液折射率影响，抗震动和噪声能力强，仪器便携小巧不占空间。②缺点：需要固定结合伙伴之一。

（3）BLI技术：是利用光的干涉波强度与波长对应的干涉图谱的相应变化，实时感知生物分子间结合效率或浓度信息，不仅能够实现对生物分子与化合物相互作用高通量、快速、实时的检测，还能提供分子相互作用过程中亲和力、动力学、浓度等信息，帮助快速、准确的筛选与靶蛋白相互作用的小分子药物。①优点：可实时监测分子间相互作用动力学相关数据，可以实现对分子间瞬时相互作用的检测；通量高、实验流程快，可实现8~16份样品同时检测，是非标记技术中通量最高的，15~30min内可以完成96份样品的分析；应用范围宽，可以直接检测粗制的样品，甚至是样品中存在的不溶解的成分，耐受各种溶液环境，小到150Da的化合物，大到病毒、多肽、蛋白质、DNA/RNA、多糖、多聚物、脂质体、纳米颗粒等均在BLI的可测试范围；结果精确，精细的定量化分析，非标记、非变性检测，更能反映真实情况；无流体系统，需要更少的维护。②缺点：需要将配体固定在探针表面，灵敏度相对较低（检测灵敏度比SPR低100倍）。

本实验室现有的生物分子相互作用分析仪就是利用了BLI技术。仪器的底端是由生物膜层覆盖的生物传感器，生物膜层可结合并固定生物分子。当具有一定带宽的可见光垂直入射进生物膜层时，光在生物膜层的两个界面会发生反射，形成一定波长的干涉波。当固定分子与溶液分子发生相互作用时，生物膜层厚度增加，干涉光谱曲线向波长增加的方向移动，光波相位移动由仪器实时检测。只要对光波的相位移动进行分析，便可定量得出传感器表面分子数量变化及相对浓度与动力学数据（图3-38）。

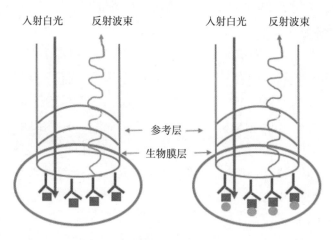

图3-38　生物膜干涉示意图

（4）MST 技术：这是一种测量荧光分子沿微观温度梯度运动的技术。分子的热泳特性或沿温度梯度的运动由分子的大小、电荷和水合壳层决定，当分子与相互作用的伙伴结合时，这些参数中的一个或多个可能会发生变化，从而导致其热泳运动发生变化，测量这些变化可对亲和力进行量化。①优点：无需固定配体，所需样本量小，能够测量复杂的混合物（如细胞裂解物、血清、去污剂、脂质体），大范围的相互作用物（离子到 MDa 复合物），对一些结构敏感的蛋白检测比较有优势，而且可直接检测溶液中标记荧光的目标蛋白的相互作用，更适合做膜蛋白或蛋白结构分析的平台。②缺点：需要内部荧光或荧光标记（受标记效率、特异性和荧光猝灭影响），没有动力学信息（即结合和解离率），无浓度分析，对所有 3 个参数（分子大小、电荷和水合壳）产生冲突、互补或混杂影响的均可能影响数据解释。

（5）ITC 技术：通过高灵敏度、高自动化的微量量热仪连续、准确地监测和记录一个变化过程的量热曲线，原位、在线和无损伤地同时提供热力学和动力学信息。①优点：能够在单个实验中确定多个热力学结合参数（即化学计量、结合常数和结合焓），更适合做化学合成及化学物结构研究领域的实验室，不需要固定配体，对一些结构敏感蛋白的检测有优势。②缺点：样本要求高纯度且用量大（一次蛋白用量 $10\,\mu g$ 以上），一些珍贵样本可能满足不了要求；仅限于亲和力 (K_D) 测定，无法获得对药物学非常关键的参数如结合速率 (k_a)、解离速率 (k_d)，在小分子药物或抗体药物研究应用中受限；混合样本检测受限，非共价复合物可能表现出小的结合焓，因为信号与结合焓成正比；检测速度慢，通量低（每次测定需 15min~2h），不适用于高通量检测。

2. 技术流程（以本实验室现有的 BLI 为例）①样品对象：小分子化合物、DNA、多肽、蛋白质、寡糖或寡核苷酸、细胞、病毒或细菌等都可作为样品对象。②动力学测定：我们在分子互作仪上通过平衡、固化、平衡、结合和解离这 5 个步骤可实时监控整个分子间的结合过程，并计算出分子之间的 K_D、k_a 以及 k_d 等重要数据。③数据分析处理：至少有 3 种模型可以用来拟合数据分析的动力学分析曲线，包括 Langmuir (1∶1 模型)、二价分析物、双分析物竞争以及双配体位点竞争。有 2 种模型可以用来拟合数据分析的浓度分析，包括结合速率 *vs* 浓度和结合信号 *vs* 浓度。

3. 技术应用

（1）药物靶标的鉴定与确认：可提供实时结合数据来揭示特殊分子是如何

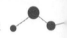

进行细胞调控，并且能对那些引发信号通路紊乱并最终导致病变的异常分子间相互作用施以精确定位。生物分子相互作用分析仪的 96 孔板模式可帮助我们快速实施全方位的构效关系研究，特别是具有大量结构变异样本的高通量动力学筛选，有助于我们研究细胞信号的调控机制，剖析配体 / 受体的相互作用以及发现新的治疗靶标。

（2）药物筛选：可同时检测 2 个样品，适合较高通量药物筛选。可利用疾病发生、信号转导及表达调控中的关键生物分子作为靶标，筛选、分析潜在治疗性药物。通过对候选药物的亲和力和解离动力学数据进行甄选，可以尽量避免在研发后期阶段因不理想的结合表征数据而导致的失败。

（3）候选药物的优化：可获取独特的非标记动力学特征数据，并指导活性化合物通过进一步筛选从而发展成真正的先导候选药物分子，显著加快药物优化进程。

（4）蛋白浓度定量：在检测未知蛋白浓度样品时，我们首先绘制不同浓度抗体针对同一蛋白的结合率的标准曲线，随后通过计算蛋白样品与特异结合蛋白的结合率就能得到该蛋白在目标溶液中的浓度。相较于传统的蛋白浓度定量检测方法，具有梯度范围宽、通量高、检测重复性好、无需复杂的样品前处理等特点。

4. 常见问题解析

（1）k_{on}、k_{off}、K_D 值各代表什么意义？分子间相互作用一般视为可逆作用。k_{on}（或 k_a）代表了单位时间内产物生成速率；k_{off}（或 k_d）代表了单位时间内产物降解成反应物的百分比；K_D 值代表了亲和作用的强弱。

（2）如何根据亲和力（K_D）值判断亲和力的强弱？不同类型反应的强、弱标准不同，一般认为：对于小分子而言（<2kDa），亲和力在 $10^{-7} \sim 10^{-4}$M，如果 K_D<100nm（10^{-7}M），那么这种小分子的结合能力就比较强。对于蛋白而言（如抗原抗体反应），亲和力一般在 $10^{-11} \sim 10^{-8}$M，如果 K_D>100nm(10^{-7}M)，则认为这类抗原抗体的结合能力相对较弱。

（3）动力学和亲和力的区别是什么？动力学是通过实时的结合解离曲线计算得到解离常数和结合常数来更细致的描述相互作用。一般只能通过实时监测的技术获得，比如 BLI。亲和力是描述反应强弱，基于终点技术的很多方法可以获得，比如 ELISA。动力学包含了亲和力，但是亲和力不包含动力学。

（4）BLI 和传统的免疫共沉淀、酵母双杂交方法相比，存在的优势是什么？

BLI 精细的定量化分析能帮助我们获得动力学参数以获得更多的生物学信息；BLI 反应快速，只需要 10~20min 就能对分子间相互作用进行判定；BLI 的检测是非标记、非变性检测，更能反映真实情况。

（5）BLI 固化蛋白是否需要纯化？如果是链霉亲和素传感器、高精度链霉亲和素传感器、超级链霉亲和素传感器、氨基耦联传感器、氨基硅烷传感器，固化蛋白一定要纯化。如果是基于捕获类传感器，固化蛋白不一定需要纯化。但是固化蛋白的纯化可以减少杂质带来的影响。

（6）BLI 信号和什么有关？BLI 信号和生物膜层上结合的分子的大小、密度有关。对不同物质而言，分子越大，信号越高。对同一种物质来说，结合越多，信号越高。

（江岑）

第七节　测序技术

DNA 作为生命信息最重要的载体，探索其序列、结构与功能成为揭示生命奥秘的必由之路。然而 DNA 测序过程涉及生物化学、光学与大数据分析等多学科的复杂问题，加上目前相关专业设备的造价较高，通常我们很少直接参与其具体实验过程。因此本节主要介绍其技术发展过程，以及不同技术环节的特点，了解常用测序应用类型和应用范围。

一、DNA 测序"初露锋芒"

1952 年，Hershey-Chase 和 Martha Chase 通过噬菌体实验，证实遗传物质是 DNA 而不是蛋白质，为长久以来科学界"蛋白质是遗传物质"的主流观点画上了句号；1953 年，James Watson 与 Francis Crick 不仅证实了 DNA 呈双螺旋结构，还提出了 DNA 可能的复制方式，以及碱基互补配对原则，自此揭开了生命传承奥秘的大门，吸引着源源不竭的科学家们孜孜不倦地探索。

1977 年 Frederick Sanger 通过在 DNA 合成体系中加入一定比例，带有 ^{32}P

同位素标记的 ddNTP（一个反应体系中，只加入一种），使结合 ddNTP 的 DNA 链延长反应无法继续（其 3' 端不带 "–OH"，无法继续形成磷酸酯键）。将该反应体系的产物进行凝胶电泳以分离条带，并通过放射自显影曝光条带，即可得到以 ddNTP 结尾的条带。最后依据条带在泳道上的相对位置，从小到大进行读取，即可知道序列，该测序法称 Sanger 测序法或末端终止法，并以此法完成了第一个基因组序列（噬菌体 phiX–174）的测序。在同期，还出现了化学降解法测序，虽有其特点与优势，但由于读长显著低于 Sanger 测序法，未能得到后来大规模的应用。

虽然 Sanger 测序法使人们看到了破解生命奥秘的曙光，但当时的 Sanger 测序法存在诸多问题，如使用同位素标记，存在放射性危害，读长有限（700~1000bp），测序过程、记录与结果拼接需要大量人力与时间投入，若想用其完成长达约 33 亿 bp 的人类基因组测序，无异于天方夜谭。因此，如何提高检测速率和实现自动化是基因组测序能否落地的必要条件。

1985 年，PCR 技术诞生，使 DNA 得以在体外的反应体系中快速准确扩增。1986 年，Leroy Hood 使用 4 种不同的荧光素标记来替代 ^{32}P 同位素，大大提高了检测的通量，并创建了美国 Applied Biosystem Inc（ABI）公司，结合当时处于蓬勃发展的半导体光学检测器与计算机技术，最终推出了第一台 "全自动" 平板电泳测序仪，但其琼脂糖凝胶的制备与上样仍需人工手动完成。

1998 年，ABI 公司（后被 Thermo Fisher 收购）推出 ABI 3700，其使用毛细管替代琼脂糖凝胶进行电泳分离，真正实现了测序自动化和规模化，并在与 "国际人类基因组测序联盟"（International Human Genome Sequencing Consortium，IHGSC）进行 "人类基因组计划"（Human Genome Project，HGP）的基因测序竞赛中名声大噪，其改良机型 ABI 3730 至今仍是经典的测序机型。

HGP 计划完成包含数种 "人类模式生物"（如大肠杆菌、酵母、线虫、果蝇和小鼠等）和人类基因组的测序工作，并对后来二代测序技术（Next–Generation Sequencing，NGS）乃至整个生命科学界的发展产生深远影响。该项目自 1985 年提出，1990 年由 IHGSC 正式启动，预计耗资 30 亿美元历时 15 年完成。但 Craig Venter 认为其进度缓慢，于 1998 年创立 Celera Genomics 公司，与 IHGSC 进行人类基因组测序的比赛，并最终于 2001 年 2 月，与 IHGSC 一同宣布完成人类基因组草图的测序，比预期进度大大提前，促成了空前团结的跨国科学研究活动。

为何 Celera Genomics 能如此迅速地追上 IHGSC 的进度，其间甚至一度进度领先？二者在序列组装策略上的差异是重要原因。

IHGSC 为保证基因片段尽可能准确的组装，还原其在各染色体的天然物理位置，采取了多种标记与鉴定方式进行验证，最后再对各小片段序列进行测序。首先通过使用特定的限制性内切酶，将基因组打断成数千份 100~150kb 的大片段，并构成相应的文库载体，转化至工程菌中进行复制，通过限制性片段长度多态性（Restriction Fragment Length Polymorphism，RFLP）、荧光原位杂交（Fluorescence *in situ* hybridization，FISH）和序列标记位点（Sequence-tagged sites）的方法确定其在染色体或基因组的具体位置情况，以便后续进行还原和拼接，该工作耗时长达数年。

而 Celera Genomics 则跳过该大文库构建和染色体位置验证的步骤，先进行样本的扩增和测序，最后再通过已知的部分基因数据库的序列，以及基因片段的重叠部分，通过计算机软件进行"拼图"和还原。其将基因组序列经构入载体并转化至工程菌扩增后，使用"鸟枪法"（shotgun）随机打断成数千万份长约 550bp 的片段，由于存在多份基因拷贝，断裂时会产生相互重叠的片段。再经处理接上接头引物后，使用 ABI 3700 进行自动化测序。最后将千万份序列测序结果，根据其重叠部分序列和公共数据库信息，利用计算机软件和统计学算法，完成基因片段由小到大（具体为"Reads""Contigs""Scaffolds"到"Mapped Scaffolds"）的层层组装，并由此拉开了"大规模并行测序"（massive parallel sequencing）的序幕，与 HGP 一起为各类 NGS 的发展奠定基础。

二、高通量 DNA 测序"百家争鸣"

2005 年，454 公司（后被 Roche 收购）率先推出基于高通量的自动化测序方法，产生的数据量超过 Sanger 测序百倍，且大幅节省时间。由于无需进行琼脂糖毛细管电泳，其一次上样（4h）可产生多达 2500 万碱基的测序结果，并保持 99% 以上的准确性，但单个读长减少至 100bp，在之后数年的改进中，逐渐提升至 400~800bp。

其在测序前，将基因组通过化学法进行断裂，并给这些基因片段接上测序接头。随后解开双链，将单链的 DNA 连接到珠子（beads）上，再将珠子与 PCR 反应体系一同包入油滴中，进行乳化 PCR（emulsion PCR）使基因片段扩增千万倍。相比 ABI 3700 测序，其免去构克隆的方式对各段目的基因序列扩增，并可保证低拷贝序列的同步扩增。扩增完后将 DNA 解开，只保留单链 DNA。而后将这些磁珠引入直径约 44 μm 的孔中并固定，保证每孔最多只能容纳 1 个磁珠，以免不同磁珠间信号的干扰。微米孔的底部是高导光材料，通过 CCD（charge-coupled device）相机，从底部同时对数十万荧光信号进行捕捉。

其测序反应原理也与 Sanger 测序的末端终止法不同，无需使用 4 种不同的荧光素标记核苷酸，而是使用于 1996 年首次提出的焦磷酸测序（pyrosequencing）法。其原理是利用 DNA 链延长反应时释放的焦磷酸为能量来源，通过 ATP 硫化酶（ATP sulfurylase）和硫磷酸腺苷产生 ATP，进而使荧光素酶产生荧光信号。值得注意的是，由于作为 DNA 合成底物的 dATP，本身也可直接使荧光素酶产生荧光，因而只能使用 dATPαS 作为 "A" 碱基的底物进行合成，每轮依次加入 1 种核苷酸进行反应，检测完荧光后，使用 Apyrase 将未结合的底物降解，以免残留影响新一轮反应。其合成速度相比末端终止法更快，但对于连续多个的 "NNNNN" 序列同时结合，只能通过荧光信号的成倍变化来推测结合的数目，如 "AAAAA" 序列，理想状态下应产生 5 倍的荧光信号。但二者之间在一定范围之外为非线性关系，或由于扩增环节变化，而导致误差，从而引入缺失或插入突变。

2006 年 Solexa 公司（后被 Illumina 收购）基于桥式 PCR（Bridge PCR）和可逆阻断（reversible terminator）、激光扫描成像等核心技术，解决了焦磷酸测序系统对重复序列可能的误读，最终凭借着出色的准确性、速率与成本控制，并在后续进一步提升通量和荧光标记策略等方法，推出了 Illumina MiSeq、HiSeq 和 NovaSeq 系列的测序机型，逐渐成为 NGS 测序阵营里应用最广的系统。

与焦磷酸测序法相似，其在测序前将目的基因组打断成 200~500bp 的小片段，并为片段两端加上含有特殊序列的测序接头（adapter），完成测序文库的构建。随后将其加至流动池玻片上，进行桥式 PCR 扩增，完成检测前的成簇（cluster generation）反应，使测序时能够产生彼此分离，强度足够的荧光信号。流动池玻片由数个泳道（channels，用于添加不同的样本）组成，每个泳道上有不尽其数的流动池（flow Cell），流动池有 2 种单链寡核苷酸（oligos）固定在底部，其序列分别与两端测序接头互补，用于模板捕获（template captured）。通过成簇反应仪器，将待测文库片段升温变性成单链，并加入对应通道中，使其分布于各流动池中，再降温使其被捕获，而后通过桥式 PCR 使模板原位扩增数百倍，并最终通过化学法去除扩增的反向链，仅留下由 1 种 Oligos 连接的单链。

而后将处理好的样本转移到测序仪上，通过采集每轮链延长反应所产生的荧光信号图像，来确定添加的 dNTP 碱基类型，一定循环轮次后，即完成各流动池里单链的测序。为保证每条链每轮反应只加入 1 个 dNTP，其 dNTP 的 3'端含有叠氮基团（$-N^3$）可阻止其后的 dNTP 加入，并在荧光信号采集完成后，通过化学反应将 3' 还原成羟基（$-OH$），并去除荧光基团，准备进行下一轮反应。但由于每种 dNTP 碱基上都接有特殊类型的荧光标记，改变了原始 dNTP 的碱基结构与特性，使 DNA 聚合酶在识别时可能产生错误配对，并且这种错误并非是随机的，而是更多的偏向于"G"碱基。当完成正向链测序后，通过重新进行 1 次桥式 PCR，再移除正向链，从而完成反向链的测序。由于各环节反应的限制，在测序时簇内的各 DNA 单链实际难以做到同步的延伸，故当反应轮次达到一定数量后，同一簇的测序会出现一定比例延后的信号，导致产生不一致的荧光信号，无法被准确识别，故主流单侧读长一般为 100~300bp。

2007 年，ABI 通过收购 Agencourt Personal Genomics 推出 SOLiD 测序系统，加入 NGS 测序的角逐。与前所述的经典 Sanger 测序、焦磷酸测序以及 Illumina（Solex）公司的可逆阻断法测序不同，其并非通过合成法测序（sequencing by synthesis，SBS），即不通过 DNA 聚合酶完成碱基的添加以及荧光的识别，而是使用 DNA 连接酶和带有荧光基团的 DNA 探针完成测序，称之为连接测序法（sequencing by ligation，SBL），其优点是准确性高，缺点则是读长仅 50bp。

在测序前，其建库方法与 Roche（454）焦磷酸测序法类似，将样本片段打断并接上测序接头，构建 DNA 文库并进一步使用乳化 PCR 进行扩增，但也有所不同，其磁珠直径更小，只有 1 μm，后续将磁珠沉积并固定在测序所用玻片上时的密度也更高，使得其在每轮测序时，具有更高的测序通量。

测序时，使用的原材料包括已知序列的锚（为连接反应提供反应条件）以及 8bp 的 DNA 探针和连接酶等。探针的 3' 端所使用的 2 个碱基为已知的序列组合如 AT、CA 等，接着 3 个随机碱基 nnn，以及 5' 端连有荧光基团的 3 个随机碱基 mmm，在荧光检测完毕后 mmm 会被切除。由于荧光基团的限制，其只使用了 4 种荧光基团，但其实际对应了 16 种的碱基组合，因此每个荧光基团所对应的碱基组合为 4 种，只需知道具体序列中某一端的首个碱基序列，即可推出具体碱基组合，完成所有序列的解码。但如果解码过程出现错误，将造成其后该段序列连锁的错误。

之后出现了以滚环扩增技术（rolling circle amplification）进行建库复制的 Complete Genomics（后被华大基因收购），以及以监测 pH 变化而非荧光信号进行测序的 Ion Torrent（后被 Theromo Fisher 收购），感兴趣的读者可以查询相关资料进行了解，此处不进行展开叙述。近年来，随着日益激烈的竞争，Illumina 公司凭借出色的商业决策与产品的研发优化，逐渐成为 NGS 测序市场的佼佼者。

三、三代测序"方兴未艾"

NGS 测序技术虽大幅降低了测序的时间与人力成本，但仍存在读长较短，难以检测基因的结构性改变（如片段的重复、位置改变等），以及改造后的 dNTP 碱基存在小概率的偏好性错误等问题。为更进一步，以 PacBio SMRT 与 Oxford Nanopore 两种技术为代表的第三代测序技术，里程碑式地实现了针对单个 DNA 分子的测序，最大读长大幅增加，达到 10000~70000bp，甚至是 9000000bp（9Mbp）的超长读长（Oxford Nanopore），但其仍存在较高的成本，以及 5%~15% 的随机错误率，可通过提高测序深度（即多次重复测量），应用统计学方法，对错误的序列进行校正。

2011 年，PacBio 公司推出了首个商业化的单分子实时测序系统（Single Molecule Real-Time Sequencing，SMRT）PacBio RS，其技术原理仍采用 SBS 的方法，但无需进行测序前的 PCR 扩增。其将单个反应检测体系固定至单独的反应孔（SMRT Cell）中，并通过零模波导（zero-mode waveguides）技术（将激发光限定在特定区域内）实现单个荧光分子产生的光子信号检测。目前主要用在基因组的 *de novo* 测序（从头测序）与组装，弥补 NGS 测序在组装上的不足，全长转录组测序，甲基化测序等，但费用昂贵。

在测序前，与 NGS 测序相似，需将待测样本进行打断与建库。其使用特殊的环状接头，与待测 DNA 双链连接形成环状的测序模板（SMRTbell template），其特点是可持续周而复始地读取正向与反向链的序列，随后将模板引入对应的 SMRT Cell 中（高约 100nm）并与底部固定好的 DNA 聚合酶所结合。在测序时，添加所需引物与底物，DNA 聚合酶即可将带有不同荧光基团的 dNTP 按序加入链中。由于采用的 dNTP 的荧光基团标记于 5' 端的磷酸基团上，避免了对碱基匹配过程造成的影响，并且随着磷酸酯键的形成，荧光基团被释放到聚合酶附近被激发产生荧光，由孔底高灵敏度检测器记录。此外，由于使用的 dNTP 3'端不存在用于阻滞链延长反应的基团，其反应速率极快，每个反应单元每秒可产生 10bp 的信号，每次检测时间可长达 6h，由于建库片段长度，以及酶的老化等因素，其读长并不固定，平均读长在 8000~15000bp。此外其具有较高的错误率（多为碱基缺失），需通过增加测序轮次，取多次测得共有的一致序列（consensus sequence）方可达到 99.99% 以上正确率，但增加的数据量所需费用也随之上升。

2012 年，Oxford Nanopore 推出 MinION 测序仪，其大小仅类似 U 盘，通过 USB3.0 连接至电脑，使用对应分析软件即可完成测序。其通过特定纳米孔与超灵敏电压检测器完成对各类 DNA、RNA 样本的检测，检测内容不仅包含序列组成信息，还能实现对部分表观遗传学修饰的检测，且读长极高，高于 PacBio 公司。但其测序过程存在 5%~15% 的随机性的错误率，与 SMRT 相同，可通过增加重复次数取一致序列来改进，但数据产生与分析的费用昂贵。应用上也与 PacBio 相同，主要用来进行全基因组的测序，搭配 NGS 更好地完成基因组的组装，以及全长转录组的测序，除此之外其可对小样本的 RNA 进行直接测序，并且由于其检测设备 MinION 的微小型化易于携带，可在多种环境中开展，甚至被运送至太空完成测序工作。

在测序前，将待测的 DNA 进行打断建库，并接上接头序列 Lead Adaptor、Hairpin Adaptor 和 Trailing Adapter。Lead Adaptor 是马达蛋白（motor protein）的结合位点，而 Trailing Adapter 可与纳米孔旁的 Tether（用于固定）结合识别，辅助引导马达蛋白结合至纳米孔上。Hairpin Adaptor 则完成 DNA 双链的桥接，使 DNA 测序完一条链后能衔接到另一条互补链上继续测序，完成双向测序。

其测序的原理是通过实时监测纳米孔两侧的电压情况，来判断进入孔中的碱基类型以及其修饰情况。纳米孔的孔径为 1.8nm，该孔嵌在脂质双层膜上，膜两侧具有固定的 –120mV 的电压差，在未结合待测分子时，电子能自由地从膜外经由纳米孔进入膜内，产生静息的电流信号。而当有单链核酸分子通过纳米孔时，电流受到分子的化学结构阻碍，不同的碱基类型可产生不同的电流阻滞效果，被高灵敏检测器捕捉其独特的波形，通过大量的测量与统计算法确定其具体序列构成与修饰情况。

测序时，含有特殊接头的待测核酸分子进入到各流动池内，纳米孔旁的 Tether 结合其 Trailing 序列，并引导马达蛋白与纳米孔结合，随后马达蛋白将

DNA 解旋按一定速率送入纳米孔中，使高灵敏检测器实时检测电流信号的改变。此外，其还能直接通过该方式对 RNA 分子（无需经逆转录成 DNA）进行测序，测序时几乎不改变原始的测序模板，并且可根据电流变化及延迟区分胞嘧啶的碱基修饰。随着算法与检测技术的提高，其单次测序准确率从原先的 66% 提升至 85%~95%，但仍难以满足一些严格的测序要求，而目前进一步提升准确率则需通过滚环扩增技术，以获得单条链的高保真多拷贝的复制，各环节价格昂贵，有待技术进一步成熟量产后降低价格，未来可期。

四、常用测序方法的选择

当下，各类测序技术有不同的技术特点与参数，但总而言之有准确度、读长、通量与成本 4 个关键指标，我们可根据自身需求和条件，选取切实可行的方案，以下进行简单总结。

Sanger- 毛细管电泳法测序仍是金标准，对测序结果的重现性好，单次测序准确度即高达 99.999%。当测序出现异常或不准确时，常见原因包括：当样品或引物不纯时，造成测量信号混杂，无法测得准确结果；或存在连续的高 GC 序列、发卡结构等特殊情况，导致信号丢失与减弱。大多数样本读长均能达到800bp 以上，单个样本测序价格便宜。但其存在样本前期处理过程复杂，对纯度和浓度要求高，通常用于单一质粒或其克隆菌液，以及 PCR 高纯度产物的测序，以及通过重铬酸盐法完成甲基化的测序等，常见的测序平台有 ABI 3730XL、Beckman GeXP 系统。

NGS 测序则各家技术各有其特点，但总体而言，其测序准确度稍弱于Sanger 法，但可通过增加测序深度，提升样本建库质量和改进拼接算法来提高。单个反应的读长较短，仅 50~150bp（读长在具体测序应用时是固定数值），需通过重叠部分序列和统计计算法进行拼接。测序的通量高，可并行完成数十万至百万个反应的检测。通常一个样本的转录本测序，即可产生数十亿至百亿 bp（gigabyte，GB）的检测数据，虽然单个碱基的价格低，但单个样本的价格达到数万元，价格高。其用途广泛，可根据不同目的，使用不同方法（通常有配套的试剂与仪器）制备成不同的文库，并进一步进行测序，可用于基因组、转录组与甲基化修饰等测序，但由于读长限制，在一些较长的目的序列拼接上存在困难。目前主流的测序平台有 Illumina 的 Hiseq、NovaSeq，Thermo Fisher 的

SOLiD 5500XL、Ion Torrent，Roche 的 454 GS FLX⁺，以及华大基因的 BGI-CG 等。

三代测序的两种方法目前都存在单次测序准确度较低的问题，但可以通过增加测序深度以及重复次数，使用统计算法取一致序列改进。其最大读长较一二代有大幅增加，产生的读长并不固定。采用高通量的并行测序方法，能快速产生大量的数据信息，但由于其价格比二代测序更为昂贵，尚未得到充分的应用。目前在国内测序公司中，PacBio SMRT 的使用较 Oxford Nanopore 更多。

五、测序应用与相关名词

与 NGS 测序相关还诞生了一系列新的方法与名词，在此进行简单介绍。

全基因组重测序（genome re-sequencing），相对于从头测序（*de novo sequencing*）而言，二者都是对某物种的基因组进行测序，不同的是前者已经具有该类物种的全基因组序列信息，在 NGS 测序时仅通过相关信息完成各片段序列的比较即可，难度要较后者低很多，可用于临床上各种遗传病以及突变的检查。而从头测序则意味着没有相关物种基因组信息，仅通过测得的序列和统计学算法，通过生物信息分析软件对序列进行组装，从而获得该物种的基因组草图。

外显子测序（whole exon sequencing）是通过对该物种已知的外显子序列设计的探针完成对外显子片段的富集，进而建库进行测序。通常使用带有生物素标记的探针，与样本中被打断的基因组进行杂交，进而使用带有生物素配体的磁珠对这些探针与样本外显子序列进行富集，最后再完成建库，上机测序。其目的是获得样本基因组外显子的序列变异情况，对已知的 SNP（single nucleotide polymorphism，单核苷酸多态性）或 Indel（insertion and deletion，插入和删除）突变研究有较大帮助，但其难以发现 SV（structual variation，结构性变异），且不能对表达丰度进行检测。不过其具有灵敏度高且价格相对较低的优势，临床上常用于产前筛查、肿瘤突变类型以及遗传病分型检测等。

mRNA 测序（RNA-sequencing）又称转录组测序，是当下热门的检测技术，其通过针对成熟 mRNA 的多聚 A 尾序列设计引物接头进行建库，除获得序列信息外，还可得到相对客观的基因表达丰度信息。由于技术上采用的是针对 mRNA 的一系列 "AAAAA" 序列完成的序列捕捉，测序时首先获得 3' 端的序列信息，而由于二代测序的读长限制，难以获得长转录本（超过 150bp）的全长序列信息，需通过三代测序法才能完成。此外，为防止细胞状态不佳导致

mRNA 降解，其样本建库时对细胞状态要求高，难以检测表达含量低的转录本和序列信息。

通过进一步提升研究精度水平，单细胞 mRNA 测序（aingle cell mRNA-sequencing）法应运而生，即通常意义上的单细胞测序。其通过特殊的细胞分离方法（如微流控法、细胞分选法和微滴制备法），使每个细胞建库时处于独立的反应环境，并通过采用特殊的建库引物标记（如 barcode 和 UMI）完成文库的建立，并在后续测序完成时通过这些标记来区分不同的细胞及 mRNA 来源。

Small RNA 测序（包括 micro RNAs、siRNAs 和 piRNAs）则通过从总 RNA 中分离对应片段大小的 RNA，并建库和完成测序。这类 RNA 往往与基因表达调控相关。

ChIP-seq（chromatin immunoprecipitation sequencing）是对与特定蛋白结合的 DNA 序列测序方法，通过染色质免疫共沉淀（ChIP）特异性的富集与目的蛋白结合的 DNA 序列，并经纯化、建库后进行测序分析，得到与目的蛋白（如组蛋白、转录因子等）互相作用的 DNA 序列信息。

ChIRP-seq（chromatin isolationby RNA purification sequencing）与 ChIP-seq 类似，但是是通过探针将与目的 RNA 序列作用的染色体片段富集，进而分析目的 RNA 与其相互作用的 DNA 序列。

宏基因组测序（megagenomic sequencing）则主要对于微生物群落进行测序，无需对单个细菌进行分离和培养，直接获得群落中各类细菌的基因组成。

Fragments，即测序前将待测基因打断建库所产生的各个片段，是测序所对应的最小实际序列。如果是单端测序，则 1 个 Fragment 产生的数据即为 1 个 Read（测序产生数据的最小单位），如果是双端测序，则 1 个 Fragment 可产生 2 个 reads。通常使用 PE125（paired-end read 125bp）表示测序读长为 125bp，双端进行。

（胡浩然）

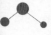

第四章
实验鼠肿瘤模型实验

　　肿瘤动物模型在肿瘤发生、发展、转移等基础研究以及药物研发上扮演着至关重要的角色，肿瘤的研究离不开动物模型的建立。大鼠和小鼠是生命医学研究中应用最广泛的模式生物，充分了解它们的生活习性、外貌特征、解剖学特征等基本知识，并与时俱进、了解相关最新进展，将有助于我们更好地利用它们，设计更加合理可行的实验方案，推进研究的顺利开展。参与动物实验的人员，须具备动物实验上岗证书；涉及动物实验的项目，必须获"实验动物福利伦理审查受理证明"才可开展。

第一节　　大、小鼠实验基础知识

　　实验动物福利贯穿实验动物的整个生命过程，同时，在使用实验鼠过程中，应当高度重视生物安全问题，严格规范实验室管理，充分了解实验鼠的特征与生活习性，并掌握规范的基本操作。

一、伦理与生物安全

（一）动物福利

　　实验动物为生命医学研究做出巨大牺牲和贡献，它们的福利问题值得高度重视。动物福利是指确保实验动物处于康乐状态、满足其基本自然需求的具体体现。国际上普遍认可的实验动物福利包括生理福利、环境福利、卫生福利、行为福利和心理福利等"五大基本福利"。生理福利是为实验动物提供适当的清洁饮水和保持身体健康与精力所需的食物，使动物不受饥渴之苦。环境福利是为实验动物提供适当的栖息场所，确保动物可以舒适地休息和睡眠，使动物不受困顿不适之苦。卫生福利是做好卫生防疫和预防疾病，及时诊治患病动物，使动物不受疼痛和伤病之苦。行为福利是为实验动物提供足够的活动空间和适当的设施，保证群居动物能够与同伴相处，使动物能够自由表达正常的习性。心理福利是保证实验动物拥有良好的条件和处置，使动物不受恐惧和精神上的痛苦。实验动物福利贯穿实验动物的整个生命过程，包括实验动物的饲养管理过程、应用过程和运输过程等多个环节。

1. 饲养管理过程的实验动物福利要求

（1）饲养环境的要求：首先，实验动物的饲养设施和设备应当设计科学合理，不仅要符合实验动物的生物学特性，还得有利于实验动物的健康和生长发育。其次，实验动物的笼具和垫料的质量应符合国家标准，笼具需定期清洗和消毒，垫料需经灭菌和除尘处理，并且要定期更换以保证小鼠生活环境的清洁和干爽。再次，实验动物饲养室的内环境指标，如温湿度、换气次数、气流速度、空气洁净度、压强梯度、落下菌数、氨浓度、噪声、明暗交替时长与光照强度等不得低于国家标准。最后，应保证各类实验动物所占笼具最小面积符合国标，确保每只实验动物能够实现转身、站立、伸腿、躺卧、舔梳等自然行为。若实验动物处于孕产期，还应保证其占据的笼具面积是该种动物所占笼具最小面积的110%以上。

（2）饲养人员的要求：饲养人员需经过相关的理论和技能培训，并获得上岗证书，能熟练掌握实验动物的基本生物学常识和基本实验操作，能够正确抓取实验动物，操作过程要态度温和，动作轻柔，避免引起动物的不安、惊恐、疼痛和损伤。饲养人员须爱护、尊重和理解实验动物，不得戏弄或虐待实验动物。在日常管理过程，饲养人员应该注意以下事项：①定期观察实验动物有无行为异常。若动物出现行为异常，应当及时查找原因并采取有效措施予以改善，日常观察内容详见表4-1。②注意实验动物的饲养密度，不得过高或过低。饲养密度过高会引起实验动物拥挤踩踏和抢食抢水，同时还会造成空气质量下降和微生物滋生。饲养密度过低，一方面会造成空间资源浪费，另一方面会使得实验动物（尤其是群居动物）对同伴的心理需求得不到较好满足。③根据实验动物的食性和营养需求，给予它们充足且符合国家标准的饮水和饲料，满足它们不同生长阶段的营养需求。

表 4-1 实验动物的日常观察内容

观察部位	观察内容
皮毛	有无光泽、竖毛、出血、污物、脱毛等
眼	有无眼屎、流泪、白内障、角膜损伤等
口腔	有无流涎、出血等
耳	有无外伤、耳壳曲折、中耳炎等
四肢	有无外伤、弯曲、脱臼、肿胀、关节炎等
肛门	有无肿块、破溃、脱肛等
精神和食欲	是否出现沉默、倦怠、动作不活泼、食欲不振、拒食等
营养状况	是否出现消瘦、过度肥胖、成长异常
姿势和步态	是否出现姿势异常、行走和站立困难、运动失调、跛行等

2. 实验过程的动物福利要求 在实验过程，应当最大程度降低实验动物的惊恐、疼痛和痛苦。例如，可通过加强实验人员关于动物伦理道德和素养的相关教育和培训；提高实验设备和手术器械的科学合理性；优化实验设计方案；完善术后护理和实验结束后的处理制度等工作，来提高实验动物的福利。

（1）对实验人员的要求：实验人员需经过伦理道德和素养的教育和培训，能够本着爱惜动物和善待动物的理念来从事动物实验。同时，实验人员需经过相应的理论和操作技能培训，充分掌握实验动物的特征与生活习性，熟练掌握麻醉、采血等基本操作。

（2）对实验设计的要求：实验人员在设计实验方案时，应当坚持 replacemen、reduction 和 refinement 的 "3R" 原则。替代（replacement）：是指使用低等级动物代替高等级动物，或不使用活着的脊椎动物进行实验，而采用其他恰当的可替代方法达到与动物实验相同的目的。减少（reduction）：是指如果某一研究方案中必须使用实验动物，同时又没有可行的替代方法，则应把使用动物的数量降低到实现科研目的所需的最小量。优化（refinement）：是指通过改善动物设施、饲养管理和实验条件，精选实验动物、技术路线和实验手段，优化实验操作技术，尽量减少实验过程对动物机体的损伤，减轻动物遭受的痛苦和应激反应，使动物实验得出科学的结果。

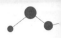

（3）对保定和麻醉技术的要求：在抓取和固定过程，实验人员动作要温和，禁止粗暴对待和虐待动物。在保定实验动物时，应当遵守"温和保定，善良抚慰，减少痛苦和应激反应"的原则，在不影响实验的前提下，对动物身体的强制性限制应减少到最低程度。在对实验动物进行手术、解剖或器官移植时，必须进行有效麻醉，并且选择合理的麻醉药物和麻醉途径，掌握好麻醉深度，使实验动物尽可能免受折磨。

（4）实验动物术后护理和处理的要求：实验动物在术后常出现疼痛、伤口感染、代谢紊乱等现象，实验人员需要对其进行术后护理，如保暖、预防伤口感染、保持呼吸道顺畅等。在实验结束后，须妥善处理实验动物。需要处死实验动物时，必须按照人道主义原则实施安乐死术，尽快让动物安静、无痛苦地死亡，同时确保处死现场没有其他动物在场。在确定动物死亡之后，要对动物尸体进行无害化处理，不得随意丢弃。对于猿猴类等灵长类动物，原则上不予处死，一般是在实验结束后单独饲养，直至自然死亡，除非它们因伤病不能治愈而备受煎熬，此时才选择将它们安乐死。

3. 运输过程的实验动物福利要求　在运输过程，随着环境变化，实验动物更容易产生恐慌、疲劳、痛苦和损伤。因此，应该本着安全、舒适和卫生的原则尽快完成动物运输，注意以下事项：①运输人员应经过专门的理论和技术培训，了解并掌握实验动物相关知识。②选择最直接的运输方式，选择地面或水陆运输时，应当有人负责照料；选择空运时，发运方应将飞机航班号、到港时间等相关信息及时通知接收方，接收方接收后，应尽快运送到最终目的地。③选择合适的笼具，笼具应当既可以有效防止实验动物逃逸或其他动物进入，又可有效防止外部微生物侵袭和污染。④实验动物不可与感染性微生物、害虫及可能伤害动物的物品混装在一起运输。⑤运输过程，要保证实验动物可以自由呼吸，必要时需提供通风设备。运输时间较长时，运输途中应为实验动物提供必要的饮食和饮用水，避免实验动物过度饥渴。遇到高温、高热、雨雪和寒冷等恶劣天气时，应采取有效的防护措施。地面运送实验动物应使用专用运输工具，专用运输车应配置维护实验动物正常呼吸和生活的装置及防震设备。⑥伤病或临产的妊娠动物不宜长途运输，必须要运输时，应有监护和照料。⑦在装卸过程中，实验动物最后装上运输工具；到达目的地时，实验动物最先离开运输工具。

4. 仁慈终点　在实验动物饲养和应用过程，应秉持以下基本原则：①最大程度地减少实验动物所承受的疼痛和痛苦。②在不影响实验结果的前提下，尽早结束实验。③基于科学实验目的、以动物濒死或者死亡作为人道终点的情况，应对实验内容作出详细解释说明。④对达到仁慈终点的实验动物，实施安乐死。

（1）实验动物饲养过程通用的仁慈终点：当出现以下异常时，可对实验动物处以安乐死。

1）体重异常：实验动物出现体重下降持续，且下降比例超过正常体重的20%；或者出现体重急速下降，2d内快速失去原来体重的15%；处于成长期的实验动物，体重持续无增重；未监测体重的实验动物，出现恶病质和持续性肌肉消耗。

2）生理和行为异常：①实验动物体温急速下降，啮齿类动物在24h内体温下降超过6℃。②出现持续性倦怠伴随粗糙的皮毛、拱背、腹围扩大和四肢无法行走。③出现食欲不振、无法进食或饮水，小型啮齿类动物完全丧失食欲达24h或食欲不佳（低于正常食量的50%）达3d，大动物完全丧失食欲达5d或食欲不佳（低于正常食量的50%）达7d。④出现严重贫血、黄疸、异常中枢神经反应（抽搐、颤抖、瘫痪、歪头等），出现无法控制的出血现象或排尿异常（无尿、多尿等）。⑤在没有麻醉或镇静的状态下，出现长达24h无法站立或极度勉强才可站立，或表现精神萎靡伴随体温过低。⑥出现持续性自残行为，或遭受长期窘迫时的行为及生理现象。

3）疾病：当患有无法有效控制的疼痛、影响进食或饮水的病症、造成全身性脱毛的疾病时；当被严重感染，出现体温升高，白细胞数增加，抗生素治疗无效，并伴随全身性不适症状时；当出现严重呼吸道感染、导致呼吸困难时，应当立即将实验动物安乐死；患有肿瘤的实验动物，当肿瘤最大体积超过体重的5%，肿瘤表面出现溃疡、坏死或感染，肿瘤发生转移时，也应立即处以安乐死。

4）动物预后不佳：当实验动物出现器官严重丧失功能的临床症状且治疗无效，或经实验动物医师判断预后不佳，例如，呼吸困难、发绀；大失血、严重贫血（低于正常值20%）；严重呕吐或泄泻、消化道阻塞或套叠、腹膜炎、内脏摘除手术；肾衰竭；中枢神经抑制、震颤、瘫痪、止痛剂治疗无效的疼痛；肢体功能丧失；皮肤伤口无法愈合、重复性自残或严重烫伤等，应处以安乐死。

（2）感染性动物实验的仁慈终点：①动物体温降低超出一定限度（如超过4℃~6℃）。②体重下降（下降10%~20%）。③活动减少、嗜睡等其他生理和行为变化。

（3）特定基因修饰动物的仁慈终点：在不违反实验动物福利与伦理的情况下，可根据基因修饰动物的基因型和研究目的来适当调整实验动物的仁慈终点。

（二）实验动物生物安全

在生产和使用过程的各个环节，实验动物均可能感染或繁殖病原体，存在向环境扩散的危险，对人和环境产生生物安全问题。所以，在使用实验动物过程，应当高度重视生物安全问题，严格规范实验室管理，做好防护，规范实验操作。

1. 实验动物分级　根据微生物控制标准，可将实验动物分为普通级（一级）、清洁级（二级）、无特定病原体SPF级（三级）和无菌级（四级）4个等级。普通级是微生物不受特殊控制的一般动物，要求排除人兽共患病的病原体和极少数实验动物烈性传染病的病原体。清洁级要求排除人兽共患病及动物主要传染病的病原体。SPF级要求达到清洁级外，还需排除一些规定的病原体。无菌级是要求不带有任何用现有方法可检出的微生物。

2. 实验动物设施分级　按照"实验动物环境与设施"国家标准（2001）规定，可将实验动物设施分为普通系统（一级）、屏障系统（二级）和隔离系统（三级）。

（1）普通系统：设施符合实验动物居住的基本要求，控制人员和物品、动物进出，但不能完全控制传染因子，只能进行普通级实验动物的生产与实验。普通系统一般没有空气过滤和净化装置，对操作实验人员、物品和气流等不做单向流程要求。一般只对垫料进行高压灭菌，饲料直接供给，饮用水直接来源于自来水。普通系统内的动物生活环境与大气直接相通，受气候影响程度大；要求室内保持正压（进气量大于排气量），常通过空调来调节温度。

（2）屏障系统：屏障系统是清洁级和SPF级实验动物生产或实验的设施。进入该系统的人员、实验动物、饲料、饮水、垫料、环境空气及其他物品等均需进行严格的微生物控制。实验动物的生存环境与外界隔离，空气经过滤净化处理，送入内部区域的空气洁净度为7级。屏障环境设施内环境受气候影响较小，设施内外空气由专门通道送入和排出。操作实验人员穿戴灭菌衣帽鞋、手套和口罩，并遵循单向流程进出。

（3）隔离系统：隔离系统是以隔离器为主体及其附属装置组成的饲养系统，

用于饲养无菌或带已知菌的动物。隔离系统的环境既能保持与环境的绝对隔离，又可满足转运动物时保持内环境一致。隔离器内送入和排出的空气都经过超高效过滤，静态空气洁净度为5级。实验人员通过透明薄膜或有机玻璃进行观察，通过附设在隔离器上的手套进行实验和饲养操作。隔离装置内的空气、饲料、水、垫料和设备均为无菌，动物和物品的动态传递需经特殊的传递系统。

3. 动物生物安全实验室分级 根据实验室所处理对象的生物危害程度和采取的防护措施，动物生物安全实验室采用ABSL-1、ABSL-2、ABSL-3、ABSL-4表示相应级别的实验室。

（1）ABSL-1级实验室：适用于对人、动物和环境危害小的、特性清楚的病原微生物和动物实验工作。进入ABSL-1级实验室的实验人员需提前清晰该实验室的潜在危害，征得实验室负责人的批准后，方可准入。进入实验室后，需要遵守相应的规章制度，最大程度降低因操作不规范引起的生物危害。ABSL-1级实验室一般不需要使用专用防护设备。

（2）ABSL-2级实验室：适用于对人及环境有中度危害的微生物和动物实验工作。与一级生物安全水平相比，其不同点在于：①工作人员要经过操作病原微生物的专门培训，并由能胜任的专业人员进行指导和管理。②工作时，限制外人进入实验室。③某些产生传染性气溶胶或溅出物的工作要在生物安全柜或其他物理隔离设备内进行。④对污染的锐器采取高度防护措施。⑤要注意有些感染是通过消化道、皮肤和黏膜造成的，在操作上要特别注意。

（3）ABSL-3级实验室：主要适用于通过吸入气溶胶可引起严重致死性疾病的病原体实验的研究工作。ABSL-3级实验室的实验人员要接受在处理病原体和可能致死性微生物方面的专门培训，并由具有从事上述工作经验的专家进行监督管理。传染性材料的所有操作都要在生物安全柜或其他物理防护设备内进行，工作人员要穿适当的防护服，并配备相应的个人防护装备。ABSL-3级实验设施要经过专业设计和建造。

（4）ABSL-4级实验室：适用于严重危害人、动物和环境的，且没有特效预防和治疗方法的微生物感染动物工作。ABSL-4级实验室需要严格限制人员进入，只有实验室负责人指定的工作人员才可进入。禁止单独工作，必须遵守双人工作制度。进入ABSL-4级实验室的操作实验人员需要接受最高水平的微生物培训，熟悉其工作中所涉及的危险以及必要的预防措施。

二、肿瘤研究常用的小鼠与大鼠

（一）小鼠

小鼠具有繁殖速度快、饲养管理费用较低等优点，现已被广泛应用于生物医学研究。

1. 外貌特征　小鼠是啮齿目实验动物中最小的动物，全身被毛，毛色常见有白色、灰色、黑色等。面部尖突，头呈锥体形，眼大，鼻尖，嘴尖，嘴脸前部两侧有触须，耳耸立呈半圆形，白化小鼠眼睛大而鲜红。体长 10~15cm，尾长约与体长相同，尾部有模列并覆有环状角质的小表皮麟，数量小于 200 片。

2. 行为习性　小鼠属于群居动物，群养时的生长发育比单独饲养时快，但是过分拥挤会降低其生殖能力。小鼠性情温顺，易于捕捉，不主动咬人，一般很少相互咬斗，但非同窝雄鼠易斗，常会咬伤背部和尾部。小鼠对外界环境的改变反应敏感，胆小怕惊，受惊时，尾巴挺直并猛力甩动；当遇到强光或噪声刺激，还会引起哺乳母鼠神经紊乱，发生食仔现象。小鼠喜居光线暗淡、安静的环境，常固定一处睡眠营巢，习惯昼伏夜出，夜间活动较白天活跃，进食、交配、分娩多发生在夜间，一昼夜活动高峰 2 次，一次在傍晚后 1~2h 内，另一次在黎明前。

3. 生长周期

（1）性周期：小鼠寿命通常 18~24 个月，最长可达 3 年，成熟早，繁殖力强。小鼠是全年发情动物，通常可进行周期性排卵（除妊娠期外）。性周期为 4~5d，分为发情前期、发情期、发情后期和休情期。雌鼠可在产后 12~14h 内有一次产后性周期，在发情后 2~3h 即可排卵。在给仔鼠哺乳时，雌鼠性周期暂时停止，但在仔鼠断乳 2~6d 后可出现下一个性周期。

（2）排卵和交配：小鼠属于自发排卵的动物，排卵一般发生在发情期末的半夜至凌晨 4:30 左右，交配一般发生在排卵前的 22:00 至次日凌晨 1:00，即交配早于排卵 2h 左右。交配后精子到达输卵管受精部位的时间为 20~60min，等待新鲜的卵子。雌性小鼠排卵期为 3~4d，但在排卵期仅有数小时允许公鼠交配。可在交配的次日早晨 8:00 以前检查雌鼠的阴门是否出现阴道栓（小块稠浆糊样物质）来确认小鼠是否受精。正常情况下，阴道栓在交配后 24h 内自行脱落。

（3）妊娠与分娩：不同品种的小鼠，妊娠期时间有所差异。纯系小鼠妊娠期一般为 19d，部分 20d；国内普通小白鼠妊娠期一般为 18~21d。小鼠每胎可产仔 5~16 只，每年可生 6~10 胎，生育期 1 年。小鼠的分娩可昼夜进行，但以晚间为多。产前，母鼠常表现不安，会不停地整理产窝。分娩过程一般需要 1h 左右，分娩后 12~24h 可出现产后发情，此时交配，多能受孕。小鼠哺乳期一般为 18~21d，一般在小鼠出生后 23~25d 分笼。

（4）生长发育：新生仔鼠周身无毛，通体肉红，闭眼，两耳贴在皮肤上，体重 1.5g，体长 20mm 左右；3d 后，小鼠脐带脱落，皮肤由红转白，开始长毛；4~6d 后，小鼠双耳张开耸立；7~8d 后，开始爬动，被毛逐渐浓密，下门齿长出；9~11d 后，听觉发育齐全，被毛长齐；12~14d 后，开始睁眼，长出上门齿，开始采食饮水；20~22d 后，可离乳独立生活；4 周龄，雌鼠阴腔开张；5 周龄，雄鼠睾丸降落至阴囊，开始形成精子。60~90d 后，小鼠体成熟、成年；10~14 月后，小鼠步入中老年。

4. 解剖学特征

（1）生殖系统和乳腺：雌鼠具有卵巢、输卵管、子宫、阴道、阴蒂腺等生殖器官。子宫呈"Y"形，分为子宫角、子宫体和子宫颈。卵巢为系膜包绕，不与腹腔相通，故无宫外孕。阴蒂腺在阴蒂处开口，左右各一。雌鼠乳腺发达，共有 5 对，3 对位于胸部，可延伸至颈部和背部，腹部有 2 对，延续到鼠蹊部、会阴部和腹部两侧，并与胸部乳腺相连。20d 龄之前，雌鼠的阴道口由皮肤闭合，之后阴道口皮肤逐渐变薄，阴道开口，其开口与卵巢功能活动相一致，所以阴道开口是雌鼠性成熟的主要标志。除此之外，雌鼠出现求偶周期，有交配的欲望，愿意接近雄鼠也是雌鼠性成熟的重要标志。一般雌鼠的性成熟时间为 35~50d 龄。雄鼠具有睾丸、附睾、储精囊、副性腺（凝固腺、前列腺、尿道球腺和包皮腺）、输精管及阴茎等生殖器官。雄鼠具有双睾丸，幼年时藏存于腹腔内，25d 龄左右，睾丸自腹腔落入阴囊，其表面为纤维结缔组织，内部有许多曲细精管和间质组织所组成。35d 龄后睾丸形成精子，40d 龄后的精子可受精。精子在通过附睾期间成熟，并与副性腺分泌物一同在交配时射入雌鼠阴道内。前列腺分背、腹两叶。凝固腺附着于精液腺内侧，是呈半透明的半月形器官。副性腺分泌物有营养精子、形成阴道栓等作用。雄鼠睾丸下降和精子生成是其性成熟的重要标志。一般雄鼠的性成熟时间为 45~60d 龄。

（2）骨骼：小鼠上下颌各有两个门齿和 6 个臼齿，门齿终生不断生长，常通过啃咬磨牙来控制牙的长度。小鼠脊椎由 55~61 个脊椎骨组成，包括颈椎 7 个、胸椎 12~14 个、腰椎 5~6 个、荐椎 4 个、尾椎 27~30 个。肋骨有 12~14 对，其中 7 对与胸骨接连，其他 5~7 对呈游离状态，胸骨 6 块。前肢由肩胛骨、锁骨、肱骨、桡骨、尺骨、腕骨和指骨组成。后肢由髋骨、大腿骨、胫骨、腓骨、跗骨、趾骨组成。小鼠骨髓为红髓，终身造血。

（3）内部脏器：小鼠胸腔内有气管、肺、心脏和胸腺，心尖位于近胸骨端第 4 肋间；左肺单叶，右肺 4 叶；气管和支气管腺不发达；胃容量小，容量为 1.0~1.5mL，功能较差，不耐饥饿；食管内壁有一层厚的角质化鳞状上皮；肠道较短，盲肠不发达，肠内能合成维生素 C；有胆囊。

（4）淋巴系统：小鼠淋巴系统发达，包括淋巴管、淋巴结、胸腺、脾脏、外周淋巴结以及肠道派伊尔氏淋巴集结，但是没有腭或咽扁桃体。外来刺激可使淋巴系统增生，易患淋巴系统疾病。胸腺在小鼠性成熟时最大。脾脏可贮存血液，并含有巨核细胞、原始造血细胞等造血细胞，具有造血功能，雄鼠脾脏明显大于雌鼠。

5. 常用小鼠品系

（1）C57BL/6 小鼠：C57BL/6 是使用最广泛的实验小鼠品系之一，是用 Abby Lathrop 小鼠近亲培育数个近交系，将编号为 57 的雄鼠与 52 号雌鼠交配，培育成 C57，其中毛色固定为黑色的培育成 C57BL，BL 是英文 black（黑色）的缩写。后来将维持的 C57BL 父系进行分离，将第 6 组亚系定名为 C57BL/6，常被认作是标准的近交系，可为许多突变基因提供遗传背景；小鼠黑色被毛，眼睛缺损率 12%，产仔率 89%~95%，平均窝产仔数 6.98~7.48 只，胎间隔 28~36d，离乳存活率 87%~93%。易打斗，寿命较长，肿瘤自发率低、对放射性有抵抗力，对结核杆菌敏感，对鼠痘病毒有一定的抵抗力，干扰素产量高，对百日咳易感因子敏感。

（2）BALB/c 小鼠：BALB/c 小鼠是一个近交品系，具有白化、免疫缺陷等特征，对致癌物极其敏感，广泛应用于癌症治疗和免疫学研究。BALB/c 极为温顺，繁殖能力强，雌雄体重差异小，成年小鼠体重 20~30g。

（3）裸鼠：裸鼠属于近交系小鼠，因 Foxn1 基因突变导致小鼠毛发生长不正常，无毛，裸体，无胸腺，缺乏成熟 T 淋巴细胞。裸鼠生长发育不良，繁殖力低，易感染。对胸腺依赖的抗原有正常的 IgM 反应，有正常的 IgA，没有排斥或排异反应，能够接受肿瘤等异体移植。现被广泛用于肿瘤学研究。

（4）DBA 小鼠：是一种常见的近交系小鼠，形成两个主要的亚系：DBA/1

与 DBA/2 小鼠。DBA/1 小鼠常用于诱导关节炎模型、神经生物学、老龄相关听力损伤研究；DBA/2 小鼠常用于安全与有效性评价，免疫学、声源性癫痫模型。

（5）SCID 小鼠：是有自发重症联合免疫缺陷突变的白化品系，导致 T 淋巴细胞与 B 淋巴细胞联合功能缺失，但有正常的 NK 细胞，巨噬细胞和粒细胞。SCID 小鼠的胸腺、脾、淋巴结的重量不及正常的 30%，在肿瘤学、免疫学、微生物学、生殖医学等领域研究中得到广泛应用，是 PDX 模型的良好宿主。

（6）NOD–SCID 小鼠：是在 SCID 小鼠的基础上与非肥胖性糖尿病小鼠（NOD/Lt）品系回交的免疫缺陷鼠，与普通 SICD 相比 NK 细胞活性低，具有更低的免疫恢复概率。既有先天免疫缺陷，又有 T 和 B 淋巴细胞缺乏，各种肿瘤细胞可以植入，且较少发生排斥反应及移植物抗宿主病。

（二）大鼠

大鼠品系品种多，实验用量仅次于小鼠，被广泛应用于生命科学研究的各个领域，尤其是在肿瘤学、药理学、内分泌学、营养学等方面。

1. 外貌特征　大鼠外观与小鼠相似，但个体较大。新生仔鼠的体重 5.5~10g，2 月龄大鼠的体重可达 180~220g，雄鼠最大体重达 300~800g，雌鼠最大体重达 250~400g。大鼠体长 18~20cm，尾上覆有短毛和环状角质鳞片，数量多于 200 片。大鼠寿命为 2~3 年，性成熟期为 50~60d，最大生育力在 100~300d，100~120d 即可交配。性周期 4~5d，妊娠期 19~21d，哺乳期为 21d，每胎产仔平均 8 只，分娩时间 1~4h。

2. 行为习性　大鼠属群居动物，性情温顺，易于捕捉，单独饲养的大鼠胆小易惊、不易捕捉。大鼠行动较迟缓，一般不会主动咬人，当受到粗暴操作或营养缺乏时，可发生互相撕咬或者攻击人。哺乳期的母鼠更容易产生攻击人的倾向，配种后的成年雄鼠若同笼饲养，可发生相互撕咬，严重时会死亡。大鼠昼伏夜出，白天喜欢挤在一起闭目休息，夜间和清晨活动较活跃，采食、交配多发生在夜间。大鼠对外界刺激敏感，环境条件的微小变化也可引起大鼠的反应，喜欢安静的环境，强烈的噪声可引起大鼠恐慌、互相撕咬、带仔母鼠还会出现食仔现象。大鼠的嗅觉敏感，对空气中的粉尘、氨气、硫化氢等极为敏感，易引发呼吸道疾病，受到长期刺激时还可引发大鼠肺炎或进行性肺组织坏死。

3. 解剖学特征

（1）骨骼：大鼠的上下颌各有 2 个切齿和 6 个臼齿，无乳齿，共 16 颗牙齿；

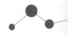

臼齿的解剖学形态与人类相似，给致龋菌丛和致龋食物可使其产生龋损。含有105~108 块骨骼，生长发育期长，长骨长期有骨骺存在，不骨化。

（2）腺体：大鼠唾液腺包括腮腺、颌下腺和舌下腺，分别位于下颌骨后缘至锁骨的腹外侧、下颌骨后缘和胸腔入口的腹侧、颌下腺口侧。颈区肩胛部间沉积的脂肪组织呈腺体状，称为冬眠腺，在产热中起着重要作用。大鼠含有4~6 对乳房（通常为 6 对），位于胸部和腹股沟部，乳房组织伸展至大鼠的背部。大鼠皮肤缺少汗腺，汗腺仅分布在爪垫上，主要依靠尾巴散热。当周围环境温度过高时，还可依靠流出大量唾液来调节体温。

（3）内部脏器：大鼠是单室胃，胃部横位于腹腔的左前部，重量约为体重的 0.5%。前胃为无腺区，后胃为有腺区，前后两部分由一个界限嵴分开，食管通过界限嵴的一个褶进入胃小弯，收缩时皱褶会堵住贲门口，因此大鼠不会发生呕吐反应。大鼠肝脏呈紫红色，约占体重的 4.2%，分为左外叶、左中叶、中叶、右叶、尾状叶和乳突叶。大鼠肝脏再生能力强，切除 60%~70% 后仍可再生，在肝脏切除后第三周肝脏重量可恢复到接近正常。大鼠无胆囊，各肝叶的胆管会合成胆总管，开口于十二指肠。胰脏位于胃和十二指肠的弯曲处，呈淡粉色，形状不规则，似脂肪。心脏重量占体重的 1/30~1/20，由左心房、左心室、右心房、右心室组成。左心室发出主动脉弓，由此分出无名动脉、左颈总动脉、左锁骨下动脉。无名动脉又分出右颈总动脉和右锁骨下动脉。主动脉弓到心脏背侧沿脊柱下行，形成背主动脉，背主动脉再分支到髂部和四肢。大鼠心脏的血液供给既来自冠状动脉，也可来自颈内动脉和锁骨下动脉的冠状外动脉。肺脏为海绵状，淡粉色，位于胸腔中部，分为左、右两部分。左肺为一个大叶，右肺分为前叶、中叶、副叶、后叶。肾脏呈暗红色、蚕豆状，位于腹腔背侧脊柱两侧。每侧肾都和一条白色细长的输尿管相连，输尿管下接膀胱。

（4）神经系统：大鼠的神经系统与人类相似，包括中枢神经系统和周围神经系统。中枢神经包括脑和脊髓，周围神经包括脑神经、脊神经、自主神经。脑分为大脑、间脑、中脑、小脑和延脑，大鼠的大脑很发达，中脑较小，具有12 对脑神经，脊神经和自主神经和其他动物相似。

4. 大鼠的常用品系

（1）Wistar 大鼠：由美国 Wistar 研究所培育而成，是我国最早引进的大鼠品种。Wistar 大鼠，白色被毛，性情温顺，生长发育快，性周期稳定，繁殖力强，产仔多，平均每胎产仔 10 只左右。头部较宽、耳朵较长、尾长小于身长，

10 周龄雄鼠体重可达 280~300g，雌鼠体重可达 170~260g。Wistar 大鼠对传染病的抵抗力较强，自发肿瘤发生率较低。

（2）SD 大鼠：由 Wistar 培育而成，性情更为凶猛，适应性和抗病能力强于 Wistar 大鼠。白色被毛，头部狭长，尾长接近身长，产仔多，生长发育比 Wistar 大鼠快。10 周龄雄鼠体重可达 300~400g，雌鼠可达 180~270g。SD 大鼠对呼吸系统疾病的抵抗能力强，对性激素敏感性高，肿瘤自发率低，现已被广泛应用于毒理、药理、营养学、内分泌系统等研究。

（3）Fisher 344 大鼠：由哥伦比亚大学肿瘤研究所 Curtis 育成，由美国国立卫生院引进我国。被毛白色。平均寿命 2~3 年，旋转运动性低，血清胰岛素含量低。原发和继发性脾红细胞免疫反应性低。乳腺癌、垂体腺瘤、甲状腺瘤、睾丸间质细胞瘤发病率高。

（4）裸大鼠：由英国 Rowett 研究所发现并培育而成。体毛稀少，毛色为白色、黑色或者黑白相间，成年鼠的尾根部常多毛，2~6 周龄皮肤上有棕色鳞片状物，随后变得光滑，发育相对缓慢，体重为正常大鼠的 60%~70%，在 SPF 环境下可活 1~1.5 年。裸大鼠为先天无胸腺，T 细胞功能缺陷，同种或异种皮肤移植生长期达 3~4 个月以上；易患呼吸道疾病，对结核菌素无迟发性变态反应，血中未测出 IgM 和 IgG，淋巴细胞转化实验为阴性；B 细胞功能一般正常，NK 细胞活力增强。

三、实验鼠的饲养

（一）小鼠的饲养

1. 温度与湿度　小鼠对温度和湿度敏感，所以要保证饲养环境的温度和湿度相对稳定。一般温度控制在 18℃~22℃，相对湿度控制在 50%~60%。日温差不得超过 3℃，日温差过大会影响小鼠的生长发育、生产繁殖，甚至会引起小鼠发生疾病。

2. 笼具和垫料　小鼠笼具一般选用透明或者不透明的无毒塑料鼠盒，笼盖选用不锈钢丝材质。小鼠笼盒需具备以下特征：①保证小鼠足够的活动空间。②防止小鼠啃咬、磨牙咬破。③便于清洗消毒。垫料是小鼠生活环境中直接接触的铺垫物，所以需要经过筛、消毒灭菌处理，以除去潜在的病原体和有害物质。垫料需具有强吸湿性、无毒、无刺激气味、无粉尘、不可食和让小鼠感到安全舒适的特点。垫料一般采用阔叶林木的刨花或者锯末，或者加工粉碎除尘后的玉米芯。小鼠垫料不可选用松、杉等针叶木的刨花，因为此类针叶木可散发出具有芳香性挥发性物质，会诱发小鼠肝微体酶活性，干扰药理和毒理研究的实验结果。

3. 饲料和饮水　一般选用全价营养颗粒饲料，为便于小鼠磨牙，饲料还需具有一定硬度。饲料必须消毒后使用，主要消毒方式有预真空高压湿热或者 ^{60}Co 射线照射消毒。预真空高温湿热消毒对饲料的营养成分破坏较大，但价格低廉；^{60}Co 射线消毒可最大保存饲料的营养成分但成本高；可根据实际需要选择消毒方式，一般情况下常选择预真空高压湿热法。为防止饲料发霉变质，常选择少量多次添加饲料，一般每周添加 3~4 次。每周至少更换 2 次垫料，换垫料时需同时更换笼盒。小鼠饮水器常为玻璃瓶或塑料瓶，瓶塞上装有可自动吸水的饮水管（金属或玻璃材质）。普通级小鼠的饮水标准不得低于城市生活饮水的卫生标准，清洁级和 SPF 级小鼠的饮水必须经过高温高压灭菌处理。除了水质要求外，因小鼠水代谢快，在饲养过程中还要时常检查饮水瓶是否持续供水，防止瓶塞漏水造成动物溺死或饮水管堵塞使小鼠脱水死亡；要检查小鼠饮水情况，保证其具有足够的饮水。一般每周换水 2~3 次，换水时应清洗水瓶和吸水管。

4. 生产繁殖　小鼠为群居动物，群养时的生长状况优于单独饲养，所以一般选择群养。为防止饲养空间过于拥挤，影响动物福利，每个笼盒里的小鼠不得超过 5 只。群养时，雌鼠和雄鼠需要分开，以防交配；非同窝雄鼠不可同笼饲养，防止打架。小鼠性成熟后即可交配，交配比例一般为 1 雄 1 雌或者 1 雄 2 雌。若以 1 雄 2 雌的比例交配，一般会在确定母鼠怀孕后，将母鼠单独饲养，以防两只母鼠同时产仔，仔鼠过多，使得活动空间过于拥挤。若急需获得仔鼠，还可选择 1 雄多雌间隔同居法繁殖，先让 1 雄 1 雌交配，待确定雌鼠怀孕后将其单独饲养待产，取出雄鼠与新的雌鼠再次交配。小鼠哺乳期为 21d，一般在21~25d 内进行分笼，将雌鼠和雄鼠分开。可通过观察生殖器与肛门的位置或者乳腺来辨别小鼠的性别：雌鼠乳腺明显，有 5 对，生殖器与肛门的位置比较近，中间有一无毛小沟；雄鼠阴囊明显，乳腺不明显，生殖器与肛门的距离较远且中间有毛。

（二）大鼠的饲养

大鼠的管理原则大体上与小鼠相同，部分原则根据大鼠特有的习性稍加调整。

1. 饲养环境　大鼠听觉敏锐，对噪声耐受力低，因此需严格控制饲养环境的声贝，不宜过高。光照可影响大鼠的生殖生理和繁殖行为，需严格控制饲养环境的光照，一般采用 12：12 或者 14：10 的光周期，满足大鼠的照明。大鼠对氨气和硫化氢敏感，需保持室内卫生干净，加强通风换气，经常换笼，一般每周换笼 2~3 次。另外，要严格控制饲养温度和湿度，以防温度过高引起大鼠中暑或死亡、湿度过低引起大鼠环尾症。大鼠的肝脏微粒酶活性易受化学药物的影响，所以需谨慎选择杀虫剂和消毒剂。大鼠病原体主要通过气溶胶传播，饲养空间不宜过度拥挤，饲养环境通风良好。

2. 笼具和垫料　大鼠笼具一般采用实底的塑料盒或者金属丝底带接托盘的笼子，保证大鼠具有足够的活动空间。选择大鼠饲料时要考虑饲料的物理性能，因为细末状垫料可引起大鼠吸入性肺炎，软木刨花可引起幼龄大鼠肠阻塞。大鼠对营养缺乏很敏感，所以在饲养过程中应保证大鼠具有充足的营养。

（三）疾病预防

实验动物的健康状态是影响实验进展与结果可靠性的关键因素。有的疾病可引起实验动物发病甚至死亡，影响实验进展，造成人力、物力和时间的极大浪费；有的疾病虽然呈隐性感染，不表现临床症状，但极大干扰实验结果，导致错误结论；有的疾病属于人畜共患疾病，具有极大的生物安全问题。因此，在饲养过程，我们要积极做好疾病预防工作，保证实验动物的健康。

四、实验基本操作

（一）抓取与固定

1. 小鼠的抓取和固定　①抓取：用右手拇指和食指捏住小鼠尾巴的中部，将其放在笼盖上；在小鼠自由向前爬行时，迅速用左手拇指和食指捏住其双耳及颈后部皮肤，将小鼠置于左手掌心上，小鼠尾巴夹在中指和环指之间。小鼠体型小、性情温顺、挣扎力小，抓取容易。但是，小鼠非常灵活，抓取时需又稳又准，以防被咬。如果第一次没抓稳，应当放开小鼠重新抓取。抓取时，应抓住小鼠尾巴中部或者根部，切勿捏住小鼠尾端，谨防尾巴受损。②固定：常采用小鼠固定器。打开小鼠固定器尾盖，用右手拇指和食指捏住小鼠尾巴的中部，使其头部对准鼠筒口，让其自由爬入固定器，最后调节固定器长度即可。

2. 大鼠的抓取和固定　①抓取：大鼠抓取时须戴上防护手套。抓取大鼠的操作与小鼠相似，右手轻轻抓住大鼠尾巴的中部并提起，将其放在笼盖上或其他粗糙面上，左手顺势按、卡在大鼠躯干背部，稍加压力向头颈部滑行，以左手拇指和食指捏住大鼠两耳后部的头颈皮肤，其余三指和手掌握住大鼠背部皮肤，完成抓取固定。还有另外一种抓取方式，即张开左手虎口，拇、食指迅速插入大鼠的腋下，虎口向前，其余三指及掌心握住大鼠身体中段，使其保持仰卧位，然后再调整左手拇指位置，紧压在下颌骨上，但不可过紧，以防窒息。②固定：麻醉大鼠，将其放在大鼠实验板上，保持仰卧位，用橡皮筋或者棉线固定大鼠四肢，用棉线固定大鼠的两个上门齿，防止大鼠苏醒时伤人。

（二）常用标记方法

1. 耳标法　耳标和耳标钳高温高压或乙醇消毒之后，将耳标嵌入耳标钳头部的凹槽中固定好以备用。用拇指、食指捏住鼠耳朵头颈部皮肤，余下三指紧捏住背部皮肤，置于掌心，调整好鼠在手中的姿势。耳标打标位置尽量选在鼠耳朵靠近中间的部位，快速握下耳标钳，紧握到底，再次松开耳标钳，缓慢移开可见耳标牢牢固定与鼠耳朵中央。

2. 耳号法　利用耳号钳在耳上打洞或者用剪刀在耳边缘剪缺口，左耳为个位，右耳为"十"位。具体标记方法如图 4-1 所示。

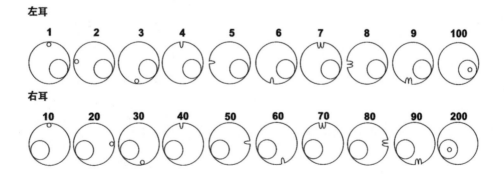

图 4-1　小鼠耳号法标记

左耳标记1~9号，右耳标记10~90号，具体标记方式如图所示；左耳中间打孔作为100号标记，右耳中间打孔作为200号标记。

3. 断趾编号法 手抓小鼠背部，将小鼠腹部朝上，前趾代表 10 位，从左到右为 20~90；后趾代表 1~10。例如：剪去小鼠左前第一脚趾和左后第一脚趾，即为 21 号；剪去小鼠右后第五脚趾和左后第二脚趾即为 12 号；剪去小鼠右后第三脚趾，即为 8 号。标记时只需用剪刀将趾头剪掉，与其他脚趾可区分开即可。此法最多标记 99 号，若想标记更多小鼠，可取左右两耳作为百、千位的标记。具体标记方法如图 4-2 所示。

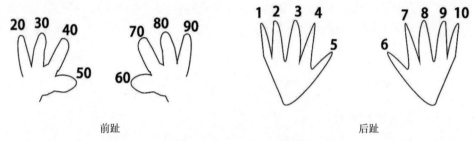

前趾   后趾

图 4-2　小鼠断趾编号法

小鼠前趾代表"十"位数，从左到右依次为 20~90；小鼠后趾代表个位数，从左到右依次为 1~10。

4. 染色法 染色法比较适用于被毛为白色的实验动物。3%~5% 苦味酸溶液（黄色）、0.5% 中性红或品红溶液（红色）、2% 硝酸银（咖啡色）和煤焦油酒精（黑色）是常用的染色剂。①单色涂染法：使用单一颜色的染色剂涂染实验动物的不同部位，此法适用于标记 10以内的实验动物。常规的涂染顺序是从左到右、从前到后。左前肢为 1 号、左侧腹部 2 号、左后肢 3 号、头部 4 号、背部 5 号、尾根部 6 号、右前肢为 7 号、右侧腹部 8 号、右后肢 9 号、不做染色标记为 10 号。具体标记方式如图 4-3所示。②双色涂染法：即使用两种颜色的染色剂同时涂染实验动物，适用于动物编号 10~100。如使用苦味酸（黄色）

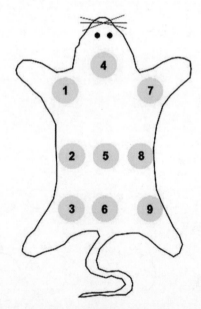

图 4-3　单色涂染法标记

用 3%~5% 苦味酸溶液（黄色）标记 1~9 号小鼠的涂染方式，左侧由上到下为 1~3 号；中部由上到下为 4~6 号；右侧由上到下为 7~9 号。

染色标记作为个位数，使用2%硝酸银溶液（咖啡色）染色标记作为10位数。个位数的染色标记方法同单色涂染法；十位数的染色标记方法参照单色涂染法，即左前肢为10号、左侧腹部20号、左后肢30号、头部40号、背部50号、尾根部60号、右前肢70号、右侧腹部80号、右后肢90号，第100号不做染色标记，具体标记方式如图4-4所示。如需标记第12号实验动物，在其左前肢涂上2%硝酸银溶液（咖啡色），在其左侧腹部涂上苦味酸（黄色）即可。

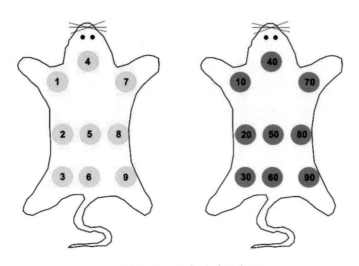

图4-4　双色涂染法标记

左图为3%~5%苦味酸溶液（黄色）标记1~9号小鼠的涂染方式；右图为2%硝酸银溶液（咖啡色）标记10~90号小鼠的涂染方式。

（三）常用给药方式

大、小鼠常用的给药方式包括皮下注射、皮内注射、肌内注射、腹腔注射、尾静脉注射、灌胃法和口服法等。其中静脉给药不存在吸收屏障和首过代谢屏障，生物利用度最高。

1. **皮下注射**　皮下注射给药是将药液推入皮下结缔组织，经毛细血管、淋巴管吸收进入血液循环。常选择背部或大腿内侧的皮肤用于皮下注射。首先，用75%乙醇棉球消毒注射部位皮肤，用左手拇指和食指轻轻捏起小鼠皮肤形成皱褶；右手持注射器，以钝角角度将针头刺入皱褶，注射针沿皮肤推进5~10mm，针头轻轻左右摆动，易摆动则表示已刺入皮下，再轻轻抽吸，如无回流物便可缓慢注入药液；注射完毕后，抽出注射器，用干棉球按压针刺部位片刻，防止药物外漏和促进药物吸收。小鼠的注射量为 0.1~0.3mL/10g 体重，大鼠的注射量约 0.1mL/10g 体重。

2. 皮内注射　此法是将药液注入皮肤的表皮和真皮之间，观察皮肤血管的通透性变化或皮内反应、接种和过敏等实验一般选择皮内注射。提前将注射部位去毛，75% 乙醇棉球擦拭消毒。左手拇指和食指按住小鼠皮肤使之绷紧，注射器紧贴两指之间的皮肤浅皮层，针头平行扎入皮内；针头进入皮肤，再向上挑起并稍刺入，将药液注入皮内，注射后可见皮肤表面鼓起一白色小皮丘。皮内注射量一般为 0.1mL，大鼠一般选用 4 号或者 4.5 号针头，小鼠选用 4.5 号针头。

3. 肌内注射　小鼠体积小，肌肉少，很少采用肌内注射。只有当给小鼠注射不溶于水而混悬于油或其他溶剂中的药物时，才会采用肌内注射。肌内注射应选肌肉相对发达，无大血管通过的部位，一般多选臀部。用左手抓住鼠两耳和头部皮肤，注射器针头垂直于半腱肌，迅速插入 1/4，若无回血现象时可进行注射，一般注射量不超过 0.1mL/10g 体重。

4. 腹腔注射　左手拇指和食指捏住两耳及头皮，环指和小指捏住尾巴，腹腔向上，头呈低位。腹部用乙醇棉球擦拭消毒，右手持注射器将针头在下腹部靠近腹白线的两侧进行穿刺，针头刺入皮肤后，进针 3mm 左右，接着使注射针头与皮肤呈 45° 刺入腹肌，穿过腹肌进入腹膜腔，当针尖穿过腹肌进入腹膜腔后抵抗感消失。固定针头，保持针尖不动，回抽针栓，如无回血、肠液和尿液后，缓缓推入药液，撤针时先按照注射方向向后退，然后再水平方向撤出，改变通路，减少液体溢出。注射量为 0.1~0.2mL/10g 体重。

5. 尾静脉注射　小鼠尾静脉共有 3 根，左右两侧和背侧各 1 根，呈品字型分布，一般选用左右两侧的静脉。用小鼠固定器固定小鼠，暴露其尾部，用 75% 乙醇棉球反复擦拭或者灯光照射使血管扩张。左手拇指和食指捏住鼠尾两侧，使静脉更为充盈，中指从下面托起尾巴，无名指夹住尾巴的末梢。右手持 4 号针头注射器，针头尽量与静脉平行，从尾巴的下 1/4 处进针。刚注射时宜少量缓注，仔细观察，如无阻力、有落空感，则表示针头已进入静脉，如无白色皮丘出现则说明已刺入血管，可正式注入药物。若出现白色皮丘，说明未刺入血管，此时应向小鼠身体方向移动并重新注射。拔出针头后，用拇指按住注射部位轻压 1~2min，防止出血。若需要连日反复进行尾静脉注射给药，注射部位应尽可能从尾端开始，按次序向尾根部移动，更换血管位置注射给药。注射量为 50~100μL/10g 体重。

6. 灌胃法　灌胃针的尖端有一个中空的金属球，可防止针头刺入气管或划伤消化道。金属球弯成 20°，以适应口腔与食管之间弯曲。提前将灌胃针组装在注射器上，吸入定量药液；用左手拇指和食指捏住两耳及头皮，环指和小指捏住尾巴，使其头颈在一条直线上。右手持准备好的注射器，将灌胃针的尖端从左侧嘴角齿间进入小鼠的口咽部，压住舌头，抵住上颚慢慢插入食管，灌胃针会顺着食管滑入小鼠的胃，插入深度约 3cm。若感到轻微阻力，应略微改变一下灌胃针的方向。右手中指与拇指捏住针筒，食指按着注射器的头慢慢往下压，即可将注射器中的药液灌入小鼠的胃中。小鼠的灌胃量为 0.2~1mL，大鼠为 1~4mL。

7. 口服法　将药物混于饲料或溶于饮用水中，让小鼠自由摄取。

（四）常用取血方法

大、小鼠常用的取血方法有剪尾采血、眼眶静脉丛采血、颈静脉（动脉）采血、股动脉（静脉）采血、耳静脉采血、前肢头静脉采血、后肢小静脉采血等。

1. 剪尾采血　用 75% 乙醇棉球反复擦拭尾巴，使尾部血管充盈。擦干尾部，用剪刀剪去尾尖 1~2mm。从尾根部向尾尖部按摩，使血从断端流出，采血后用棉球压迫止血。每只鼠可采血 10 余次，每次采血量，大鼠约 0.4mL，小鼠约 0.1mL。

2. 眼眶静脉丛采血　眼眶后静脉丛采血法方法简单，便于掌握，采血成功率高，小鼠死亡率低。血流较快，采血量多，伤口较小，愈合较快。但是，本方法采血容易混入组织液，对血样要求较高的研究应谨慎使用。此外，多次使用此法采血容易引起感染，对后续实验结果存在一定影响。具体操作方法如下：首先，麻醉小鼠，左手拇指及食指压迫小鼠的颈部两侧，从背部较紧地握住小鼠颈部，使眼球突出，眼眶后静脉丛充血。抓握时要确保小鼠身体保持直线姿势，避免对气管施压，否则可能会影响小鼠呼吸。右手使毛细采血管与鼠面成45°，由眼内角刺入，针头斜面先向眼球，刺入后再转 180° 使斜面对着眼眶后界。刺入的深度不可过深，一般 2~3mm 即可。当感到有阻力时应停止推进，如果没有出血则轻微转动采血器或者将采血器退出 0.1~0.5mm；如果没有成功或者出血量较少，可在适当改变采血器角度，也许是采血器尖部没有对准出血处，再不行则松开，选择新的小鼠进行采血。值得注意的是，长时间对一只小鼠进行采血可能会导致小鼠死亡。若穿刺适当，血液能自然流入采血器中，当得到所需血量后，应立即松开颈部压力，同时，将采血器拔出，以防止术后穿刺孔出血。采血器拔出后，立即将血液打出，防止在采血器中出现凝血。用无菌棉擦拭创口，微微用力按压以止血。止血后观察 1~2min，确认小鼠状态无异常后方可放回笼中。一般眼眶静脉丛采血量可以达到 0.2~0.3mL。

3. 心脏采血 麻醉后，将实验鼠固定在鼠板上；剪去胸前被毛，用 75% 乙醇擦拭消毒；在胸骨左侧 3~4 肋间摸到心尖搏动，选择心搏最强处作为穿刺点。注射器垂直插入心脏，当感受到小鼠心脏搏动时，再稍微刺入，到达心腔。如果血液没有立刻进入注射器，可以轻轻抽空针管，产生一个真空区。当注射器中出现血液时，将针管保持静止，并轻轻抽拉活塞芯杆，以获得更多血液。大鼠每次可采血量 1.0~1.5mL，小鼠每次可采血量 0.5~0.6mL。若不保活大、小鼠，可麻醉后切开大、小鼠胸腔，将注射器直接刺入右心室抽取血液。

4. 颈（股）静/动脉采血 将小鼠麻醉，剪去一侧颈部外侧被毛，作颈静（动）脉分离手术，用注射器抽出所需血量。大鼠多采用股静（动）脉，即麻醉后，剪开腹股沟处皮肤，就可见股静脉，将此静脉剪断或用注射器采血即可，股动脉较深需剥离出，再采血。

5. 摘眼球采血 此法常用于实验鼠大量采血。左手拇指、食指和中指抓取小鼠的颈部头皮，小指和环指固定尾巴。轻压需要摘取的眼部皮肤，使眼球充血突出。使用手术剪剪去鼠的胡须，防止血从胡须处流下引起溶血。用镊子夹取眼球并快速摘取，并使血液从眼眶内流入离心管中。当血液滴入速度变慢时可轻按鼠心脏部位，加快心脏泵血速度以获取更多的血液，随后对小鼠进行安乐死。固定鼠很关键，若未固定好使鼠头部摇动会损失很多宝贵的血液。挤压心脏时，用力要适度，若用力过度，可造成动物中途死亡，使采血不完全，也可能引起溶血现象发生，影响实验结果。摘眼球采血的取血量能达 0.8~1.2mL。

（五）处死方式

CO_2 窒息法：将小鼠放入清洁的容器内，缓慢通入 CO_2。随着 CO_2 浓度的升高，动物会慢慢地没有痛苦地死去。一般 10min 足以使动物死亡，但新生鼠对缺氧比较耐受，时间需适当延长。

（六）小鼠常见的实验技术

1. 分离骨髓细胞 对小鼠进行安乐死，75% 乙醇浸泡 5min。在无菌操作台分离两侧胫骨和股骨，在含 2%FBS 的 PBS 培养皿中用纱布剔除骨头周围的肌肉组织。剪去包括骺板在内的两侧骺端，用 1ml 注射器抽取适量含 10%FBS 及 1% 双抗的完全培养基冲洗骨髓腔，反复冲洗骨髓腔直至骨头变白色，反复吹打，获得单细胞悬液。

2. 心脏灌流 麻醉小鼠后，剪开腹腔，直到胸腔，打开胸腔覆膜，暴露出心脏和肺部，若心脏暴露不够明显，可以剪开肋骨；然后在心脏左上角的部位（或者小鼠下腔静脉）剪一刀，此时会有血液流出，随后用装有 PBS 的注射器针头小心插入心尖部位，慢慢注射 PBS，此时肝脏、肺部会变白；继续注射含有 2% 多聚甲醛的 PBS，这时肌肉由于变硬，可以看到抽搐的感觉。

3. 分离乳腺细胞 配制所需培养基（L15 培养基 +5% FBS+300U/mL 胶原酶 +100U/mL 透明质酸酶）；解剖小鼠，取下第四对乳腺，尽量不要取到血管；用培养基洗涤组织以去掉组织表面残留的血液或者其他杂质；组织转移到 10cm 培养皿中，剪刀剪碎，然后加入 10mL 培养基，吹匀后，放到 37℃培养箱中消化 4h，其间每隔 1h 吹匀一次；4h 后，将悬液转移到 15mL 离心管中，1650rcf 离心 5min，弃去上清液；加入 1mL FAC（含 2% FBS 的 PBS）+4mL ACK lysis 重悬沉淀后，1650rcf 离心 5min，弃掉上清液，余下的细胞沉淀即为小鼠乳腺细胞。

4. 取脑 处死小鼠，剪开头部皮肤，露出颅骨。用大尖镊子夹住两侧眼眶，眼科剪剪除颅骨中线，再用眼科剪夹住颅骨从内向外夹，从下向上逐步去除颅骨。小鼠全脑露出时，用眼科镊去除脑膜和血管，然后用镊子从嗅球处向下取出全脑。用力轻柔，用剪刀剪颅骨时，一定要贴壁向上剪，去除脑膜时，也不能硬拉，否则容易弄破大脑。取出全脑时应把头顶朝下，轻轻取出。

5. 小鼠基因型鉴定 剪 2~5mm 长小鼠尾巴，每个离心管中加入 500μL TNES 裂解液（主要成分有 SDS、EDTA、Tris/HCl、NaCl）和 5μL 蛋白酶 K，然后 58℃杂交炉反应过夜。待鼠尾完全溶解后，加入 150μL 6M 饱和 NaCl，剧烈振荡 60s，然后 14000rcf，室温离心 5min；吸取 500μL 上清液到新的离心管中，加入 500μL 无水乙醇，上下颠倒混匀，此时可见白色絮状沉淀，14000rcf 离心 5min，弃去上清液；加入 1mL 75% 乙醇，洗涤沉淀，14000rcf 离心 5min，弃去上清液；将离心管倒扣到卫生纸上以尽可能去除乙醇，然后正放，自然晾干；加入 30μL TE Buffer 溶解沉淀。PCR 鉴定小鼠基因型：2μL dNTP+2μL 10×EasyTaq Buffer+2μL 模板 +2μL 引物（正反引物各 1μL）+0.2μL Easy Taq+ddH$_2$O 补齐至 20μL。

6. HE 染色 （以肺部组织为例） 简要步骤如下：①解剖小鼠，取出肺部组织，轻轻剔除表面残留的血丝及无用组织，在 PBS 中洗涤数次，然后转移到 4% 多聚甲醛，室温旋转固定过夜。②逐级脱水：肺部组织经过 70% 乙醇 1h，80% 乙醇 1h，95% 乙醇 1h，95% 乙醇 1h，无水乙醇 1h，无水乙醇（新鲜）1h，乙醇＋二甲苯 15min，二甲苯 15min，二甲苯 15min，软蜡 2h，硬蜡 2h。③取出完成脱水的肺组织，将组织放入包埋铁盒中，加入融化好的石蜡，盖上白色塑料包埋盒，然后轻轻地转移到冷却台冷却，石蜡凝固后，取下包埋铁盒，包埋块可保存于 4℃冰箱中。④切片：包埋块固定到切片机上，先用旧刀片修片，待切到肺部组织后，改用新刀片，石蜡厚度在 5~10μm，一般选择 7μm。将切好的石蜡切片轻轻地放于 42℃水中便于切片舒展，用高吸附性的载玻片捞起切片，37℃烘片去除水分。⑤烤片：将石蜡切片放置于 65℃烘箱中进行烤片，时间至少 1h，以充分融化表面石蜡。⑥复水：二甲苯 10min，二甲苯 10min，无水乙醇 2min，无水乙醇（新鲜）2min，95% 乙醇 2min，95% 乙醇 2min，75% 乙醇 2min，75% 乙醇 2min，H_2O 2min，H_2O 2min。⑦染色：将载玻片从水中取出，用卫生纸轻轻吸掉多余的水分，在样本组织上加入苏木素染料，染色时间为 5min；然后甩掉苏木素染料，插入水中去除多余染料，然后用滤纸吸掉多余水分，加入伊红染料，染色 10s，增色液多次冲洗，去除伊红染料，用滤纸擦拭掉多余增色液。在组织部位滴加中性树脂，用镊子夹住盖玻片，轻轻盖住切片进行封片。最后在正置显微镜下拍照，获得实验数据。

（洪晶晶）

第二节 小鼠肿瘤模型构建

动物肿瘤模型的构建是连接基础研究与临床实践的桥梁，医学发展离不开动物实验研究。因此，构建合适、理想的动物肿瘤模型是开展肿瘤研究的关键因素。

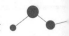

一、基因工程鼠

基因敲除主要是利用 DNA 同源重组原理，设计同源片段代替靶基因片段，从而实现基因敲除的目的。基因敲除鼠是生命医学研究最常用的动物模型，基因敲除鼠的常见构建方式有 Cre-loxP 系统、FLP/FRT 系统和 Crispr/Cas9 系统。现对这 3 个系统的原理和构建方式进行简要介绍。

（一）Cre-loxP 系统

1. 实验原理　Cre-loxP 是一种位点特异的基因重组技术，可在基因水平上实现对生物体进行定向遗传改造，现已被广泛应用于特异位点的基因敲除、基因插入、基因翻转和基因易位。1981 年，从 P1 噬菌体中发现 Cre 重组酶，它属于 λInt 酶超基因家族。Cre 基因全长 1029bp，编码 343 个氨基酸，蛋白大小为 38kDa。Cre 重组酶不仅具有催化活性，还可特异性识别 loxP 位点，使得两个 loxP 位点间发生基因重组。loxP 位点全长 34bp，由两个 13bp 反向回文序列和 8bp 中间间隔序列组成，可表示为 ATAACTTCGTATA- 间隔序列 -TATACGAAGTTAT。loxP 位点的两端回文序列高度保守，中间间隔序列由 8 个非对称碱基组成，保守性较差。loxP 位点具有方向性，其方向由中间间隔序列决定。目前已经发现多种 loxP 位点（如表 4-2 所示），其中最常用的 loxP 位点是 Wild-Type、lox5171 和 lox2272。

表 4-2　常见的 loxP 位点序列

loxP 位点	左端序列 13bp	中间间隔序列 8bp	右端序列 13bp
Wild-Type	ATAACTTCGTATA	ATGTATGC	TATACGAAGTTAT
lox5171	ATAACTTCGTATA	ATGTGTaC	TATACGAAGTTAT
lox2272	ATAACTTCGTATA	AaGTATCC	TATACGAAGTTAT
lox511	ATAACTTCGTATA	ATGTATaC	TATACGAAGTTAT
lox71	taccgTTCGTATA	NNNTANNN	TATACGAAGTTAT
lox66	ATAACTTCGTATA	NNNTANNN	TATACGAAcggta
M2	ATAACTTCGTATA	AgaaAcca	TATACGAAGTTAT
M3	ATAACTTCGTATA	TaaTACCA	TATACGAAGTTAT

loxP 位点	左端序列 13bp	中间间隔序列 8bp	右端序列 13bp
M7	ATAACTTCGTATA	AGATAGAA	TATACGAAGTTAT
M11	ATAACTTCGTATA	aGATAgaa	TATACGAAGTTAT

当细胞基因组内存在两个 loxP 位点时，一旦出现 Cre 重组酶，就可诱导两个 loxP 位点间的序列发生重组。结合在 loxP 位点的 Cre 重组酶会切断回文序列后的第一个碱基和第二个碱基的连接，因此形成单链的黏性末端，两个 loxP 可以通过彼此的互补来配对并连接，形成同源重组中经典的霍利迪交叉结构，然后另一端的 Cre 催化同样的反应，切断交叉结构，完成重组。

根据两个 loxP 位点的方向，可以出现敲除、翻转和易位 3 种重组方式（图 4-5）。①敲除：两个 loxP 位点位于同一 DNA 链上且方向相同，Cre 重组酶能有效敲除两个 loxP 位点间的序列。②翻转：两个 loxP 位点位于同一 DNA 链上，但方向相反，Cre 重组酶能使两个 loxP 位点间的序列发生翻转。③易位：两个 loxP 位点分别位于两条不同的 DNA 链或染色体上，Cre 酶可介导两条 DNA 链的交换或染色体易位。

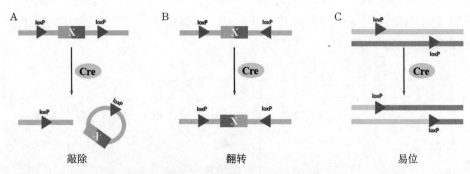

图 4-5 Cre-loxP 系统的重组方式
Cre-loxP 系统的重组方式，图 A 为敲除，图 B 为翻转，图 C 为易位。

2. 条件性基因敲除 采用 Cre 转基因动物和带 loxP 序列的转基因动物进行交配，使得后代既带 Cre 又带 loxP 基因，然后 Cre 重组酶会识别 loxP 位点，导致基因重组。Cre 小鼠即 Cre 重组酶在小鼠体内特定组织或细胞表达的小鼠，Cre 基因的表达受到上游启动子的调控，启动子的时空特异性就决定了基因重组的时空特异性。例如，想要在乳腺细胞中特异性敲除 X 基因，可选用 MMTV–Cre 小鼠（MMTV 是乳腺细胞特异性启动子）与 $X^{flox/flox}$ 小鼠交配，获得 F1 杂合子；由于 F1 代杂合子 DNA 双链中既含有 flox 序列，又含有无 flox 的序列，F1 代杂合子仍能表达基因，无法完全实现基因敲除，所以需要与 $X^{flox/flox}$ 小鼠再繁配一代，获得既带 Cre 又带纯合 flox 的小鼠。具体繁育策略如图 4-6 所示。

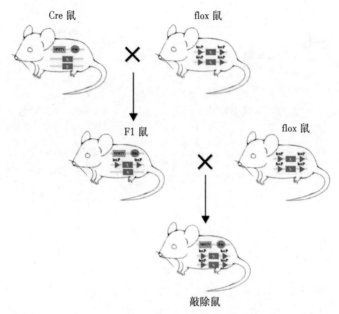

图 4-6　条件性基因敲除鼠的繁育策略

利用 Cre 小鼠和 flox 小鼠交配获得 F1 代杂合子，F1 杂合子再与 flox 小鼠交配即可获得目的敲除鼠。

3. 条件性基因敲入　①在要插入的基因的上游，在两个 loxP 位点之间放置一个带有 loxP 位点的停止密码子，可以防止 Cre 缺失时的基因表达。在 Cre 存在的情况下，停止密码子被切除，基因表达继续进行（如图 4-7A 所示）。条件性基因敲入小鼠的构建常利用 Cre 小鼠与带 loxP—Stop—loxP 的小鼠交配，只需一代就可以获得基因敲入小鼠（繁育策略见图 4-7B）。②利用不同 loxP 位点，也可实现基因的条件性插入。实验设计如图 4-8 所示，在启动子后面依次接上 loxP、loxP2272 位点，翻转的目的基因序列、loxP（反向）和 loxP2272 位点（反向）。当 Cre 重组酶出现时，可使目的基因发生翻转，变成可正常表达的序列，同时也使目的基因左侧的 loxP2272 位点发生翻转，使得它与另一个 loxP2272 位点同向。此时，右侧 loxP 位点存在于两个同向的 loxP2272 位点之间，出现 Cre 重组酶时，可敲除 loxP 位点，剩下 loxP—目的基因—loxP2272，从而实现基因敲入。

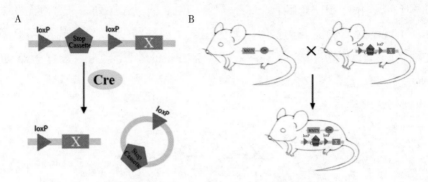

图 4-7　条件性基因敲入原理及小鼠繁育策略

图 A 为条件性基因敲入的实验原理，图 B 为条件下基因敲除小鼠的繁育策略。

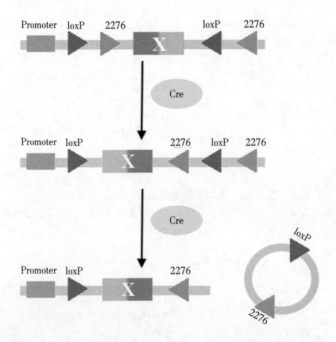

图 4-8　利用不同 loxP 位点实现条件性基因敲入

利用 loxP、loxP2272 位点实现基因的条件性敲入的实验原理，紫色三角形代表 loxP 位点，橙色三角形代表 loxP2272 位点

4. 诱导性基因敲除　通过改造 Cre 和 loxP 元件，还可实现更加丰富的条件性重组策略。①改造 Cre 元件：通过改造 Cre 元件不仅可提高 Cre 重组酶的活性，还能够实现基因重组的时空特异性调控。对于一些低丰度的启动子，可

在 Cre 元件上引入真核细胞核定位序列 NLS，从而使得 Cre 重组酶在低丰度表达下也能实现基因重组；可在 Cre 元件的 C 端接上一段改造过的配体结合结构域 LBD，使得融合蛋白 Cre-LBD 定位在细胞浆中，无法进入细胞核内发挥功能，当注射人工合成激素分子后，激素分子可竞争性结合 Cre-LBD，蛋白构象发生改变，使得 Cre 蛋白能够入核，介导基因重组。例如，Cre-ERT2 小鼠是一类含有雌激素受体（estrogen receptor，ER）的配体结合区突变体（ERT）与 Cre 重组酶的融合蛋白表达的小鼠，在无 Tamoxifen 诱导的情况下，Cre-ERT2 在细胞质内处于无活性状态，当 Tamoxifen 诱导后，Tamoxifen 的代谢产物 4-OH-Tamoxifen 可与 ERT 结合，使 Cre-ERT2 入核发挥 Cre 重组酶活性。②改造 loxP 元件：loxP 元件也有一些突变体，间隔区和回文序列都可以进行突变。突变后的 loxP 序列虽然能够被 Cre 重组酶识别和重组，但是突变的 loxP 序列必须和同样突变的 loxP 序列匹配介导基因重组，而不能和未突变的 loxP 序列匹配。利用不同的 loxP 序列组合可控制多个基因，在同一 Cre 重组酶的作用下，可以实现多序列的基因重组，产生非常多元的重组结果。

（二）FLP-FRT 系统

FLP-FRT 系统是 Cre-loxP 系统在真核细胞内的同源系统。FLP 是在酵母细胞中发现的一种翻转酶，是编码 423 个氨基酸的单体蛋白。类似于 Cre 重组酶，FLP 重组酶不需要任何辅助因子即可发挥生物学功能，同时在不同的条件下具有良好的稳定性。FRT 是 FLP 重组酶的识别位点，与 loxP 位点相似，也是由两个 13bp 的反向重复序列和一个 8bp 的核心序列组成。根据 FRT 位点的方向，目的基因可发生缺失和翻转的重组方式。当两个 FRT 位点存在于同一条 DNA 链上，且方向相同时，FRT 位点之间的基因则发生敲除；当两个 FRT 位点存在于同一条 DNA 链上，但方向相反时，FRT 位点之间的基因则发生翻转。

FLP-FRT 系统与 Cre-loxP 系统最大的区别在于，重组酶发挥作用的最佳温度不同。Cre 重组酶发挥作用的最佳温度是 37℃，FLP 重组酶发挥作用的最佳温度为 30℃。所以，动物体内的基因重组更常选用 Cre-loxP 系统。

（三）CRISPR/Cas9 系统

CRISPR/Cas9 系统可用于构建基因敲除小鼠。首先根据实验目的，设计需要敲除目的基因的 sgRNA，构建相应的 gRNA 质粒，体外转录成 RNA 后与

Cas9 mRNA 共同注射到小鼠的受精卵胞质，通过测序获得阳性 F0 小鼠，然后通过繁育获得稳定敲除的目的鼠。

二、小鼠肿瘤移植模型

根据待移植肿瘤或细胞来源，可将移植方式分为同种移植和异种移植。同种移植是将同种背景来源的肿瘤细胞系接种到免疫健全的近交系小鼠；异种移植是将不同背景来源的肿瘤细胞系接种至免疫健全的近交系小鼠。常见的肿瘤模型构建方式有皮下移植瘤模型、原位移植瘤模型、病人来源异种移植模型等。

（一）皮下移植瘤模型

皮下移植瘤模型是肿瘤生物学研究最常用的造模方式，适用于所有肿瘤的发生、发展和耐药研究，具有成本低、周期短、易操作、重复性好的优点，但是也存在难以展现肿瘤原位和转移情况，无法体现肿瘤异质性等缺点。

1. 肿瘤细胞系的皮下移植　不同肿瘤细胞系的成瘤率不同，一般选择成瘤率高的细胞系用于皮下移植。根据接种细胞的来源选择合适的实验小鼠，若是接种人源细胞系，应选择免疫缺陷小鼠，如裸鼠、NOD/SCID、NSG 小鼠等；若是接种鼠源细胞系，应选择与肿瘤细胞系来源一致的小鼠。

以裸鼠皮下移植为例，简要步骤如下：提前制备单细胞悬液，一般接种的细胞数量为 $2 \times 10^6 \sim 1 \times 10^7$ 个（不同细胞系接种数量不同，参考相关文献），接种体积为 100~200 μL。一般选择 5~6 周龄裸鼠。抓取固定小鼠，乙醇棉球擦拭接种部位，一般选择血管丰富且易操作的部位，如腋下、腹股沟、侧腹部及颈背部等。含有细胞悬液的注射器针头选择好进针部位，针头进针，先向前方穿行，然后稍微动一下（能动说明是在皮下）；针头继续在皮下走一段再注射，接种点离进针点尽量远些，减少漏液和污染的可能，注射速度不可太快，注射后可见明显的鼓包；注射完毕，缓慢退出针头，用手指或者棉球轻轻按压针刺部位片刻，尽量避免漏液。

2. 组织块皮下移植　肿瘤去除坏死组织和包膜后，用剪刀剪成 $2mm^3$ 大小，大概与穿刺针头大小相似，可被正常吸入穿刺针即可；借助穿刺针接种到相应部位（与皮下移植相似）；穿刺后可清楚看到皮下的瘤块，然后沿着穿刺方向用穿刺针横着轻推一下，以利于瘤块固定。

（二）原位移植瘤模型

将肿瘤细胞或肿瘤组织块原位移植到免疫缺陷动物的组织器官内，使之产生肿瘤，并形成自发性转移灶。此种模型是目前较为理想的动物模型，可以为肿瘤的生长提供最适宜环境，能较好地模拟人体内肿瘤的发生、发展、侵袭和转移全过程。简要介绍以下几种常用的原位移植瘤造模方式。

1. 脂肪垫原位注射　脂肪垫原位注射是乳腺癌模型构建的重要方式，一般选择小鼠的第四对乳腺为注射部位。提前制备细胞悬液；麻醉小鼠，在第四对乳头和中线之间剪开一小切口，用镊子将乳腺脂肪垫暴露出来，将针头穿进脂肪垫的三叉血管，然后缓慢注射细胞悬液，通过检查脂肪垫的肿胀来判断是否注射成功；缝合切口，消毒。

2. 脾内注射　麻醉小鼠，剔去腹部被毛，75% 乙醇棉球消毒腹部后，打开腹腔，用镊子找到脾脏并提出（动作轻柔，不可损伤脾脏）；注射器进针脾脏，缓慢注射细胞，棉球按压针眼片刻后，将脾脏归位。缝合切口，乙醇棉球轻轻擦拭伤口后，复苏小鼠。

3. 肝脏注射　麻醉小鼠，剔去腹部被毛，75% 乙醇棉球消毒腹部后，打开腹腔，用镊子找到肝脏并提出；注射器进针肝脏，缓慢注射细胞，棉球按压针眼片刻后，将肝脏归位。缝合切口，乙醇棉球轻轻擦拭伤口后，复苏小鼠。

4. 肺部原位注射　麻醉小鼠，从颈部正中胸骨上方纵向切开皮肤，分离气管，用 8 号针头于气管环之间刺一小孔，插入成 120°，用 6 号针头，向右主支气管注射肿瘤细胞。注射完成后，立即将动物置右侧卧位，缝合切口，复苏小鼠。

（三）人源性组织异种移植模型

人源性组织异种移植（patient-derived xenografts，PDX）模型是将肿瘤患者的肿瘤组织移植至重症免疫缺陷型小鼠体内，依靠小鼠提供的环境，使肿瘤组织在小鼠体内生长形成移植瘤的动物造模方式。PDX 模型保留了原代肿瘤的微环境、组织病理学、基因组结构以及药敏反应，是肿瘤机制研究、肿瘤治疗和药物筛选的理想体内模型。但存在以下不足：①建模周期长，一般需要 6~12 个月。②建模成功率低，常受到肿瘤类型、肿瘤恶性程度、组织中肿瘤细胞比例、组织离体时间、受体鼠、操作技术、移植部位、饲养环境等多种因素的影响。③在肿瘤移植过程中，PDX 肿瘤的克隆型分布与患者原始肿瘤相比依然不同，PDX 的基因表达图谱与转移复发灶是重叠的，与原发灶肿瘤有较大区别。④ PDX 模型是在小鼠体内压力下生长，只有具备肿瘤干细胞特征的细胞群体才得以扩增。⑤免疫缺陷小鼠体内缺乏免疫监视，来源于组织的 EBV 感染可使 B 淋巴细胞转化成增殖状态，导致 B 细胞淋巴瘤的形成，因此可在肺癌、肝癌、前列腺癌、胃癌等 PDX 模型中检测到淋巴瘤细胞。

建立 PDX 模型常选用裸鼠、NOD/SCID、NSG 及 NCG 小鼠等免疫缺陷小鼠。其中，NSG 和 NCG 小鼠因缺乏 T 细胞、B 细胞和 NK 细胞，缺失细胞因子信号传递能力，对人源细胞和组织几乎没有排斥反应，是国际公认的免疫缺陷程度最高的小鼠，常用作人源细胞或组织移植。

构建 PDX 模型常在免疫缺陷小鼠的原位、皮下或者肾包膜下种植新鲜外科手术肿瘤组织或活检组织。皮下移植是最常用的造模方式，它具有操作简单、容易观察、方便定期测量和适合传代等优点，但是皮下移植成功率相对较低，仅 40%~60%，且局限于皮下成团生长，很少出现转移扩散和转移瘤。肾包膜下移植因其血供比较丰富，成功率可达到 95% 以上；但肾包膜移植技术要求较高，小鼠肾脏较小且肾包膜脆弱，操作容易失败，且易导致感染，受体小鼠的手术损伤较大；而且，肾包膜下移植不能直接观察肿瘤大小。原位移植更加贴近肿瘤微环境，但对操作者的技术要求较高、建模比较困难。

简要步骤如下：PBS 洗涤待移植的组织，剔除坏死和正常组织（如果坏死比较严重的，可以洗涤 2 次）；将组织转移到 DMEM 培养液中，将组织剪成 20~30mm³ 的小块，使用穿刺针将其接种于小鼠的腋下背部和后腿部，每只接种 4 个部位，定期观察接种后小鼠。

三、小鼠肿瘤模型检测——活体成像技术

分子成像技术是利用影像学手段显示组织水平、细胞和亚细胞水平的特定分子，反映活体状态下分子水平的变化，对其生物学行为进行定性和定量研究。与传统体外成像相比，分子成像技术具有以下优点：①可反映细胞或基因表达的时空分布、特异性基因功能和相互作用。②可对同一个研究个体进行长时间反复跟踪成像，提高数据可比性，减少个体差异所造成的误差。③不需要处死模式动物，节省科研费用。光学成像、超声成像、CT 成像和磁共振成像是目前

常用的实验动物分子成像技术，简要介绍如下。

（一）光学成像

光学成像技术是利用生物发光和荧光成像，对同一组实验对象进行多个时间点的数据监测，跟踪同一观察目标的移动及变化。

1. 生物发光成像　生物发光是用荧光素酶基因标记细胞，所产生的蛋白酶与相应底物发生生化反应，使动物体内产生自发光，因此，将稳定表达萤火虫荧光素酶的细胞株接种到实验动物体内，给予实验动物荧光素底物后，可检测到发光现象，以此可追踪细胞在实验动物体内的移动和变化情况。

荧光素酶包括萤火虫荧光素酶与海肾荧光素酶。萤火虫荧光素酶需要在氧气、ATP、Mg^{2+}同时存在的条件下，催化萤火虫荧光素（luciferin）生成氧化荧光素，产生波长为540~600nm的黄绿色光（图4-9A）；因此，只有活细胞才可有发光现象，且发光强度与标记细胞的数目呈线性相关。海肾荧光素酶只需要氧气就可以催化腔肠素氧化产生蓝光，波长460~540nm（图4-9B）。相对于萤火虫荧光素酶，海肾荧光素酶在体内的代谢速度更快，特应性较差。因此，大部分活体实验常使用萤火虫荧光素酶作为报告基因；只有需要双标记时，才会将海肾荧光素酶作为备选。

生物发光成像具有以下优点：①不涉及放射性物质。②非侵入性。③操作简单。④背景噪声低，灵敏度高。⑤不需要外源性激发光，避免对体内正常细胞造成损伤，有利于长期观察。⑥可实时连续动态监测体内的各种生物学过程，可以减少实验动物数量，降低个体差异的影响。同时，也存在以下不足：①光在实验动物体内传播时会被散射和吸收，遇到细胞膜和细胞质时还会发生折射，不同类型的细胞和组织对光的吸收能力不同。②检测信号受到体内发光源位置和深度的影响。③需要额外给予实验动物荧光素酶的反应底物，底物在实验动物体内的分布和药动力学可影响光信号。④萤火虫荧光素酶反应的条件需要O_2、Mg^{2+}及ATP，因此体内环境会影响光信号的产生。

以探究A基因对乳腺癌发生和转移的影响为实例。构建带有荧光素酶基因的Luc-Gene A质粒，包装慢病毒并感染4T1细胞，通过药物筛选得到4T1-Luc和4T1-Luc-A稳转细胞株；取对数生长期的4T1-Luc和4T1-Luc-A细胞，制备单细胞悬液；通过脂肪垫原位注射法将细胞注射到BALB/c小鼠第四对乳腺。利用活体成像系统监测肿瘤细胞的生长情况，在实验前给小鼠注射荧光素底物，注射后 10~25min 进行活体成像。荧光素在体内扩散速度快，通过腹腔注射或尾静脉注射可将其注射到小鼠体内。尾静脉注射荧光素，扩散快，发光持续时间短。腹腔注射荧光素，扩散较慢，持续发光长，实验小鼠在腹腔注射荧光素 1min 后即可检测到细胞发光，10min 后光强达到稳定的最高点，在最高点持续 20~30min 后开始衰减，约 3h 后荧光素排除。荧光素一般的注射用量为 150mg/kg。活体成像的最佳检测时间为荧光素注射后 15~35min。

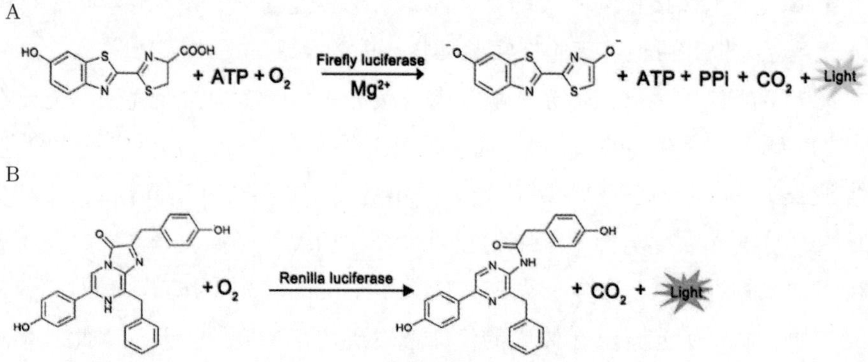

A

HO —[benzothiazole-thiazoline]— COOH + ATP + O_2 $\xrightarrow[Mg^{2+}]{\text{Firefly luciferase}}$ O— [benzothiazole-thiazole] —O + ATP + PPi + CO_2 + Light

B

[imidazopyrazinone structure] + O_2 $\xrightarrow{\text{Renilla luciferase}}$ [pyrazine structure] + CO_2 + Light

图 4-9　生物发光的反应原理

图 A 为萤火虫荧光素酶的反应过程，图 B 为肾荧光素酶的反应过程。

2. 荧光成像　荧光成像是采用荧光报告基因、荧光染料和量子点进行标记，借助外界激发光激发荧光基团到达高能量状态，从而捕捉到荧光信号。活体荧光成像技术主要有 3 种标记方法：①荧光蛋白标记：荧光蛋白适用于标记细胞、病毒、基因等，GFP、EGFP、RFP（DsRed）是常用的荧光蛋白。②荧光染料标记：标记方法与体外标记相同，适用于标记抗体、多肽、小分子药物等，常用的标记有 Cy3、Cy5、Cy5.5 及 Cy7。③量子点标记：量子点是一种能发射荧光的半导体纳米微晶体，是由数百到数万个原子组成的原子簇，尺寸在 100nm 以下，外观恰似一极小的点状物。量子点是一种新型的荧光标记材料，主要应用在活细胞实时动态荧光观察与成像，可以长时间监测生命活动和活体示踪。与传统的有机荧光试剂相比，量子点荧光的发射光强是有机荧光染料的 20 倍，稳定性是它的 100 倍以上。量子点荧光具有的光谱较窄、量子产率高、不易漂白、激发光谱宽、颜色可调、光化学稳定性高、不易分解等优点。同生物发光在动物体内的穿透性相似,红光的穿透性在小动物体内比蓝绿光的穿透性要好得多，随着发光信号在体内深度的增加，波长越接近 900nm 的光线穿透能力越强，同

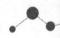

时可消减背景噪声的干扰，近红外荧光为观测生理指标的最佳选择。在实验条件允许的情况下，应尽量选择发射波长较长的荧光蛋白或染料（表4-3）。

表4-3　荧光蛋白或染料的发射光和激发光

荧光蛋白和染料	发射光（nm）	激发光（nm）
GFP	480	520
dsRed/RFP	530	600
Cy5	630	680
Cy5.5	630	700
Cy7	700	780

（二）超声成像

小动物超声能量转换器即超声探头可将电能转换为超声波，通过涂抹到小动物皮肤表面的耦合剂，将超声波传递到小动物体内，超声波在遇到两种不同密度介质的交界面时发生界面反射，反射回的超声波成为回声，仍由超声探头接收，后经数模转化，形成最后的超声图像。超声波的频率越低，穿透深度越好，但分辨率变差。反之，超声波的频率越高，成像深度变浅，但分辨率增高。小鼠厚度为3cm左右，内部脏器体积更小，所以一般选用超高频的探头来获取高分辨率的图像。

超声成像具有基本成像模式（B-Mode）和彩色多普勒模式（Color Doppler-Mode）。B-Mode模式成像的是小动物的解剖结构，以黑-白-灰的色阶显示。其中，白色常代表强回声，一般是高密度组织结构，如结石、气泡；灰色常代表低回声，一般是中密度组织结构，如肝胆胰脾等器官；黑色常代表无回声，一般是低密度组织结构，如液体、血管、坏死组织。Color Doppler-Mode是在B-Mode结构图像的基础上将血流信号用不同的颜色标示出来，方便观察组织脏器的血流分布，红色代表血流朝向探头，蓝色代表血流背离探头。

（三）CT成像

CT即计算机断层扫描（computed tomography），主要利用组织对X射线吸收率的差异，从而清晰显示活体动物组织结构和解剖学形态改变。PET即正电子发射计算机断层成像仪（positron emission tomography），是利用同位素示踪原理和正电子符合探测技术，可在组织细胞、亚细胞、分子水平显示活体动物组织器官的功能改变、细胞代谢、分子结合与信息传递等生物学特征和生化代谢过程。单光子发射计算机断层成像仪（single photon emission computed tomography，SPECT）其显像利用放射性核素示踪原理和单光子探测技术，在分子水平显示活体动物组织器官的功能改变、细胞代谢、分子结合与信息传递等生物学特征和生化代谢过程。目前，常联合使用 PET/CT 和 SPECT/CT 来进行小动物成像。实验时，麻醉小鼠，将造影剂通过尾静脉注射入小鼠体内，然后将小鼠放到小动物 CT 成像仪中，成像。

（四）磁共振成像

磁共振成像（magnetic resonance imaging，MRI），是利用磁共振现象制成的一类用于医学检查的成像设备。MRI 是一种生物磁自旋成像技术，它是利用原子核自旋运动的特点，在外加磁场内，经射频脉冲激发后产生信号，用探测器检测信号并输入计算机，经过计算机处理转换后在屏幕上显示图像。磁共振是现已被广泛应用于物理、化学、生物和医学临床检测等领域。实验操作同 CT 成像。

（洪晶晶）

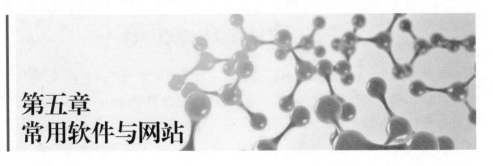

第五章
常用软件与网站

　　工欲善其事，必先利其器。好的方法和工具，能起到事半功倍的效果，帮助我们在道阻且长的医学科研中，披荆斩棘，拨云见日。而日新月异的计算机软件与互联网技术，无疑是当下能够对千头万绪的医学科研信息与实验数据进行整理、定量定性分析的利器。本章以常见的医学科研工作流程为序，将其归成四大类（图 5-1），精选介绍了一些优秀工具及软件，对其常用功能和操作进行简介，希望能为读者提供帮助。

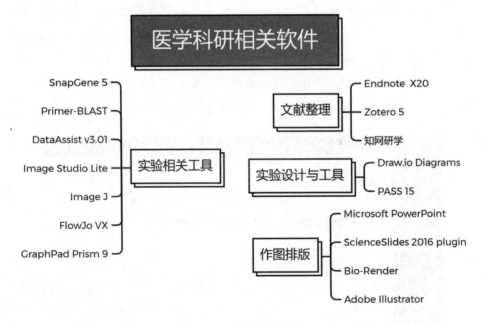

图 5-1　章节内容简介

第一节　文献阅读与整理软件

检索与阅读文献贯穿整个科研过程。一个优秀的文献管理软件以及好的整理习惯，可将零散的知识变得井井有条，归纳总结得心应手。目前主流的文献管理软件除本节介绍的 EndNote、Zotero、知网研学外，还有 NoteExpress、Papers、Mendeley 等，但不同软件的操作习惯、功能及稳定性都有所差异，可按照个人实际情况选用。

一、EndNote X20

EndNote 作为经典的文献管理与引文添加工具，具有简洁美观的操作界面，能对文献进行手动或智能的分组，一站式查询不同数据库的文献以及自动查询全文，方便添加笔记附件，自动更新引文排序等，并能稳定流畅地在 Microsoft Office Word 中添加尾注。

EndNote X20 提供 30d 免费试用，如软件符合需求和操作习惯，可以通过官网购买激活码获得长期使用权限。此外，一些高校通过批量购买注册，将已内置授权许可的安装文件提供给校园网的学生，可查询相应数据库来获得。在软件安装前应确保电脑上任何版本的 EndNote 都已卸载，并且使 Microsoft Office 的软件都处于关闭状态，防止安装出现错误。安装完成后创建一个新的文件库即可进入主界面区，如图 5-2 所示，下面对其重点功能特色进行介绍。

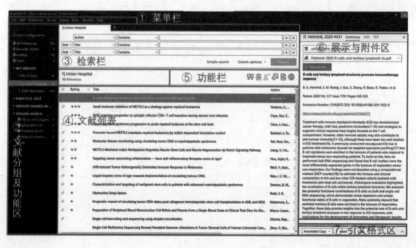

图 5-2　EndNote X20 主界面

（一）英文文献的检索与获取

我们在查询文献时，除了可以直接登录相应的数据库网站进行下载 Cite 文件和原文 PDF 外，也可以直接通过 EndNote 进行检索和自动搜索全文。与直接在网站内搜索相比，可以更方便地将检索的结果导入 EndNote 中，并通过速览题目，添加 Rating 值对需要阅读的文献进行初步筛选，方便后续的文献管理。

首先于左侧栏下方选中"Online Search"继而选择对应的数据库，如 PubMed。在检索框中输入对应的关键词（可使用对应检索式，进一步缩小范围，如 PubMed 中可使用"2018：2021"限定文献的发布年限为 2018~2021 年），点击"Search"即可自动搜寻相关文献，如图 5-3 所示。选取初步符合需求的文献，鼠标右键单击"Add References To"，将文献添加至对应 Groups 名称。

左侧栏中选中保存的 Groups，对已保存到 Groups 的各文献的摘要进行进一步阅读，如对自己帮助较大，可先导入到自己设定的文献组中，最后再一并通过鼠标右键单击"Find Full Text"自动搜寻下载全文，下载好的全文会在左侧"Find Full Text"下"Found PDF"显示，如图 5-3 所示。如处于校园网，或通过校园网 VPN，可获得更多文献下载的权限，更容易找到全文。

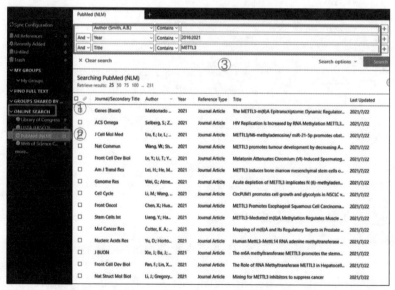

图 5-3　EndNote 在线检索示意图

除此之外，我们还可以通过 Chrome、Edge 等浏览器进行文献的搜寻和浏览，在找到目标文献后，通过 EndNote Click 拓展插件，即可通过点击页面右侧对应的"EndNote"图标下载文摘信息，导入到 EndNote 中。如有可获取的全文，也可以直接点击页面左下角的"查看 PDF"下载和浏览，非常直观和方便。

（二）文献文件的导入

英文文献的导入和分组除上面介绍的直接软件内搜索导入外，还可以通过各数据库导出相应文件后再进行手动导入，但对于中文文献来说，只能通过中文文献数据库导出相应的文件（如".txt"".xml"）之后，再手动导入 EndNote 中。如 CNKI 中，根据关键词搜索相应文献，并选择合适的排序方式后，选取需要导出的文摘，按图 5-4 所示导出。

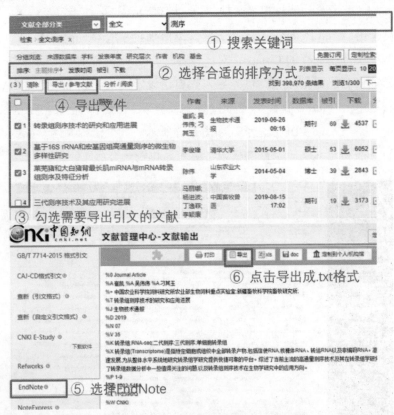

图 5-4 CNKI 文摘导出 EndNote 文摘

然后回到 EndNote X20 中，依次点击左上角菜单"File""Import""File..."，选择刚才保存的 CNKI-XXXXX.txt 文件，"Import Option"选择"EndNote Import"，"Text Translation"选"UTF-8"，即可按"Import"导入（图 5-5）。

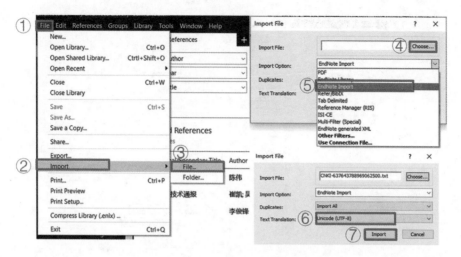

图 5-5　EndNote 导入 CNKI 文摘

需要注意的是，如编码方式不是"UTF-8"，可能造成 EndNote 导入时出现乱码。此外，也可依据不同的导出文件格式，选择相应的"Import Option"进行导入。

除此之外，从别处下载或拷贝的 PDF 格式文献，可在联网状态下基于在线该文献的 DOI（老的文献以及多数中文文献由于没有 DOI 值，无法正常导入）进行搜索匹配文摘内容，完成文摘与全文的导入。大致操作同导入文摘文件，依次点击 File—Import—File，在弹出的输入文件对话框中，选择要导入的 PDF 文件，"Import Option"中选择 PDF，其他默认，单击"Import"即可导入。文件夹同理，只需依次点击 File—Import—Folder，可依据情况勾选"Create a Group Set for this import"来创建一个独立的文献组。

（三）已下载全文文件的重命名与同步

当我们从网站下载的 PDF 文献，往往文件名是特定编码，或作者名字缩写等，如不进行文件名的重新修改，往往难以进行转存和分享，而 EndNote 提供有文件重命名功能（基于 DOI 值，需要联网），可依次点击 Edit——Preference——PDF Handing，如图 5-6，选中相应的重命名方式（如"④"所示，按作者 – 年份 – 标题），然后点击"应用"即可。此外，EndNote 还提供了根据文件夹内 PDF 文件变化来同步更新数据库，点击左上角的"Sync Configuration"即可同步导入到 EndNote 的"Imported References"中。

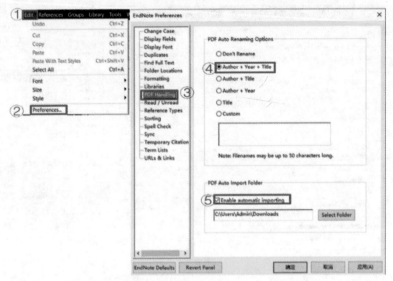

图 5-6 EndNote PDF 文献自动重命名与同步

（四）文献的阅读与管理

完成文献检索与导入后，我们还需要对已收集的文献进行筛选和分类，以便反复多次、渐进式的阅读，并记录每一次阅读的笔记与想法。通过手动编辑文献标题界面部分的显示内容和顺序，使栏目显示更符合我们的阅读习惯，迅速定位关键信息与笔记内容。具体操作见图 5-7，依次点击"Edit"和"Preference"，在弹出的菜单中选择"Display Field"，并在右侧的 Column 中依据自己喜好调节栏目，最后选择"确定"即可，各栏的显示宽度可以手动在主界面中调节。

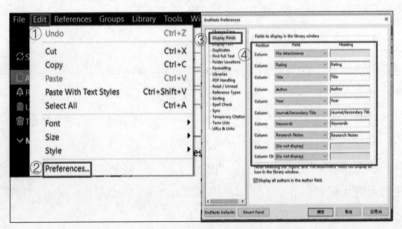

图 5-7 EndNote 自定义文献列表展示内容

此外，EndNote 还提供了对文献记录的基本统计功能，可以用它来分析当前数据库的文献组成和分布情况，适用于寻找文献库中一些共同的关键词（keywords）等，可帮助发现文献之间的关联，启发进一步的检索方向。具体操作是：界面上方菜单栏中依次点击"Tools""Subject Bibliography"，在弹出的 Select Fields 列表中选中统计量（如 Keywords），点击"OK"即可查看统计结果，可点击"Records"进行降序排序，并进一步查看详细结果。

（五）引文与尾注的格式下载与插入

我国学术毕业论文引文标准为"GBT7714（numeric）或 GBT7714（Author-Year）"，EndNote X20 的默认引文和尾注格式中可能不带，需要在 EndNote 官网下载，并于软件中启用。具体顺序为进入链接 www.endnote.com/downloads/styles/，在 Keyword 框中输入"Chinese Standard"，点击"Search"，在下方搜得的结果中点击"Download"，下载保存至 EndNote 安装目录的"Styles"文件夹中（默认安装目录为"C:\Program Files (x86)\EndNote X20\Styles"），如图 5-8 所示。

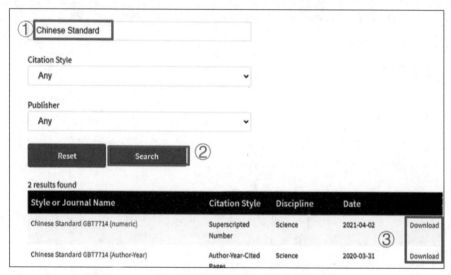

图 5-8　EndNote 官网下载引文格式

然后回到主界面，依次点击右下角处的"Annotated""Select Another Style..."，并于弹窗中搜索关键词"Chinese"，即可在上方结果中选中对应需要格式，最后选择"Choose"启用（图 5-9）。

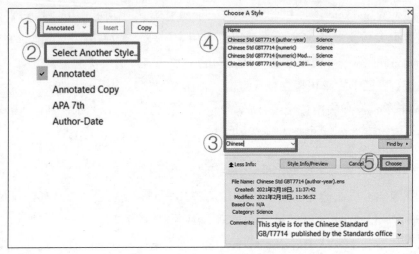

图 5-9　EndNote 引文格式的选用

打开 Microsoft Office Word 或 WPS，选择上方的 EndNote X20 加载项，在对应"Style"中选择"Chinese Std GBT7714（numberic）"即可（图 5-10）。

图 5-10　Word 中启用 EndNote 引文格式

在需要插入对应引注的地方，Word 菜单中点击"Insert Citation"，搜寻对应文献名称，点击"Insert"即可。也可以通过在主界面中选取需要引注的文献，再点击文献列表右上方的"标识或快捷键组合"Alt+2"即可插入，引注的数字先后顺序会智能地依据先后顺序改变。

当文章所有内容都已经全部修订完毕，想要细调尾注的引文格式时，需要点击 Word 中，EndNote X20 加载项菜单内，Style 栏下方的"Convert Citations and Bibliography"下的"Convert To Plain Text"，即可将 Word 新建为一个无 EndNote 特殊代码格式的纯 Word 文档，方便进行最后的尾注修改和排版调整。

（六）结语

总而言之，EndNote 作为经典文献阅读管理软件，具有界面简洁易用、软件运行稳定等诸多优点，如配合好的文献阅读逻辑和使用习惯，并持之以恒地思考与学习，将会使科研更为得心应手。以上内容仅供参考和学习，如有不足之处，可进一步在主界面上方菜单栏中依次点击"Help""Get Technical Support"访问官网页面以获得更专业的支持和帮助，进阶学习软件的更多优秀的功能，找到并定制最符合自身使用阅读习惯的方法。

二、Zotero

Zotero 是一款小巧、好用且开源的知识管理应用软件，搭配网页端的 Zotero Connector 插件可以轻松检取包含文献在内的各类信息并进行管理。与 EndNote 相比，Zotero 无需付费即可长期获得更新支持和使用，具有活跃的论坛社区，可以和广大用户、开发者交流与解决问题。Zotero 支持多级目录和功能丰富的插件，支持多种网页内容（如维基百科等）、RSS 订阅、第三方 WebDAV 云同步和简洁的中文界面等。当然也有不足之处，如上手时略显复杂，需要自行学习和安装第三方插件以弥补自带功能的不完善，还可根据自身使用习惯定制，成为含纳文献、书籍、网页、音视频等综合阅读生态的管理平台。主界面区如图 5-11 所示，下面对其主要功能进行介绍。

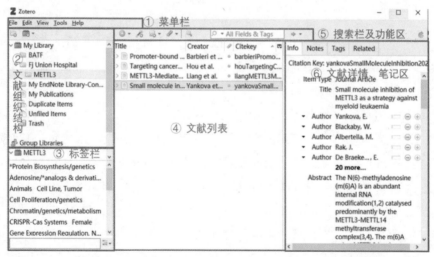

图 5-11　Zotero 5 主界面

（一）文献的获取与导入

Zotero 导入文献的方式主要通过其浏览器插件 Zotero Connector，不同浏览器安装该插件的方式有所不同，可搜索相关教程进行安装。此处推荐使用

Windows 10 系统自带的 Edge 浏览器，依次点击浏览器右上方的"拓展""查找新拓展"，在新的页面中搜索"Zotero Connector"，并点击"获取"即可完成安装。

Zotero Connector 安装完成后会在浏览器插件处显示，只需打开对应文献页面，通过点击文献页面右上角的"Zotero Connector 插件"，选择对应的目录，点击"完成"即可（图 5-12）。此处与 EndNote 不同之处在于，其可以智能摘取各类网页内容导入 Zotero 中，并且对中文文献（如 CNKI 等）也有较好的自动识别和支持功能。

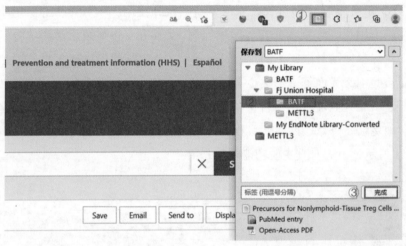

图 5-12 Zotero Connector 文摘导入

此外，Zotero 还支持标准文献库格式，如 BibTex、RIS 等，可以方便地导入各类文摘，或从其他文献管理软件导入整个数据库。如需从 EndNote 将数据库迁移到 Zotero 中，先在 EndNote 中选取对应的文献 Group，依次点击菜单栏的"File"和"Export"，在新弹出来的窗口下方"Output style"选择"EndNote Export"（如果没有，需要点击"Select another style"，搜寻并选择"EndNote Export"），命名并选择对应的保存位置。之后再打开 Zotero，依次点击"File"和"Import"选择刚刚保存的文件库即可同步至 Zotero 文献库。注意，PDF 原文需手动拖入对应列表。

要获取新文献的 PDF 全文，需用到"DOI Manager"这款插件。在 github 上搜寻"Zotero-shortdoi"，进入"Releases"下载并安装，具体操作可以参考相关网站，此处不赘述。安装完成后操作与 EndNote 类似，只需选中对应文献，右键单击，菜单中选择"Find Available PDF"（查找可用全文）即可。

（二）文献的管理与阅读

为方便原文 PDF 的分享和查找，可借助第三方插件 ZotFile，在 Zotero 上实现 PDF 原文自动重命名。Zotfile 可从 github 上搜索 Zotfile 仓库，进入 Release 下载对应的 xpi 插件，接着从 Zotero 主界面中依次点击"Tools"和"Add-on"，在新弹出的"Add-ons Manager"弹窗中将 .xpi 文件拖入其中，并点击"Install"进行安装。安装成功后在"Tools"菜单下点击"Zotfile Preferences"，在"General Settings"栏下，需要手动设定"Source Folder for Attaching Nef Files"为对应保存的本地 Zotero 文件目录，或是云盘目录，可使用 Zotero 自带支持的 WebDAV 进行云同步管理，约有 2G 的免费空间；在"Renaming Rules"栏下，需勾选"Use Zotero to Rename"，设置完成后点击右下角的"OK"进行保存生效，之后管理的 PDF 原文即可按对应的"作者—年份—标题"进行重命名（由于该功能基于 DOI 信息完成文献的识别，需联网使用）。

Zotero 在文献管理的一大特色是其标签和关联功能，标签功能类似 EndNote 中关键词分类，用户可以自定义添加标签，并定义标签颜色，对具有相同标签文献进行寻找分类的时候很有帮助。也可以通过其来进行标记，实现分级阅读，决定哪些文献只需速览，哪些需要进一步精读。而文献关联功能，可以实现文献的迅速定位跳转，有助于对比文献内容并梳理关系。同样其可通过添加笔记与附件的方式，来添加其他格式的相关文件或图片，只需在主界面对应选项中"编辑"或是"添加附件"即可。

Zotero 本身没有内置 PDF 阅读器，双击浏览文献全文时，会自动唤起系统默认的 PDF 阅读器打开。除此之外，也可通过安装插件"Quick Look"进行粗略的预览，但不能做标记和修改，不可放大，可在 github 上进行搜寻对应仓库并安装，此处仅做介绍。

（三）引文与尾注的格式下载与插入

依次点击"Edit"和"Preferences"打开菜单，点击"Cite"子菜单，点击左下角的"Get additional styles..."，搜索"China"关键词，在搜索结果中即可找到"GB/T7714-2015（numeric 或 note）"，单击加入对应的格式即可。此外网上也可找到自定义修改的引文 / 尾注格式的 .csl 文件，如来自 Juris M（Zotero 的修改版软件）格式中的"JM Chinese Std GB/T7714-2005"，可根据自己需求手动导入，实现中文文献"等"和英文文献"et al"的混排。

而在 Microsoft Office Word 中，新文档第一次插入引注和尾注时，需要手动于上方菜单栏选择"Zotero 加载项菜单"，分别点击"Add/Edit Citation"和"Add/Edit Biliography"，搜索对应的文献关键词，点击"Enter"键即可在文中与文尾加入引注标识和尾注，之后只需添加引注，可自动同步新增的尾注。而调换段落顺序时，引注的先后次序要重新排序同步，需点击"Refresh"进行更新。

与 EndNote 相似，在完成 Word 文书的最后阶段，可去除含特殊文字格式的引注和尾注的格式，以方便进行最后文字的排版调整和具体细节信息的手动微调，点击 Word 中"Zotero 菜单"里的"Unlink Citations"即可。

（四）结语

总之，Zotero 或许会是"极客"手中最佳的知识管理平台。对于有一定软件学习、修改和定制能力的用户，能通过其和第三方插件来打造最适合自身需求和使用方式的各项功能，实现小从文献管理，大至生活、娱乐和阅读等整个知识生态的管理和订阅。不过第三方插件偶尔也会随版本更新出现一些问题，需自行搜寻相关解决方案，对于追求易用和稳定的用户而言，尚不能完全满足需求。

三、知网研学

知网研学是为国内广大高校学生、科研人员及学者打造的一款文献阅读管理软件，易上手并提供功能丰富的云服务，对于知网来源文献的检索和摘录十分便捷，并且对常用英文数据库如 PubMed、ScienceDirect 等也有较好的检索能力和支持。

知网研学软件界面简洁美观（见图 5-13），其 Web 端（云服务）可提供完整的在线检索、阅读和写作等功能，适合跨平台使用，运行稳定。Windows桌面端界面分区与 EndNote 相似，且提供长期免费使用的版本，缴费开通会员后可更方便获取数据库文献全文，内置阅读器支持 caj 以及 PDF 等文件格式，方便阅读和笔记记录。

文献检索与导入、整理与笔记、引注与尾注的插入，在其官网都有丰富详尽的教程，可通过依次点击右上角的菜单栏"帮助"和"视频教程"学习，此处就不赘述。总之，知网研学最大特点就是对知网文献支持完善，能够方便追踪、

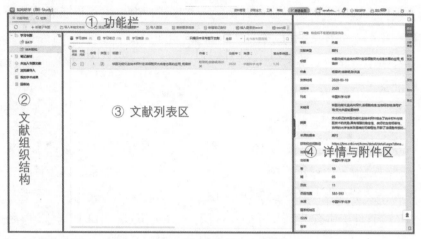

图 5-13　知网研学主界面

关联各文献作者、团队历史，其出色的在线功能和云服务，可轻松实现不同设备的在线阅读、笔记和在线分享。

（胡浩然）

第二节　实验设计与样本量推算软件

通常当我们通过一定的文献阅读、整理、思考以及与导师、同学、前辈的交流，明确了想解决的具体问题及大致的技术路线后，就可以着手设计具体的实验或调查方案与时间规划。

实验设计十分重要。合理、周密的实验设计及充足的时间安排，将使各实验细节过程可控，各阶段实验结果分析有理可依，并能步步为营地得到一个可靠的结论，将为实验顺利开展提供保障。通过尽可能全面考量实验对象、实验因素及实验效应的方方面面，并在分组时贯彻随机、对照、均衡和重复性原则，将为实验数据及推导结论提供有力的支撑。但由于不同领域关注的具体问题和实验方案存在差异，各位同学需与导师以及课题相关前辈和同学进行充分沟通，并依据实际情况进行实验设计。

在设计方案时，可通过画流程图或示意图，使逻辑结构更明晰，也便于表达和沟通。本节介绍一款画图软件"Draw.io"，可帮助表达实验设计的逻辑和流程；以及临床研究中需要用于计算样本量的工具"PASS 15"，作为实验正式开始前的准备工作。

（一）Draw.io Diagrams

Draw.io 自带模板支持工程图、韦恩图等，基本满足绝大多数的工作与生活需求。通过画流程图或示意图，可以明晰各部分之间的关系，如条件前提、相互作用和循环等，在与他人交流时，制作良好的流程图可起到"一图胜千言"的效果。该软件提供云端服务，即 Web 版，打开网页即可作图，也提供本地版，可在 Windows、Linux、MacOS 等系统上安装和运行。画图方式容易上手，仅需拖入图形和连线，输入文字等，再通过鼠标拖动图形，调整到合适的位置，对齐即可，也可通过格式区调整字体类型，大小，颜色等，主界面如图 5-14。

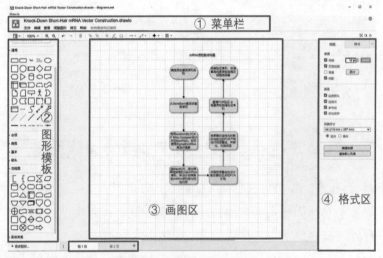

图 5-14　Draw.io 主界面

在流程制图过程中，需注意不同形状的流程图在标准流程图中所代表的固定含义，以符合规范（图 5-15）（参考 www.lucidchart.com），也可搜索关键词"标准流程图"查询相关规范，使流程图更整洁。

当然，除标准流程图外，draw.io 也可以用于画思维脑图或示意图，且只需简单的操作和拖拉，即可完成作图。以实验设计基本要素为例，简单阐释在实验设计中需要考虑的环节和因素（图 5-16）。

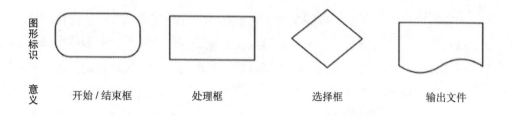

| 图形标识 | | | |
| 意义 | 开始/结束框 | 处理框 | 选择框 | 输出文件 |

图 5-15　通用标准流程图图形规范

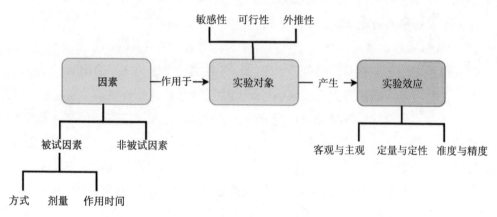

图 5-16　实验设计需注意的要素

实验设计的基本要素包括被试因素、实验对象和实验效应，实验目的是阐明被试因素（变量）的作用，而此过程中需尽可能减少非被试因素的影响，如不同组间样本的细胞状态差异、加样误差等。被试因素也需考虑处理的方式、剂量区间范围与大致的处理时间。而对于实验对象，如动物、细胞模型，也需考虑其对该处理方式的敏感性、可行性和结论的外推性问题。例如豚鼠比小鼠对于呼吸道过敏原更为敏感，实验操作上不复杂，跟人的亲缘性更接近等，则为更优的动物模型对象。而对于产生的实验效应，主要通过特定的实验指标体现，需考虑不同技术方法所产生指标的准度与精度，要采取定量或是定性的方式进行统计分析，指标中哪些是较主观的，哪些是客观的。经过一系列系统的分析，并结合实际情况与导师、同门沟通后，方能得出较好的实验设计与方案，并进一步实施。

（二）PASS 15

医学科研工作离不开基础医学的深耕细作，亦需要流行病学方法来使蕴藏在复杂因素背后的人群疾病相关因素得以拨云见日。为使样本得出的结果尽可能接近总体的真实情况，在开展临床流行病学工作之前，需尽所能地了解过程中可能产生偏倚的因素和环节，在设计阶段准备相应的对策和措施。最后根据研究方法，以及研究预期的统计学参数（如 α、β、δ 等），预计所需样本量范围，来评估投入的时间与人力成本，提高研究的效率，对可行性进行评估。但如果仅是进行预实验，或者探索性试验（不求结论确定，如临床 II 期试验），不要求最终结果的确证性，则可不做具体的样本量估计。

PASS 是目前医学上常用于计算样本量的专业软件（SAS、Gpower、R 包亦可完成）之一，具有简洁的外观，易操作的界面，多样的结果输出与专业的文档支持，可基本满足各类基础或临床研究中样本量推算的各项细节要求。其原理基于各类假设检验的统计量计算公式、中心极限定理及正态分布等。研究者进行样本量推算前，只需在研究前明确样本的数据类型及分布，并根据各类方法的使用前提，选取适合的假设检验方法，并设定对应的假设检验的各项基本参数即可。图 5-17 列出了医学研究常见的数据类型，并对常用的检验方法进行了简单归纳，供大家参考。

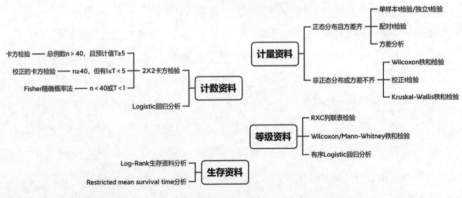

图 5-17　常见医学数据分类及分析检验方法

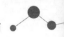

确定了相应的检验类型和统计学方法，便可以通过 PASS 软件，输入各项参数完成对样本量的计算，并可通过专业知识，使用对应方法的单侧检验或非劣效性检验来推断方向，并合理缩小所需样本量范围，最后再加上一定合理的失访率，可得最终实验所需样本量大小。

下面以病例对照研究为例，简单介绍软件的大致操作与功能，更多细节可参考官方的文档和教程。

例：欲研究某指标 A 与疾病 X 的关系，计划收集 2016 年 1 月至 2020 年 12 月的病例进行病例对照研究。通过查阅相关资料，对照组中暴露于指标 A 的比例约为 14%，病例组与对照组的例数比例为 1 ：2，估计 OR 值为 3.0，估算所需病例组与对照组例数。则指标 A 在对照组的本底为 0.14，OR 为 3.0，并设定 α =0.05，β =0.10，打开 PASS，左侧列表依次选择 "Proportions" "Two Independent Proproportions"，并在右侧的菜单中选择 "Tests for Two Proportions"（队列研究同理）。此外，软件也提供了搜索框进行快速搜索及方法选取。接下来在计算选项框内，依次选择合适的选项及参数（图 5-18），点击 "Calculate" 即可生成样本量估算结果报告，结果报告中可以根据需求，如选取 "Summary Statements"，可查看考虑一定程度失访量的情况下所需的样本量。

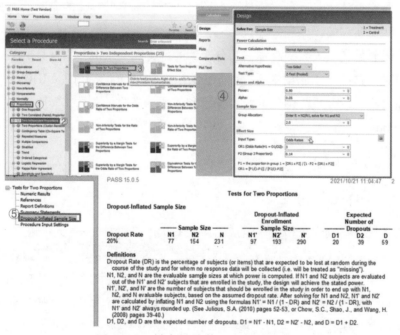

图 5-18 样本量计算—病例对照研究

需要注意的是，在选取各下拉菜单的参数时，应明晰各选项背后的统计学原理及使用条件。例如"Power Calculation Method"功效计算选项中，"Normal Approximation"法，需要最终样本例数足够大（大于50）且2组样本数比例介于0.2~0.8，否则使用"Binomial Enumeration"法计算更为精确。可通过点击对应的选项菜单，并在其右侧界面"Option Info"，可找到对应的选项说明，而"Help Center"中的内容需连接其在国外的网站，上面有详尽的文档和视频演示说明。总之，样本量计算与统计学和流行病学基础知识密切相关，研究者需具备相关的基础知识并明确各类方法适用的条件与场景，方能让估算的结果符合实际情况。

（胡浩然）

第三节　实验开展相关软件与工具

通过充分的实验准备与设计后，还需要进一步掌握具体的实验检测方法和原理，积累实际的操作经验和技巧，提升实验结果的精度和可信度。而一些优秀的工具软件，可大大提高学习与分析的效率，以下依次介绍常见的基础实验相关软件，包括基因图谱查看、引物设计、RT–qPCR、WB以及IHC的结果定性定量分析，以及最终结果的统计分析和作图。当然，在具体实验工作中，还有未提到的功能以及其他优秀的同类软件应用，可根据需要自行搜寻相关信息及学习应用。

一、SnapGene 5

为了更好地读懂遗传密码组成的"天书"，需要通过一些序列查看软件，如CLC Sequence Viewer、DNAman、VectorNTI、SnapGene等，实现酶切位点的查找、测序结果的比对、引物设计、ORF的解读等。在此主要介绍SnapGene，其具有界面美观简洁、功能丰富、汉化支持好等优点，非常适合初学者上手，提供30天免费的试用，可自行根据需要向国内的软件代理商购买。

完成软件安装后，启动时需输入对应邮箱进行注册以试用。之后便会弹出引导界面，如图 5-19 所示，左下角可选择对应的语言包，重启后生效。

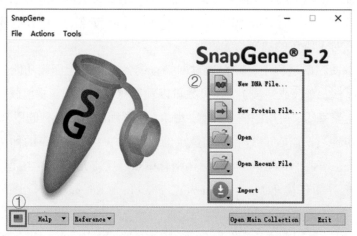

图 5-19　SnapGene 引导界面

经选择导入相应的序列文件（也可直接复制序列进行添加）后，进入到主界面中（图 5-20）。其上方为菜单栏区，左侧可选择图谱需要展示的内容，如显示对应的酶切位点标识、功能域、引物、ORF 阅读框、基因标签、序列比对等，方便对基因的总体情况进行浏览。而左下角可切换不同的功能视角以及搜索查找序列，如切换到"Sequences"可显示具体的序列信息，"Features"可查看序列的对应功能的注释，"Enzyme"可对酶切位点位置和数量进行展示，"Primers"可查看已经注释好可用的引物序列情况，"History"可查看对该序列文件进行注释、编辑的历史过程和情况。

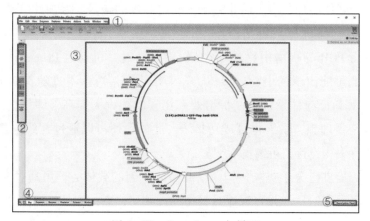

图 5-20　SnapGene 主界面

（一）基因图谱查看

在验证基因功能时，往往需要借助于相应载体，将目的基因导入靶细胞中，并使相关基因在处理组与对照组间产生足够的差异与效应。而在载体构建中，往往离不开对于质粒的选择与编辑。

在选取质粒的过程中，需要通过网络查询各项主要指标和功能，例如质粒的类别（原核、真核或穿梭），拷贝数量以及质粒复制类型，能承载片段大小，含有的抗生素基因，适用的宿主细胞、细菌（注意细菌可能含有的甲基化酶）等。之后进一步通过 Snapgene 查看酶切位点的情况，单一酶切位点的种类数目与位置，启动子、增强子、终止子、核糖体结合位点、反应元件等各类元件序列等，可通过在主界面各视角 Map、Sequence、Features、Enzymes 进行查看，并最终确定。

需注意的是应根据实验流程合理利用质粒的酶切位点，并在载体的选择上应尽可能充分了解其特点与功能。目前也有不依赖于限制性内切酶的目的序列插入方法，如使用拓扑异构酶的 TOPO Coloning 及使用外切酶的 Gilbson Assembly 法，但需搭配对应的质粒类型以及试剂，可根据自身需求进行选择。

（二）引物设计

在引物设计时，SnapGene 结合 Primer Premier 等软件能提供更全面的信息，获得更理想的引物。引物设计根据不同实验目的与载体往往有不同的要求，通常在做 PCR/RT-qPCR 引物时，需考虑解链温度（即 Tm 值）、特殊结构（如发卡、二聚体）、引物及产物长度、自由能等。在设计克隆或表达载体时，还需考虑对应的载体酶切位点、防止移码突变所添加的碱基、保护性碱基，以及其他引入的点突变碱基、特殊结构等。

在进行 PCR 的扩增引物或 qPCR 引物设计时，可通过 Primer premier 6 或 Oligo 7 预测可能出现的引物二聚体、发卡结构的情况。不过随着 PCR 使用的 DNA 聚合酶和反应体系优化，扩增效率相较以往大大提高，即使上述软件分析引物不是很理想，最终也可成功扩增。此外，还可以通过在线工具 Primer-BLAST 进行引物设计，可参见后文。

在进一步进行分子克隆，构建搭载目的基因的载体时，可通过 SnapGene5 导入质粒序列和信息，并直观地对引物进行酶切位点的添加、标签的添加、保

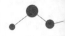

护碱基的添加以及点突变的设计等，并防止意外的移码突变等。在进行质粒序列的导入时，可依次点击"File""Import""Addgene Plasmids…"或"SnapGene Online Sequences…"，并在弹窗搜索相关质粒信息，并下载序列，如图 5-21 所示。此外也可通过"File"—"Import"—"NCBI Sequences…"，输入基因 ID 号（从 NCBI Gene 查询得到）等信息即可快速添加序列，如想一次添加多条信息，以及设定导入的序列范围等，则需按"Format Tips"所提示格式进行输入。

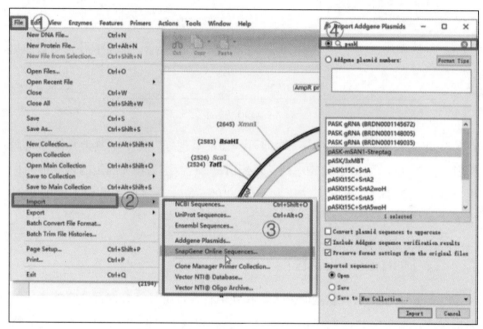

图 5-21　SnapGene 在线导入质粒序列

（三）序列比对

通常我们在完成载体的构建后，会将该载体送至测序公司，以进一步验证序列。此时可以通过 SnapGene 来快速完成多条序列信息的比对。只需将序列文件使用"记事本"或"Notepad⁺⁺"等文本软件打开，并复制序列到 SnapGene 的新建序列文件中，生成 SnapGene 以".dna"为后缀的序列文件。

在主界面上方菜单栏中，依次点击"Tools""Align Sequences""Align Two Sequences…"，并在弹出的窗口中依次选取需比对的序列文件与原目的基因序列，最后点击"Align"即可观察比对结果，如图 5-22 所示。同理，比对多条序列只需点击"Align Multiple DNA Sequences..."，比对蛋白序列使用"Align

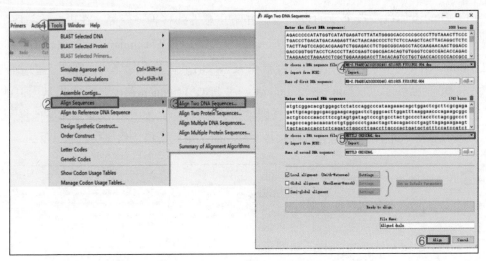

图 5-22　SnapGene 序列比对

Two (Multiple) Protein Sequences…"即可。结果呈现分三栏，左侧为具体序列文件名称，中间部分可查看具体序列的匹配情况，右侧则为相关匹配的统计指标，可以通过"Format"选项卡，选取不同的 Identities 选项，来呈现不同的比对结果。

二、Primer-BLAST

Primer-BLAST 是一款功能强大的在线引物设计工具。可进行"跨外显子"引物设计，来避免 PCR 时基因组 DNA 干扰，以及通过联用 BLAST 来确定引物的特异性，预测可能的非特异条带。

首先，通过 NCBI—Gene（https://www.ncbi.nlm.nih.gov/gene/）查询并获得目的基因信息，或准备好待分析的目的序列。接着进入 Primer-BLAST 的页面（https://www.ncbi.nlm.nih.gov/tools/primer-blast/index.cgi），将目的基因的序列复制于"PCR Template"或填写其基因号，并在 Primer Parameter 内填写相关产物大小、Tm 值，即可完成一般 PCR 引物序列的查找。在设计 PCR 引物时，由于提取的 RNA 可能含有部分基因组 DNA，而通过跨外显子的方法进行设计，可以避免引物对基因组 DNA 的扩增。只需在"Exon junction span"中选择"Primer must span an exon-exon junction"即可，最后可勾选结果输出的"Show results in a new window"（在新的窗口打开结果），并点击"Get Primers"，过程如图 5-23 所示。

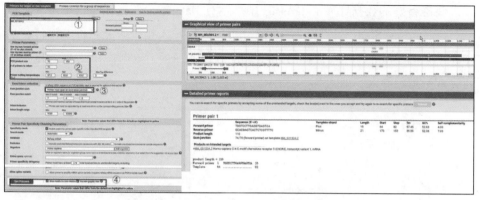

图 5-23　Primer-BLAST PCR 引物设计

最后在结果输出页中，获得相关的引物位置、序列信息、片段长度、Tm值及可能扩增的其他基因片段信息等。总之，作为一款在线的引物设计工具，Primer-BLAST 只需输入关键参数，即可输出丰富的引物信息及预期扩增的片段等，为分子克隆或 PCR 的顺利进行提供保障。

三、DataAssist

RT-qPCR 是对靶基因 mRNA 水平进行相对定量的常用方法，而在结果分析时，由于一些仪器厂商并未提供免费配套 $^{\Delta\Delta}$CT 法分析软件，研究者需另外使用 Excel 等工具进行相关结果的换算，才能完成结果的解读。因此，可将数据整理成特定的 .csv 表格或 .txt 文件，再由 ABI 推出的 DataAssist 进行数据质控（QC）以及变化倍数的差异分析。

由于 DataAssist 仅能识别特定的数据格式和内容，因此需使用对应的数据模板，并按其格式，将实验数据填入其中。可使用软件自带的 examples 文件夹内的 ".txt" 文件，打开对应的文件模板，通过 "Ctrl+A" 全选模板内的内容并复制到对应新建的 Excel 表中，替换为待分析的实验数据。最后再将该 Excel 表中的数据，重新替换原模板以 ".txt" 结尾的文件。但以上数据准备操作较为麻烦，也可从笔者网盘获得该软件支持的 ".csv" 模板文件，可用 Excel 进行编辑填写（https://pan.baidu.com/s/14bwOLV7DY6rXocJ8i6btOg 提取码：1234）。也可由 ABI 厂商的 RT-qPCR 仪器，如 7500 等导出的 .txt 原始数据以及 "OpenArray® Real-time PCR Instrument" 输出的 .csv 数据，可无需转换和编辑，直接通过 DataAssist 打开对应文件进行分析。

将准备好的数据导入 DataAssist 中。运行 DataAssist，鼠标左键单击左上角的"Create New Study"图标，在新建分析的窗口输入相关研究名称及注释，点击左下角的"Add Files"选择已处理好的 .txt（或 .csv）数据，并点击"OK"即可完成数据的导入，如图 5-24 所示。

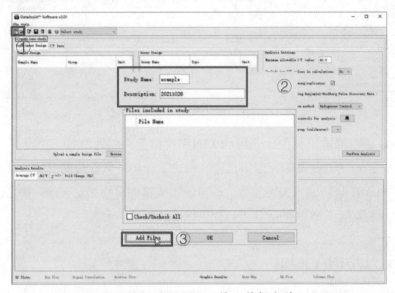

图 5-24　DataAssist 导入数据文件

然后需设置内参基因以及参比组。在"Assay Design"功能栏内，点击内参基因（如"18S"）后的"Type"选项，选择"Selected Control"，如有多个内参基因，则可在备用的内参基因后选择"Candicate Control"，即可完成内参基因的设置。而在右侧"Analysis Setting"栏内，点击 Reference Sample/Group 后方的选项菜单，选取对应的参比组，即可完成参比组的设置（如参比组含多个样本重复，需使用 Group 功能，先在左侧"Sample Design"栏中为各样品重复设定对应 Group 名称）。最后点击"Perform Analysis"即可生成结果，大致操作如图 5-25 所示。

接着可对数据进行质控。通过软件右上方框中的"Select Endogenous Controls for analysis"后方的望远镜，来观测各内参基因在不同样本和组间的稳定性。点击最下方的"QC Plots"里的"Box Plot"，观察各技术重复的测量值变异情况。通过右下方的 Graphic Results 的 RQ Plot 观察各样本、组别的实际基因倍数差异等。

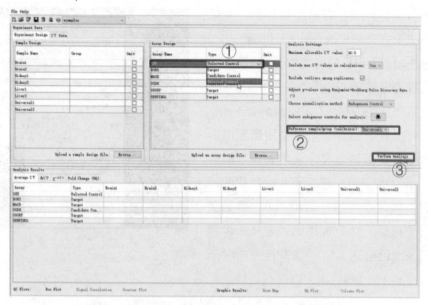

图 5-25　DataAssist 设定内参和参比的对照组

最后介绍一下数据的导出，可方便后续搭配其他作图软件（如 GraphPad Prism 等），以更好展示结果。依次单击左上角菜单栏的 "File" "Export"，并在弹出的窗口中选取保存的位置，最后点击 "Export" 即可完成导出。

在最终数据中，"Fold Change" 表呈现的是通过 $^{\Delta\Delta}$CT 法，换算的理论扩增倍数，以及上下限范围，其计算方法和更多功能详细介绍可在 DataAssist 的 Help 菜单内的 "DataAssist User guide" 中末尾找到相关公式和说明。

四、Image Studio Lite

在完成 WB 实验后，为客观地比较各条带的蛋白含量（同理，SDS-PAGE、DNA 或 RNA 凝胶电泳亦可），可以借助 Image J、Image Pro Plus、Adobe Photoshop 等进行灰度值分析，使条带呈现相对量化的结果。但上述软件操作过程相对繁琐，因此此处介绍来自 Li-COR 的 Image Studio Lite，操作简便且相对定量分析结果可靠，并有相关的文献应用的支持，只需将图片调整其可分析的灰度值图片，即可快速进行分析。

首先，需通过 Adobe Photoshop 完成图像背景颜色的调整以及颜色的灰度化。使用 Photoshop 打开待分析的条带图像，如图像为白色背景，则需先按 "Ctrl+I"

使图像颜色反转，背景呈现黑色。并依次点击上方菜单栏的"图像"和"模式"，勾选"灰度"（弹出的弹窗中选择"扔掉"，以去掉彩色信息）以及"32位/通道"，以完成图片的去彩色化，如图5-26所示。使后续软件分析时，可以使用选框内所有像素灰度值的总和，来代表条带的含量。由于在对单个像素点灰度数值的计算时，默认以纯黑色数值为0，越偏白则数值越高，32位通道则代表每个像素最高灰度值可达2^{32}，一般灰度分析时至少需要8~16位的色深，以提高灵敏度。

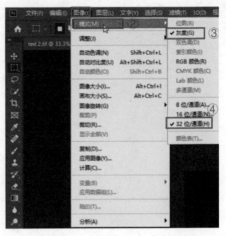

图5-26　条带的灰度转化

此外，由于Image Studio Lite内置的图片分辨率，需对图片分辨率调整至56~60像素/厘米。依次点击"图像""图像大小"，并在新弹出的弹窗中将分辨率手动设置为59.167像素/厘米，点击"确定"并保存，如图5-27所示。最后将图片保存为新的TIFF文件，依次点击"文件""存储为"，并选择文件路径和名称，点击"保存"，并在弹出的TIFF选项选择"确认"即可。

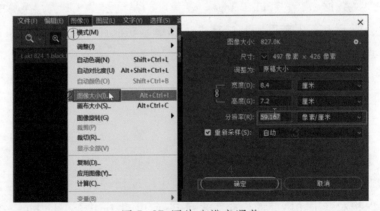

图5-27　图片分辨率调整

接着，通过Image Studio Lite打开处理好的图片。运行Image Studio Lite，新建点击"Create New…"新建工作区域文件，点击"OK"，进入主界面。点击左上角的"iS"图标，打开菜单，依次选择"Import""Third-Party Images""Individual Files"（如图5-28所示），并选择已处理好的图片。

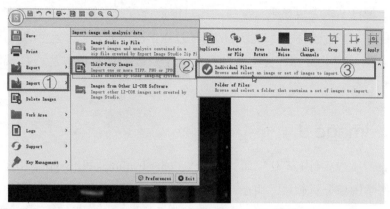

图 5-28 Image Studio Lite 图片导入

最后，点击上方菜单栏的"Analysis"，并选择方形（"Add Rectangle"）或椭圆形（"Add Ellipse"）条带识别工具，再使用鼠标左键依次单击图片上的条带，即可自动完成对应条带灰度值的计算（已扣除背景值），如图 5-29 所示，可点击下方的"shapes"显示具体条带的面积、信号、背景值及右侧的图表。

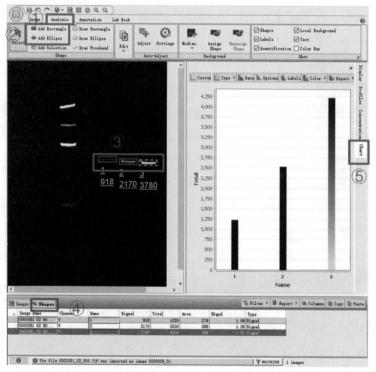

图 5-29 Image Studio Lite 条带灰度值分析及展示

以上便已基本完成条带灰度值的相对定量分析，当然软件还有更多详细的功能和设置，此处就不赘述，有需要的可通过点击主界面右上方蓝色的"？"图标，查询其官网及相关文档，会有更细致的关于灰度值计算的方法、背景值的估算等。

五、Image J

Image J 是美国国家卫生研究院（National Institutes of Health，NIH）开发的生物医学图像分析软件，由于其开源特性，经广大开发者多年共同的发展，如今已具有丰富的第三方插件，并兼容多种系统平台，除可用于 WB、DNA 或 RNA 凝胶电泳图的灰度分析外，也可对免疫组化或细胞荧光图片的细胞数、长度等指标进行分析，功能强大。

由于前面已经介绍了 Image Studio Lite 的条带灰度分析，此处就不详细展开 Image J 的该项功能。其基本原理相同，需要完成图片的反色、去色和灰度阶级转化，选择要分析的条带，并在灰度直方图中手动划分需要累计的各条带灰度直方图中面积，并扣除直方图底部区域的背景值，操作相对烦琐。

此处对 Image J 的细胞计数功能进行简单介绍。打开 Image J，依次点击菜单栏"File""Open"打开待分析的组化图片。这里选用一张腺癌的免疫组化染色图片作为示范。

对图像颜色进行分层处理，选取蓝色的细胞核作为分析的主图。依次点击"Image""Color"以及"Color Deconvolution"。由于这张图片为 HDAB 染色，在弹出的窗口中，选择"HDAB"，并点击"OK"，如图 5-30 所示。

这时软件会通过反卷积计算，将原图片分成蓝紫色、棕色和绿色三个通道的三张图片。本例中，由于只是通过所有细胞核的数目来推算细胞个数，不对 DAB 阳性细胞进行单独计算，故选取其中蓝紫色通道的图片进行保存，依次点击菜单栏"File""Save as""TIFF"，并输入文件名保存，此时会将图片存为 8bit 色深，并关闭其他图片。

接下来对图片进行去色和二值化。依次点击菜单栏"Image""Adjust""Threshold"，并在弹窗中选择合适的上下限值，尽可能使红色选区符合图片中的细胞核，并点击"Apply"，图片即变成黑白，完成二值化，如图 5-31 所示。

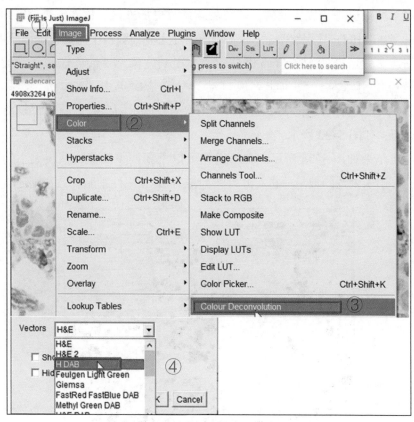

图 5-30　Image J 图片反卷积处理

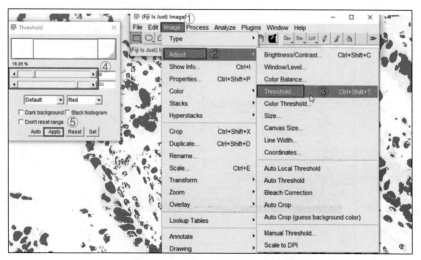

图 5-31　Image J 图片二值化

可对图像进一步优化处理，以使后续计数更加准确。依次点击"Process""Binary""Fill Holes"以及"Watershed"，使图片完成细胞核中间的空虚部分填充，并将粘连在一起的细胞核进行分割。

最后使用颗粒计数功能完成自动计数。依次点击"Analyze""Analyze Particles..."，选择合适的大小范围，并选取需要展示的参数，最后点击"OK"即可运行，如图5-32所示。

输出结果如图5-33所示，如不满意可以重新调整阈值、颗粒大小的上下限等，可用于大致的数量分析。此外，如需对DAB阳性细胞计数，则还需搭配

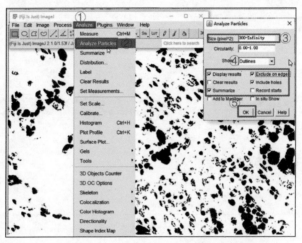

图5-32　Image J 自动颗粒计数

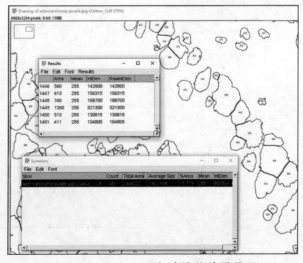

图5-33　Image J 自动计数结果展示

使用软件的 ROI 功能，手动选择 DAB 阳性区域让软件分区进行计数，或通过"Plugins""Analyze""Cell Counter"进行手动的细胞计数。这里就不进行详细介绍，可以参照网上相关说明进行操作。

六、FlowJo VX

作为用于分析流式细胞术数据的主要软件，FlowJo 具有设计合理的图形界面、丰富的插件以及专项功能、良好的流式数据兼容性以及美观、丰富的图形结果输出等特点。

流式细胞术的数据存在样本量大和检测维度多（检测通道多）的特点，在结果分析上，一般通过在二维的细胞分布图或特定通道的直方图，手动或自动地阶梯式渐进地圈取细胞群，直观表达目标子细胞群所占总细胞量的比例、信号强度等指标差异。使用对应的分析工具包（如 R Packges）或在线工具，对数据进行降维与聚类分析（如 PCA、tSNE 等），以细胞群图谱的变化来阐述发现。

在这类复杂数据的分析中，良好的数据质量是能否准确划分细胞群的前提。故在实验设计阶段，应避免使用存在串扰的荧光基团（如具有重叠的激发光谱或发射光谱），或改进检测方法（如使用全光谱流式仪或质谱流式仪），搭配合理的检测信道（如相对灵敏的信道搭配弱表达的 Marker 等），以获得更可靠的实验数据。但往往由于各方限制，不得已使用可能存在串扰的荧光基团和信道。为减少荧光通道间的串扰，避免结果中出现假阳性细胞群或细胞分群不佳，可通过设立质控对照（如阴性对照、单染管、FMO 对照或同型对照等），获得质控对照样品的数据，并通过 FlowJo 自动或手动调节荧光补偿结果，以下简单介绍其功能及操作。

（一）数据分组与信息查看

良好的数据分组可便于数据查找、同步处理以及结果导出。打开 FlowJo，拖入待分析的样本至"All samples"中。点击"Navigate"菜单上的"Create Group..."，在弹出的窗口中，输入组别名称以及所使用各标记物类别名称，并点击"Create Group"保存生效。再将对应的样品管从"All samples"中拖入对应分组，完成样本的导入和分组，如图 5-34 所示。

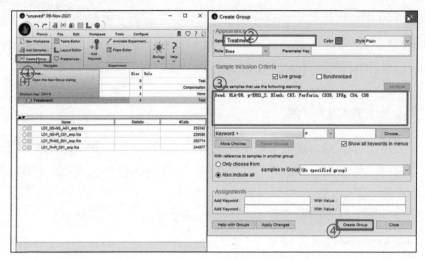

图 5-34　FlowJo VX 创建文件分组

为快速浏览数据在时间分布上是否均衡，避免如因堵塞或气泡影响造成的信号值异常。可左键双击样品名称前的"○"，对样本的各项参数、补偿信息进行查看，并可通过下方以"Time"为横坐标，各荧光通道为纵坐标的折线图进行查看，如图 5-35 所示。如存在异常分布的数据，可使用圈门工具以及反选功能，将其去除，详见后述。

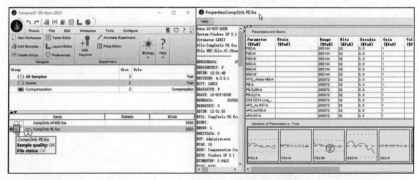

图 5-35　FlowJo 样本"Time"信息一览

（二）坐标轴调节与自动补偿

双击样本名称，打开散点图窗口，如数据分布显示不佳，可对坐标轴进行调整，以方便后续的补偿调节和圈门分析。点击对应的横纵坐标轴上的"T"标识并进一步选择"Customize Axis..."，进入对应通道的直方图。通过多次单击其下方左右两对"－""＋"按钮，使数据分布尽可能占据坐标轴的主体，如果数据分布差异巨大，可点击"Scale"菜单下的"Scale"选项卡，改变坐标轴数据类型，选择"Logarithmic"或"Biex"等，再调节两侧的坐标轴范围，如图 5-36 所示。

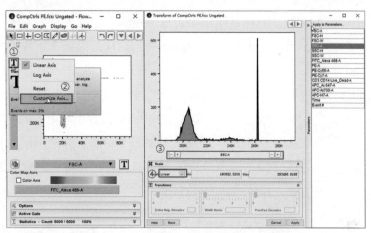

图 5-36　FlowJo 散点图坐标轴调节

如果荧光通道间存在信号的串扰，则散点的分布会呈斜线式的分布，此时需要进行自动或手动补偿调节。左键单击"Compensation"组（含有单染管、阴性管等样本），并点击最上方菜单栏中的补偿图标（呈两个拱型相交）打开补偿窗口。在补偿窗口界面，调节选择对应的单染管样品使染色通道匹配。选择"View Matrix..."，查看补偿调节的效果，最后点击"Apply to Group"生效，如图 5-37 所示，此时样本前的网格图标也变成红色网格。

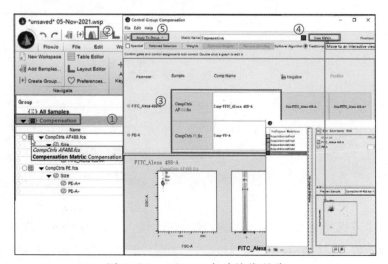

图 5-37　FlowJo 自动补偿调节

271

（三）数据的逐级圈取

在完成样品的质控与补偿之后，即可开始圈门及一系列数据分析。常用圈门操作方法可分为 2 种，一种是使用多边形、椭圆、矩形工具以及十字门，在散点图上进行圈门；另一种则是使用线段范围，在直方图上选取待分析的细胞群范围。

以人 PBMC 通过 FlowJo 逐级圈出待分析的淋巴细胞主群为例（图 5-38），双击样品名称，主界面右侧弹出其流式散点图，点击散点图左上方的"多边形"工具（也可根据需求选取"矩形 / 十字门 / 椭圆形"等），并使用鼠标左键，在目标散点进行画点连线，圈出需要分析的细胞群，并在弹窗中完成命名，最后双击该多边形即可生效，并弹出新的散点图。

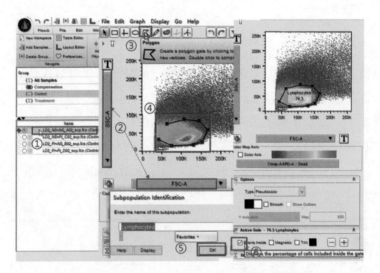

图 5-38　FlowJo 散点图圈取目标细胞群

另外，还可利用 FlowJo 的反选细胞群功能（即排除圈内的细胞）。进行圈门操作后，会激活下方的"Active Gate"选项，点开该菜单，会发现里面"Events Inside"默认为勾选，即选取圈内的数据以进一步分析。如取消勾选，即为反选操作，双击生效后，可用于排除圈门内的数据，保留门外的数据，如图 5-38 中⑥所示。

进一步进行其他通道的目标细胞群圈取或划分原理操作相同，只需改变横、纵坐标轴参数，如显示不全，可通过"T"图标，调整坐标轴展示类型，使数据展示完全，最后选取对应圈门工具，进行圈取操作即可。

当使用线段范围进行圈取时，只需将纵坐标改为"Histogram"，使用"线段范围"选取对应横坐标范围的细胞群，命名细胞群，如图 5-39 所示。同理，双击该细胞群即可弹出新的分析窗口以便进一步圈取和分析，新的分析窗口中图形上方会有一步步对应的圈取逻辑标识。

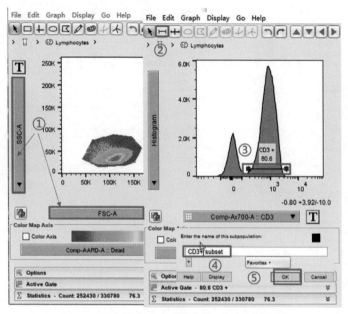

图 5-39 FlowJo 直方图圈取目标细胞群

有时，为避免粘连在一起细胞的信号干扰，可点击横纵轴坐标菜单切换至"FSC-H"与"FSC-A"，圈选对角线的主细胞群作为分析对象，其依据是粘在一起的细胞宽度/高度＞单个细胞宽度/高度，因此可选用 SSC-H/SSC-A（也可使用 FSC-H/FSC-A，SSC 所使用PMT 通道会更灵敏）进行圈取对角线上的主细胞群，如图 5-40 所示。

同理，根据实验具体实验条件，再各通道上圈取所要的细胞群，直至分析到目的细胞群。为方便将这一系列圈取操作，同步应用于组内其他样品，可右键单击最终目标细胞群的名称，

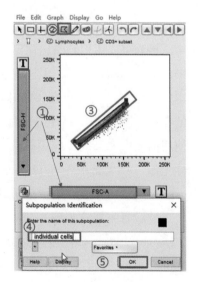

图 5-40 FlowJo 去除粘连细胞

选择"Copy analysis to group"即可在该组内所有样本生效，如图5-41所示。如果划分的不理想，则需在group菜单栏中选中该组，按"Delete"键进行删除。该功能也可通过勾选组功能中的自动同步（Modify Group菜单下"Synchronized"选框）功能来实现。

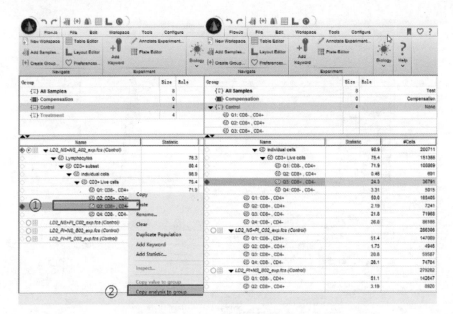

图5-41　FlowJo应用相同分析至全组

（四）数据的导出与展示

接着可以使用FlowJo输出一些具体的数值，如变异系数（CV）、均值（Mean）、中位数（Median）等，可比较强度的变化和数据的分布情况。先选择待分析样本的细胞群，点击上方"Workspace"菜单，选择"Statistics"，选择需要分析的参数（图5-42），并选择对应的通道，输出的数据会在目标群的下方。亦可使用前述方法，同步应用该统计分析到全组。在应用前需先点击上方的组别名称（如"All samples"），再右键点击下方的"Median"，选择"Copy analysis to group"即可同步应用该分析到全组。

最后将主要图形结果进行导出。点击最上方菜单栏中"L"形图标，打开"Layout Editor"，左键按住目标细胞群的文件名称，将其拖入右方的"Layout Editor"中，展示其散点图，并可通过右键点击该散点图，在下拉菜单中选择"Ancestry"，在主图右侧的子图显示圈门过程，如图5-43所示。而通过点击该菜单中的"Properties..."，可调整图形类型（如使用等高线图），显示网格，调整文字大小以及美化等。最后调整完毕的图形，可通过点击上方"File"菜单中的"Export Image"下拉选框，选择对应的图片格式来进行导出，或通过"Print"，使用系统自带的"Print to PDF"进行保存。

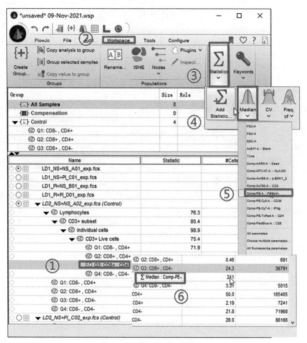

图 5-42　FlowJo 细胞群参数的统计分析

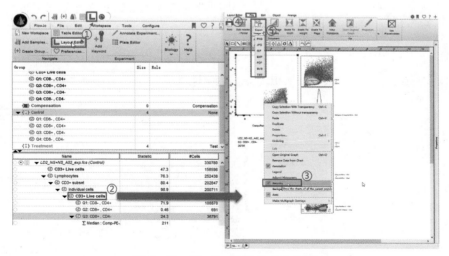

图 5-43　FlowJo 结果展示与调整

七、GraphPad Prism 9

在多次的实验得到相关数据后，还需对其进行统计分析处理、统计，并通过合适的图表进行展示相关信息，推导出结论。而常用的统计分析软件 SPSS，虽然具有条件逻辑严谨和统计过程详尽的优点，但其统计图表的调整较为复杂，导致入门用户往往不能方便输出满意的统计图。因此，这里介绍易上手且足以满足一般的医学数据统计分析，并具备优秀作图功能的 GraphPad Prism。

运行 GraphPad Prism，并在导航菜单中选择合适的统计分析方法，或可利用其他统计分析软件输出的结果（如前述 DataAssist 产生的最终数据），仅使用 GraphPad Prism 完成统计图表的输出，只需在右侧 Options 中选择"Enter and plot error values…"，下拉菜单中选择"Mean, Upper/Lower limits"。以生存分析数据作为例，左侧菜单中选择"Survival"，右侧"Options"中选择"Enter elapsed time as…"，并点击"Create"创建数据表格，并填入已准备好的数据，如图 5-44 所示。

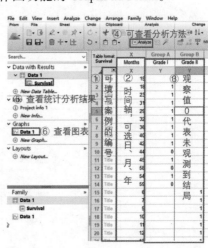

图 5-44 GraphPad Prism 生存分析数据

点击"Graphs"下的"Data 1"，即可选择展现的形式图，此处选择带圆点的线段，纵轴使用比例，点击"OK"即生成生存曲线图。可通过双击横、纵坐标，修改文字内容和字体等，也可框选并拖动图例的位置及双击选择对应线段，调整其颜色、节点形状、连线粗细等参数（图 5-45）。

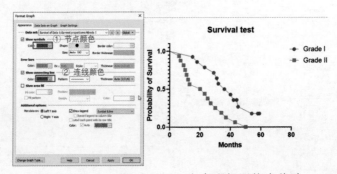

图 5-45 GraphPad Prism 生存分析图格式修改

结合对应的 Mantel–Cox 假设检验结果 P 值，以及生存中位数及 HR 值，即可完整输出生存分析的内容。

（胡浩然）

第四节　模型示意图制作与排版相关工具

历经各实验环节的重重考验，将酝酿已久的假设变成一个掷地有声的发现后，还需通过逻辑严谨、描述准确、行文流畅的文字，以及简洁美观的各类图表及示意图，将这个发现以优美的形式分享给大家。而在这一环节，可以借助一些优秀的图像编辑软件和素材库，使我们更快速、准确地完成示意图的绘制与最终图文的排版等。但作图需求、习惯和审美因人而异，以下对几款常用软件工具进行简介。

一、Microsoft PowerPoint 及 ScienceSlides 2016 plugin

Microsoft PowerPoint 拥有丰富的字体库、形状、图标等基本功能，以及方便、直观的操作，搭配 ScienceSlides 丰富的医学科研素材库，可快速绘制各类示意图。

二、Biorender

Biorender（http://biorender.com）是一个专业的在线医学科研绘图工具，其拥有丰富的分子模式素材和模板，独具一格的配色与构图，使之备受 *Nature*、*Cell* 等顶级期刊的青睐。不过用其制作的图片自带水印，需要通过付费购买或由学校付费后，通过学校的邮箱注册才能去除。

三、Adobe Illustrator

Adobe Illustrator 的一大特点是矢量作图，可以轻易放大图像数倍，却依然保持图像边缘的清晰和完整结构，但其上手更为复杂，适合有一定美术功底的同学，可选择搭配数位板，更方便地从基本的线条、形状、颜色绘制对图像并组成各类图案，作出原创性的示意图或模式图等。此外 Adobe Illustrator 也具备一定的文字图像排版功能，可方便地对齐图像、制作文章插图。

四、Adobe InDesign

Adobe InDesign 是专业排版设计软件，可用于文章、书本及海报等多种不同载体的图文设计，可快速地对齐、分割、填充和排列组合插图与文字，并支持矢量图及位图的输出，应对各类复杂的图文混排需求，适于科研海报的制作。

（胡浩然）

中英文名词对照

A

中文	英文
转录激活域	activating domain, AD
美国生物标准品保藏中心	American type culture collection, ATCC

B

结合结构域	binding domain, BD
成纤维细胞生长因子	basic fibroblast growth factor, bFGF
生物膜干涉技术	biolayer interferometry, BLI
5- 溴 -2′- 脱氧尿苷	5-bromodeoxyuridinc, BrdU
平衡盐溶液	balanced salt solution, BSS

C

Caspase 激活的 DNA 酶	Caspase-activated DNase，CAD
半胱氨酸天冬氨酸特异性蛋白酶	cysteinyl aspartic acid proteases, Caspase
中国典型培养物保藏中心	China center for type culture collection，CCTCC
细胞周期素依赖蛋白激酶	cyclin-dependent kinase，CDK
蛋白质编码区	sequence coding for aminoacids in protein, CDS
染色质免疫沉淀技术	chromatin immunoprecipitation assay, CHIP
激光扫描共聚焦显微镜	confocal laser scanning microscope, CLSM
免疫共沉淀	co-immunoprecipitation, Co-IP

计算机断层扫描 computed tomography, CT

D

脱氧核糖核蛋白 deoxyribo-nucleoprotein, DNP

数字 PCR digital PCR, dPCR

二甲基亚砜 dimethyl sulfoxide, DMSO

DNA 双链缺口 DNA double-strand breaks, DSB

德国微生物菌种保藏中心 Deutsche Sammlung von Mikroorganismen und Zellkulturen, DSMZ

双链 RNA double-stranded RNA，dsRNA

E

细胞外酸化率 extracellular acidification rate,ECAR

欧洲标准细胞收藏中心 European collection of authenticated cell cultures, ECACC

5- 乙炔基 -2'- 脱氧尿苷 5-ethynyl-2'-deoxyuridine, EdU

酶联免疫吸附实验 enzyme linked immunosorbent assay, ELISA

电泳迁移率实验 electrophoretic mobility shift assay, EMSA

F

胎牛血清 fetal calf serum, FBS

荧光原位杂交 Fluorescence in situ hybridization，FISH

G

向导 RNA guide RNA, gRNA

谷胱甘肽 glutathione, GSH

谷胱甘肽 -S- 转移酶蛋白 glutathione-S-transferase, GST

H

高效空气过滤器	high-efficiency particulate air filter,HEPA
同源重组	homologous recombination, HR
辣根过氧化物酶	horseradish peroxidase, HRP
人类基因组计划	Human Genome Project, HGP

I

免疫组织化学	immunohistochemistry, IHC
线粒体内膜	inner mitochondrial membrane,IMM
等温滴定量热法	isothermal titration calorimetry，ITC
国际人类基因组测序联盟	International Human Genome Sequencing Consortium, IHGSC

L

局域表面等离子体共振	localized surface plasmon resonance, LSPR

M

基础培养基	minimal essential medium, MEM
线粒体膜电位	mitochondrial membrane potential,MMP
基质金属蛋白酶	matrix metalloproteinase，MMPs
线粒体渗透转换孔	mitochondrial permeability transition pore, MPTP
磁共振成像	magnetic resonance imaging, MRI
间充质干细胞	mesenchymal stem cells, MSCs
安全技术说明书	material safety data sheet,MSDS
微量热泳动技术	microscale thermophoresis, MST

N

中国科学院细胞库 / 干细胞库	national collection of authenticated cells cultures, NCACC

非同源末端连接	non-homologous end joining, NHEJ
国家实验细胞资源共享服务平台	national infrastructure of cell line resource, NICR
二代测序技术	Next-Generation Sequencing, NGS
美国国家卫生研究院	National Institutes of Health, NIH

O

耗氧率	oxygen consumption rate,OCR
线粒体外膜	outer mitochondrial membrane, OMM

P

外周血单个核细胞	peripheral blood mononuclear cell, PBMC
聚合酶链式反应	polymerase chain reaction, PCR
人源性组织异种移植	patient-derived xenografts, PDX
正电子发射计算机断层成像仪	positron emission tomography, PET
肽核酸	peptide nucleic acid, PNA

Q

定量荧光原位杂交	quantitative fluorescence in situ hybridization, Q-FISH

R

RNA 结合蛋白免疫沉淀	RNA binding protein immunoprecipitation, RIP
RNA 诱导沉默复合物	RNA-induced silencing complex, RISC
相对光单位	relative light unit, RLU
RNA 干扰	RNA interference, RNAi
细胞内活性氧类	reactive oxygen species,ROS
实时荧光定量 PCR	real-time fluorescence quantitative PCR, RT-qPCR
限制性片段长度多态性	Restriction Fragment Length Polymorphism，RFLP

S

衰老相关 β- 半乳糖苷酶	senescence-associated β-galactosidase, SA-β-Gal
十二烷基磺酸钠	sodium dodecyl sulfate, SDS
无血清细胞培养基	serum free medium, SFM
单光子发射计算机断层成像仪	single photon emission computed tomography, SPECT
表面等离子体共振	surface plasmon resonance, SPR
磺酰罗丹明 B	sulforhodamine B, SRB
短串联重复序列	short tandem repeat, STR
合成测序法	Sequencing By Synthesis，SBS
连接测序法	Sequencing By Ligation，SBL
单分子实时测序系统	Single Molecule Real-Time Sequencing，SMRT

T

末端脱氧核苷酸转移酶	terminal deoxynucleotidyl transferase, TdT
端粒末端限制性片段分析	terminal restriction fragment, TRF

U

上游激活序列	upstream activation sequence, UAS

V

血管平滑肌细胞	vascular smooth muscle cells, VSMC

参考文献

［1］RABBANI G, BAIG M H, AHMAD K, et al. Protein–protein Interactions and their Role in Various Diseases and their Prediction Techniques ［J］. Curr Protein Pept Sci, 2018, 19(10): 948–57.

［2］FELGUEIRAS J, SILVA J V, FARDILHA M. Adding biological meaning to human protein–protein interactions identified by yeast two–hybrid screenings: A guide through bioinformatics tools ［J］. J Proteomics, 2018, 171(127–40).

［3］LIN J S, LAI E M. Protein–Protein Interactions: Co–Immunoprecipitation ［J］. Methods Mol Biol, 2017, 1615(211–9).

［4］KIM S Y, HAKOSHIMA T. GST Pull–Down Assay to Measure Complex Formations ［J］. Methods Mol Biol, 2019, 1893(273–80).

［5］FERRAZ R A C, LOPES A L G, DA SILVA J A F, et al. DNA–protein interaction studies: a historical and comparative analysis ［J］. Plant Methods, 2021, 17(1): 82.

［6］DEY B, THUKRAL S, KRISHNAN S, et al. DNA–protein interactions: methods for detection and analysis ［J］. Mol Cell Biochem, 2012, 365(1–2): 279–99.

［7］MA T, YE Z, WANG L. Genome Wide Approaches to Identify Protein–DNA Interactions ［J］. Curr Med Chem, 2019, 26(42): 7641–54.

［8］JORD á N–PLA A, VISA N. Considerations on Experimental Design and Data Analysis of Chromatin Immunoprecipitation Experiments ［J］. Methods Mol Biol, 2018, 1689(9–28).

［9］PAN Y, KARNS K, HERR A E. Microfluidic electrophoretic mobility shift assays for quantitative biochemical analysis ［J］. Electrophoresis, 2014, 35(15): 2078–90.

［10］ORTHWEIN T, HUERGO L F, FORCHHAMMER K, et al. Kinetic Analysis of a Protein–protein Complex to Determine its Dissociation Constant ［K(D)］ and the Effective Concentration ［EC(50)］ of an Interplaying Effector Molecule Using Bio-layer Interferometry ［J］. Bio Protoc, 2021, 11(17): e4152.

［11］陶永光 . 肿瘤分子生物学与细胞生物学实验手册［M］. 长沙：湖南科学技术出版社 ,2014.11。

［12］HUANG Y. Investigation of Cross-Contamination and Misidentification of 278 Widely Used Tumor Cell Lines ［J］. PLoS One, 2017. 12(1): p. e0170384.

［13］RYU, A.H. Use antibiotics in cell culture with caution: genome-wide identification of antibiotic-induced changes in gene expression and regulation ［J］. Sci Rep, 2017. 7(1): p. 7533.

［14］LLOBET, L. Side Effects of Culture Media Antibiotics on Cell Differentiation ［J］. Tissue Eng Part C Methods, 2015. 21(11): p. 1143-7.

［15］江千里 , 王健民 , 江汕 , 等 . 西司他丁钠 + 亚胺培南消除细胞培养中细菌污染的研究［J］. 第二军医大学学报 , 2004, 25(1):114-115.

［16］王鸿 , 张伟 , 孟娜 . 细胞培养中珍贵贴壁细胞污染挽救方法的评价［J］. 首都医科大学学报 , 2011, 26 (1):1006-7795.

［17］司徒镇强 , 吴军正 . 细胞培养［M］. 西安 : 世界图书出版公司 ,1996:186-187.